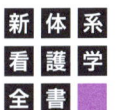

別巻
病態と診療の基礎

メヂカルフレンド社

◎編集

小坂 樹徳　　元虎の門病院院長，元東京大学教授

◎執筆(執筆順)

原　　　満	虎の門病院病理部顧問	第1章
平松　啓一	順天堂大学医学部教授	第2章
伊藤　輝代	元順天堂大学医学部准教授	第2章
桒原　京子	順天堂大学医学部准教授	第2章
馬場　　理	順天堂大学医学部准教授	第2章
黒田　博子	前順天堂大学医学部	第2章
舘田　映子	順天堂大学医学部	第2章
小坂　樹徳	元虎の門病院院長，元東京大学教授	第3章①-A
中嶋　義文	三井記念病院精神科部長	第3章①-B
北村　　聖	東京大学医学教育国際協力研究センター教授	第3章②-A, B-1〜7
吉栖　正生	広島大学大学院医歯薬保健学研究科教授	第3章②-B-8
南　　　学	筑波大学医学医療系放射線科教授	第3章②-B-9
深山　正久	東京大学大学院医学系研究科・医学部教授	第3章②-B-10
大西　　真	国立国際医療研究センター病院院長	第3章②-B-11
松橋　信行	NTT東日本関東病院消化器内科部長	第3章②-B-11

写真で見る病理学総論

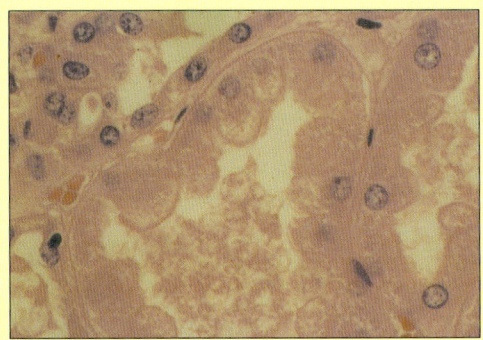

①水腫性変性（急性腎不全の尿細管）

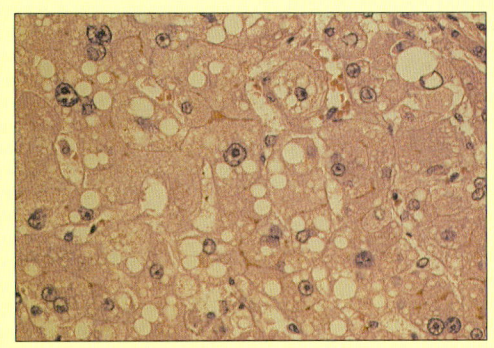

②脂肪変性（肝細胞内の脂肪滴）

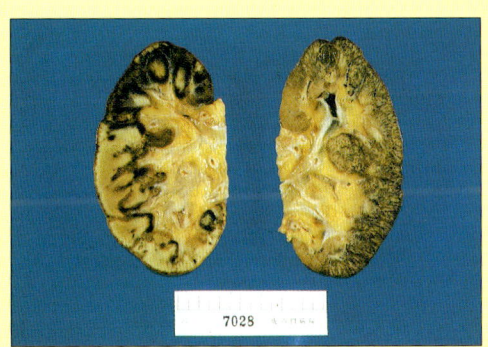

③腎の壊死（右腎：向かって左側の梗塞による広範な壊死．左腎：全体にうっ血がある）

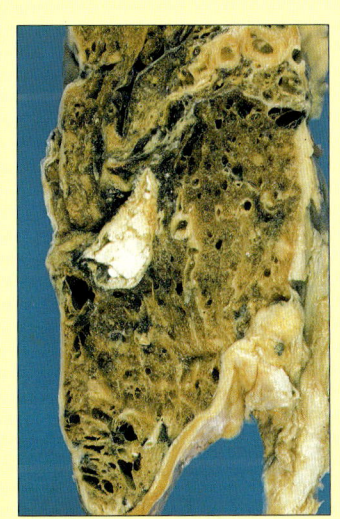

④肺結核病巣の乾酪壊死

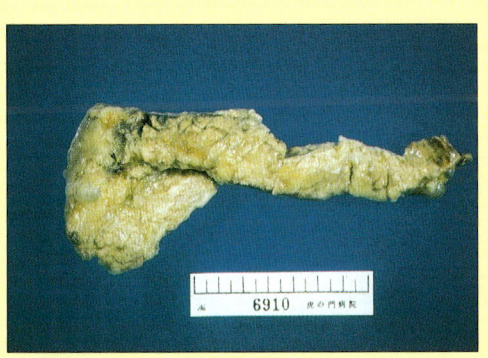

⑤膵臓

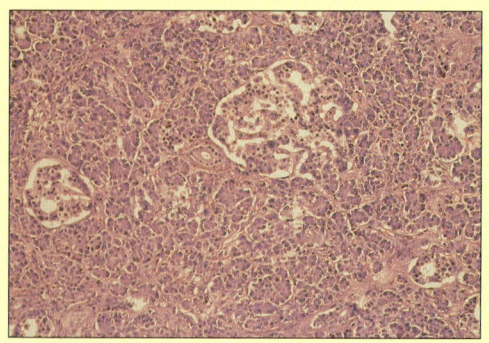

⑥膵臓の組織像（ランゲルハンス島と外分泌腺組織）

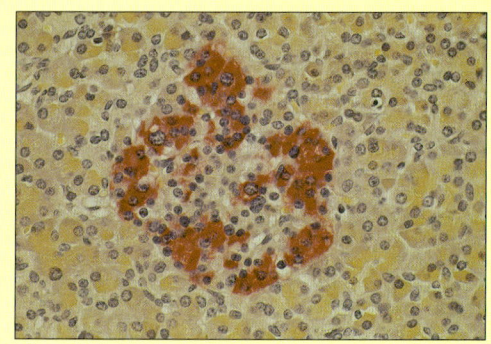

⑦ランゲルハンス島のインスリン（ランゲルハンス島B細胞のインスリンを免疫染色で赤に染色したもの）

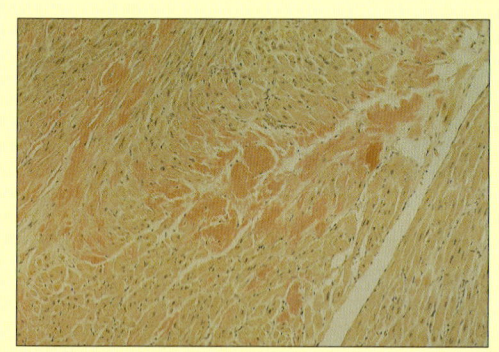

⑧心筋のALアミロイド（コンゴ-レッド染色で赤色に染色されている）

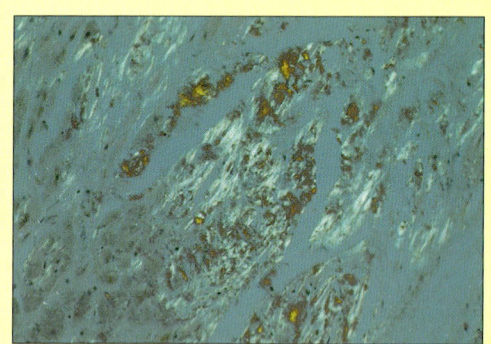

⑨心筋のALアミロイド（左写真と同じ組織を偏光顕微鏡で見た像．コンゴ-レッド染色で赤色に染まった所が緑色に輝いて見える）

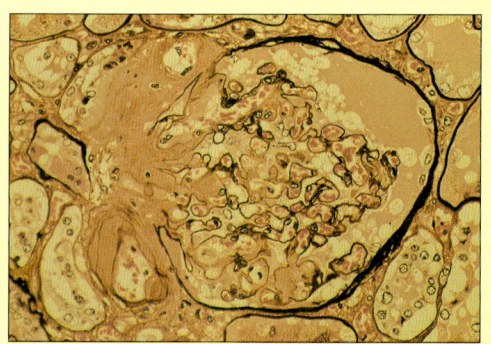

⑩腎糸球体のALアミロイド（糸球体に出入する細動脈壁から糸球体毛細血管にかけて，アミロイドが沈着している）

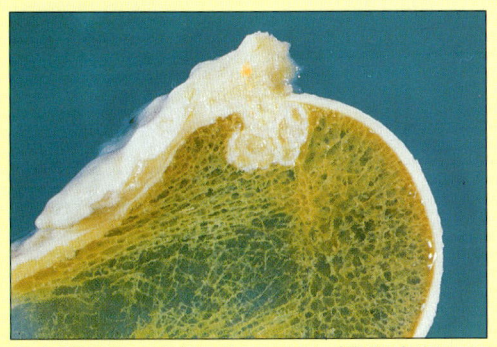
⑪大腿骨頭の透析アミロイド（骨頭表面から骨内にアミロイドが侵入するように沈着）

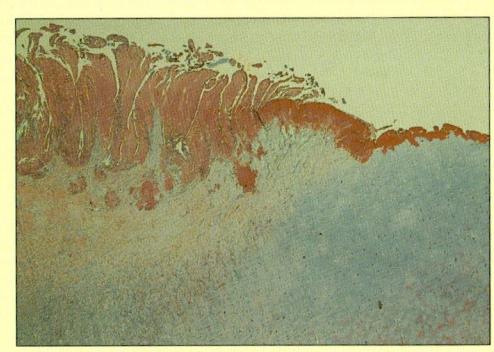
⑫大腿骨頭表面の透析アミロイド（顕微鏡写真）

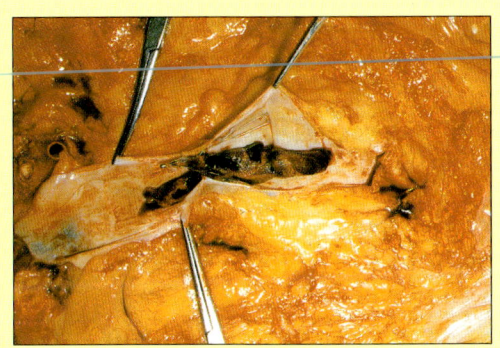
⑬下大静脈の血栓

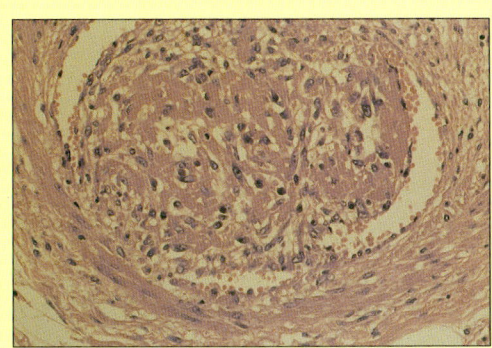
⑭器質化が進行中の血栓

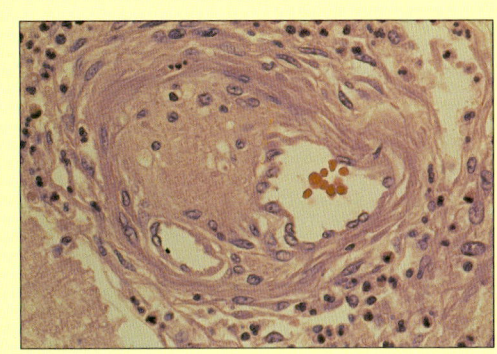
⑮血栓の再疎通

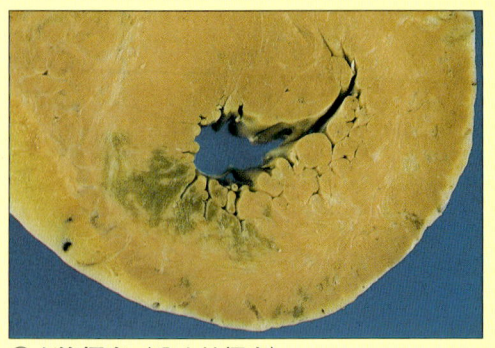
⑯心筋梗塞（貧血性梗塞）

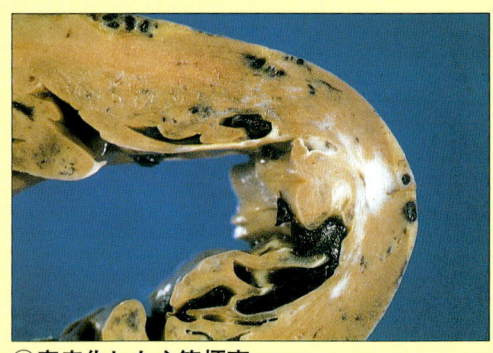
⑰瘢痕化した心筋梗塞

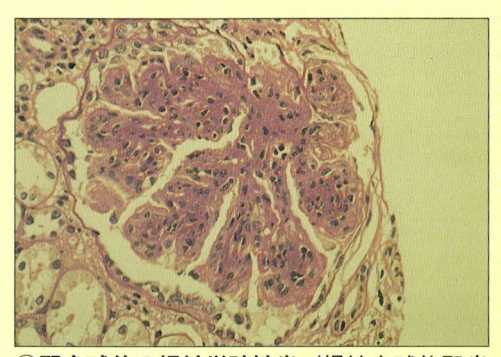
⑱腎糸球体の慢性増殖性炎（慢性糸球体腎炎の糸球体）

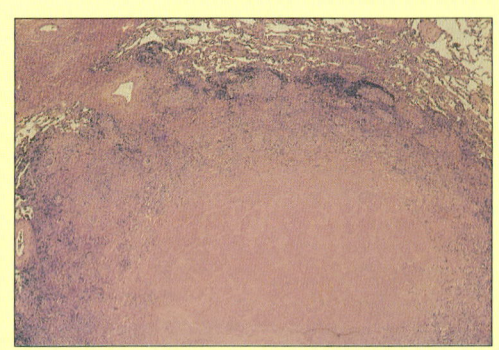
⑲結核の肉芽腫（中心部は乾酪壊死に陥っている）

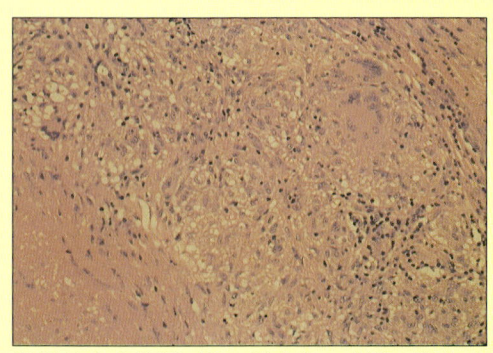
⑳結核の肉芽腫（⑲の拡大像．多数の類上皮細胞に混在してラングハンス型多核巨細胞が右上方に2個認められる）

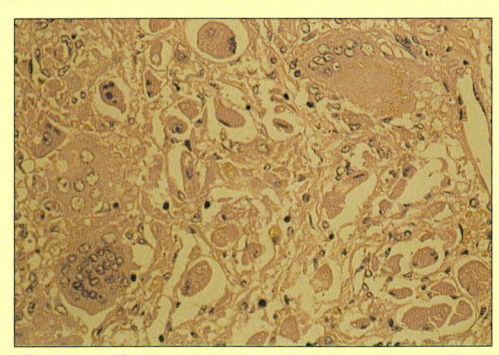
㉑異物肉芽腫（外傷後の異物肉芽腫．異物型多核巨細胞とマクロファージが混在している）

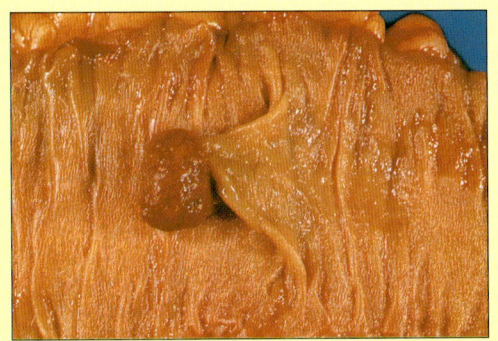
㉒結腸の良性腫瘍（腺腫）

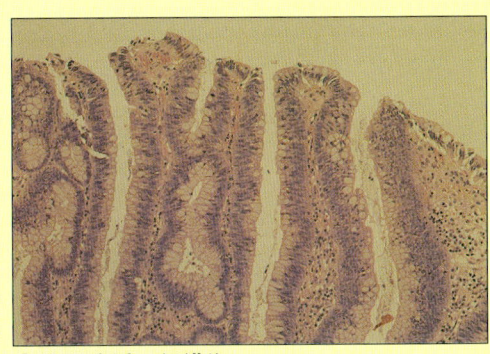
㉓結腸腺腫の組織像

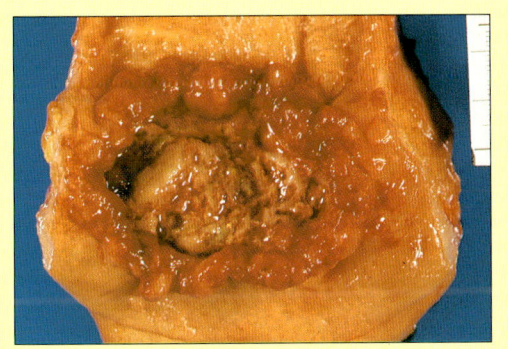
㉔結腸の悪性腫瘍（腺癌）

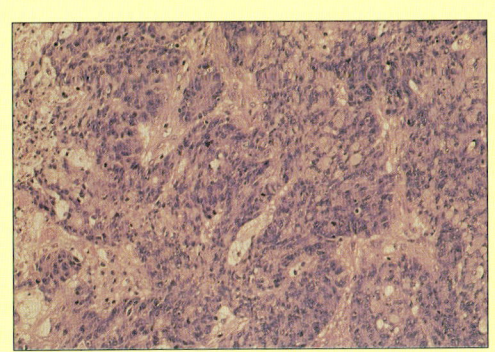
㉕結腸腺癌の組織像

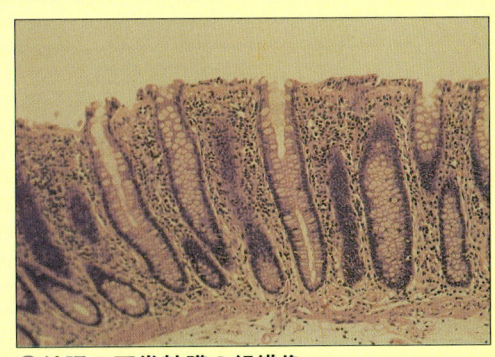
㉖結腸の正常粘膜の組織像

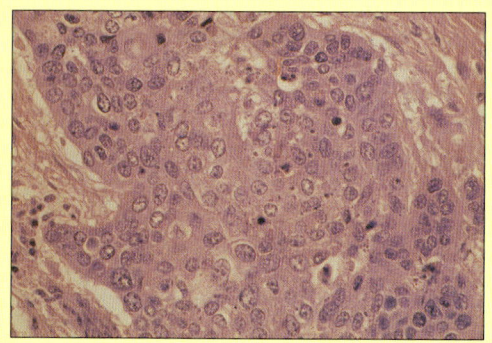
㉗食道の扁平上皮癌の組織像

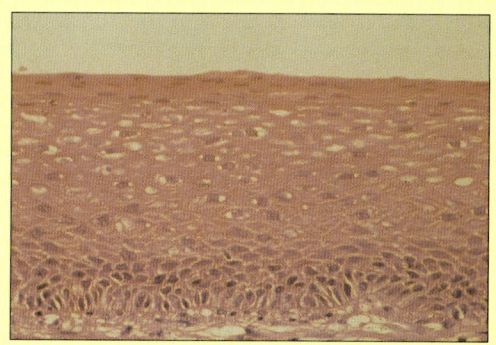
㉘食道の正常粘膜上皮の組織像

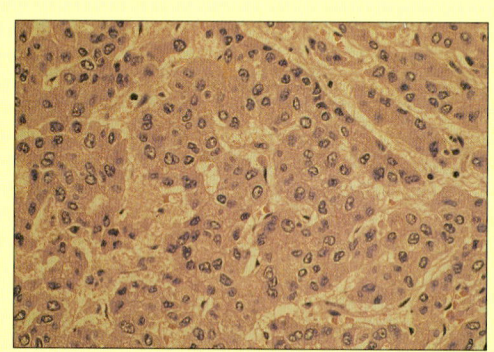
㉙肝細胞癌の組織像

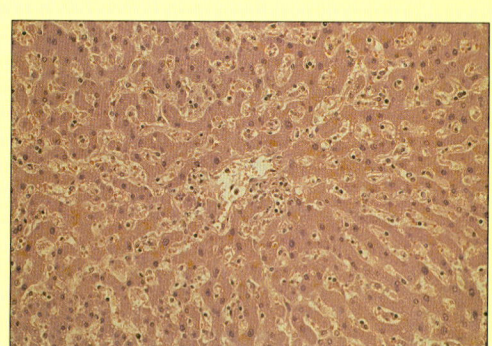
㉚肝臓の正常組織像

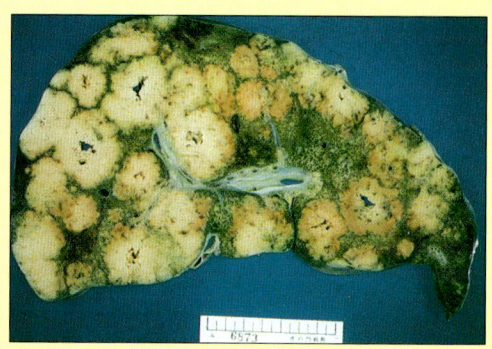
㉛肝臓への結腸癌の転移（血行性多発転移）

写真で見る病原微生物

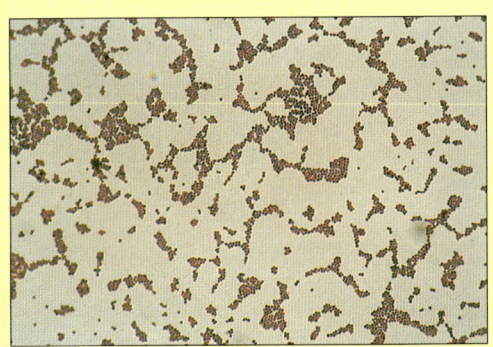
①黄色ブドウ球菌（グラム陽性球菌）のグラム染色

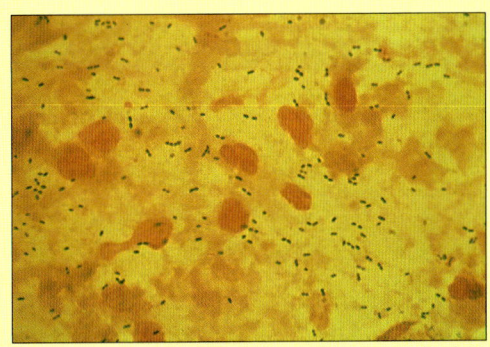
②喀痰中の肺炎球菌のグラム染色（肺炎球菌はグラム陽性双球菌として観察される）

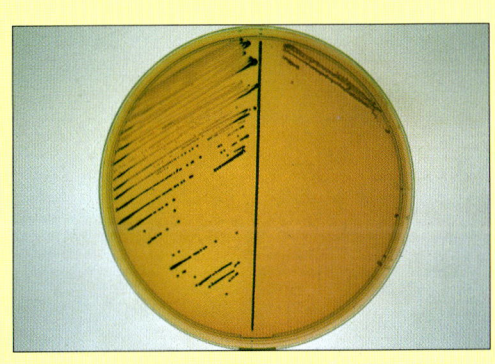
③SS寒天平板上の集落
（左）サルモネラ菌：中心が黒い透明集落を形成．乳糖非分解のため集落は透明〜白色
（右）大腸菌：ほとんど生育できないが，生育した菌は乳糖を分解し，赤色集落を形成

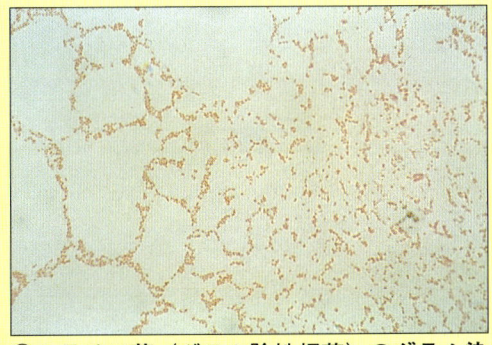
④セラチア菌（グラム陰性桿菌）のグラム染色

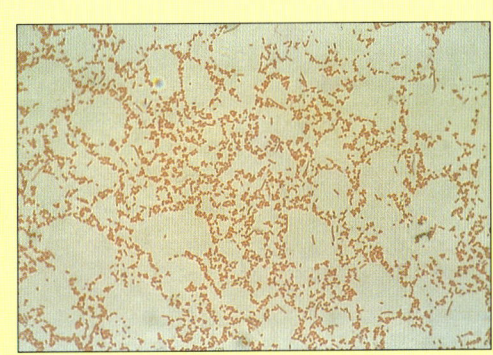
⑤プロテウス属菌（グラム陰性桿菌）のグラム染色

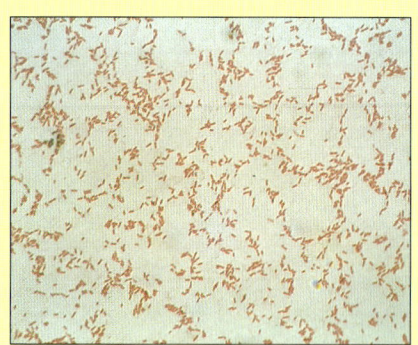

⑥緑膿菌（グラム陰性桿菌）のグラム染色

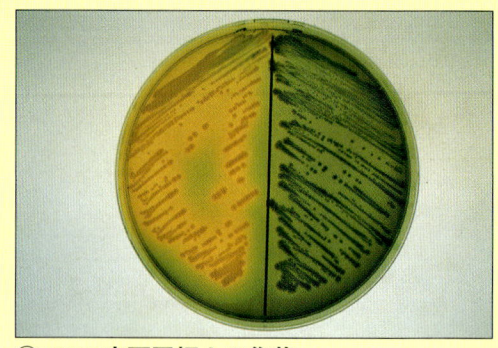

⑦TCBS寒天平板上の集落
　（左）コレラ菌：白糖を分解して黄色集落を形成
　（右）腸炎ビブリオ：白糖非分解のため深緑色集落を形成

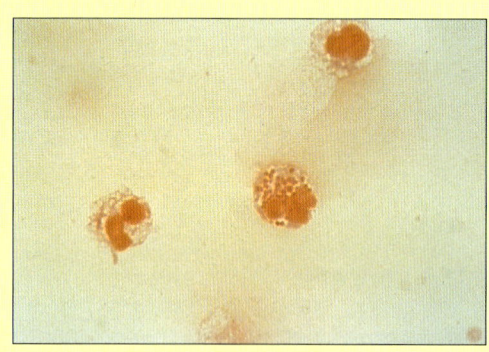

⑧淋病患者の膿のグラム染色
　（グラム陰性双球菌である淋菌が白血球中に多数観察される）

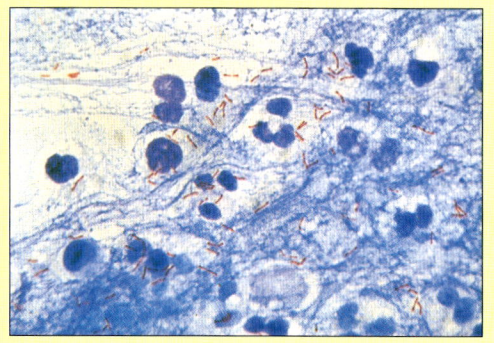

⑨喀痰中の結核菌（結核菌は抗酸染色により赤色に染色される）

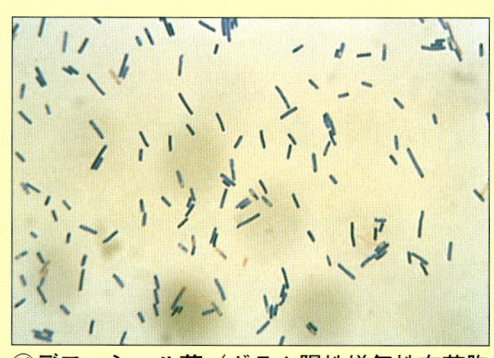

⑩デフィシール菌（グラム陽性嫌気性有芽胞桿菌）のグラム染色

②⑧⑨⑩写真提供：小栗豊子（順天堂大学医学部附属順天堂医院臨床検査部）

まえがき

　人々の健康を保持し病苦からの回復を目指す医療活動において，医師と看護師の果たすべき役割は車の両輪にたとえられ，それぞれの精一杯の努力が見事に調和し，統合されて病者に捧げられるべきものとされてきた．しかし，現代医療の輝かしい成果は近代医学の進歩によってもたらされたことから，これまでの医療の場においては医師が主導的な役割を果たしてきたことは否めない事実であろう．そうした実情から看護の基礎教育における医学知識の学習も，かつては看護の日常活動に資することを目的にするというよりも，医学教育に準じた色彩の濃いものであったと思われる．

　医学教育に準じた教育では看護の自立はないとの認識から，看護教育カリキュラムの改正がなされ，医学知識は単なる医学知識ではなく，看護に必要な医学知識として位置づけられてきた．

　そのことを受け，看護の自立のための基礎知識を学習する教材として『病態と診療の基礎』および『治療法概説』は編纂された．その編纂に当たっては，看護教育の現状を踏まえ，その医学知識をどのように効率よく学習させるかにその焦点を置いた．特に，看護師国家試験出題基準や看護教育課程の大学化などにいかに対応させるかの意図があったことというまでもない．

　以上の経緯から，編纂された『病態と診療の基礎』および『治療法概説』は，まず従来の「病理学」，「微生物学」，「診断学」の総論をできる限りコンパクトにまとめること，そして「薬物療法」，「放射線療法」，「手術療法」など様々な分野に共通する治療技術をまとめることを目指した．これらの最新知識をまとめたことは，看護活動の根拠となる知識の効率のよい学習につながると考えたからに他ならない．以下に主な構成を示す．

『病態と診療の基礎』：病理学総論，生体と微生物，診断学の基礎

『治療法概説』：薬物療法，食事療法，運動療法，リハビリテーション療法，放射線療法，内視鏡的療法，手術療法

　幸い各巻の執筆者にも編纂の主旨をご理解いただき，臨床の現場における看護活動に直結する内容を盛り込んだ教材の刊行を果たすことができた．なかでも，"患者の生活"に対する視点を盛り込んだ内容は必ずや看護教育における医学知識の効率よい学習につながるものと確信する．

2007年11月

小坂　樹徳

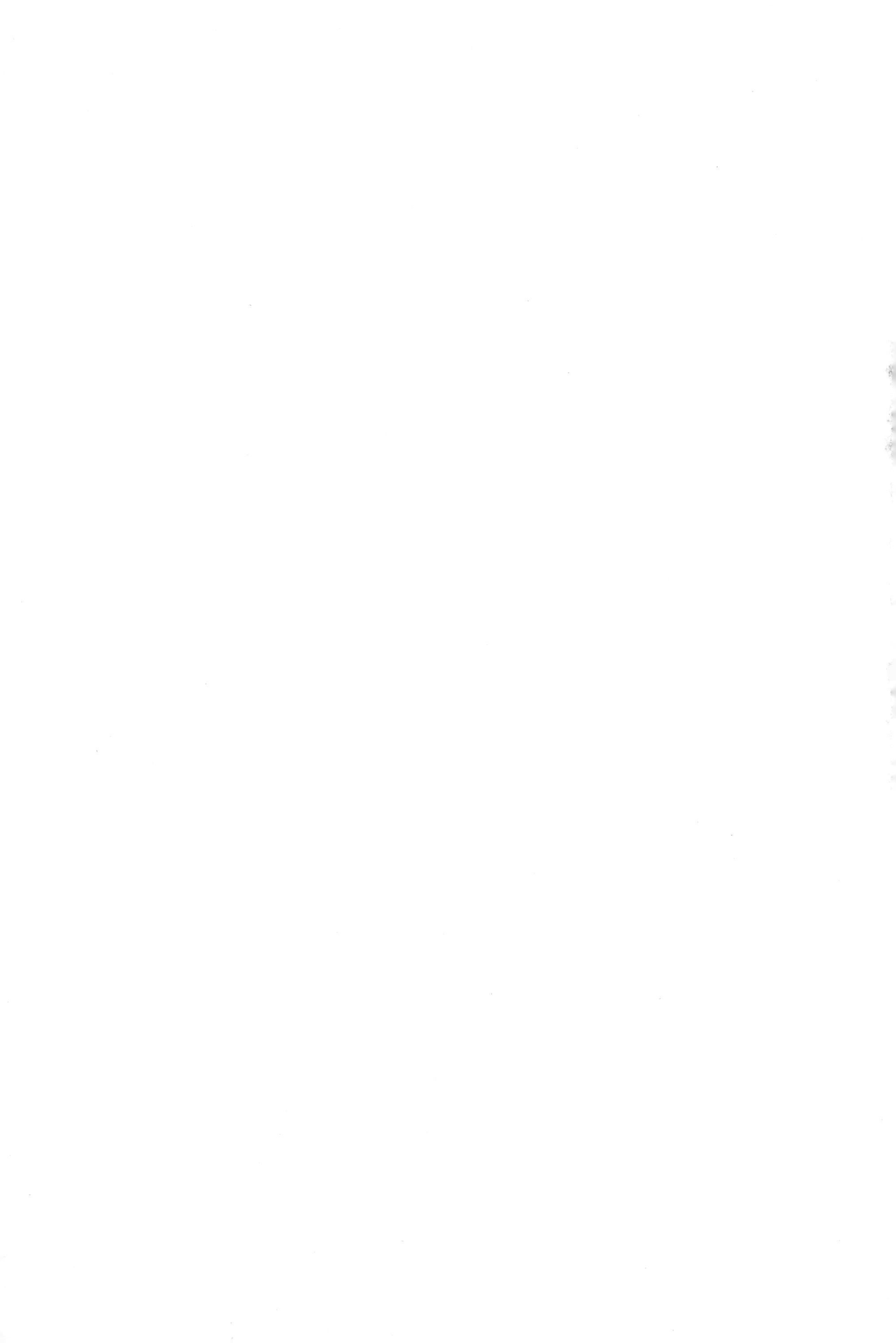

目次

第1章　病理学総論　　　　　　　　　　　　1

- ❶ 疾病の成り立ちと病因 ———— 2
  - A　疾病とは ……………………… 2
  - B　疾病とホメオスターシス ……… 2
  - C　病　因 ………………………… 3
- ❷ 退行性病変 ———————— 3
  - A　萎　縮 ………………………… 3
    1. 飢餓萎縮　4
    2. 老人性萎縮　4
    3. 無為萎縮　4
    4. 血液循環障害による萎縮　4
    5. 神経性萎縮　4
    6. 圧迫萎縮　4
  - B　変　性 ………………………… 5
    1. 水腫性変性　5
    2. 脂肪変性　5
  - C　壊　死 ………………………… 5
    1. 凝固壊死　6
    2. 融解壊死　7
    3. 壊死に陥った組織はどうなるか？ …7
  - D　アポトーシス ………………… 8
    1. アポトーシスの意義　8
    2. アポトーシスの仕組み　8
    3. アポトーシスの形態像　9
- ❸ 肥大と過形成 ——————— 10
  - A　肥　大 ……………………… 10
    1. 作業肥大　10
    2. ホルモン性肥大　10
    3. 代償性肥大　10
    4. 特発性肥大　10
  - B　過形成 ……………………… 10
- ❹ 再生と修復 ———————— 11
  - A　再　生 ……………………… 11
  - B　不完全再生 ………………… 12
  - C　再生能 ……………………… 12
  - D　化　生 ……………………… 12
  - E　創傷の治癒 ………………… 12
  - F　肉芽組織 …………………… 14
- ❺ 代謝異常 ————————— 14
  - A　糖代謝異常 ………………… 14
    1. 糖尿病　14
    2. 糖原病　16
  - B　脂質代謝異常 ……………… 16
    1. 肥満症　16
    2. 脂質異常症（高脂血症）　16
    3. 先天性脂質蓄積症　16
  - C　たんぱく質および核酸代謝異常 … 17
    1. 低たんぱく血症　17
    2. アミロイドーシス　18
    3. 痛　風　21
- ❻ 循環障害 ————————— 21
  - A　体液循環の種類 …………… 22
    1. 血液循環　22
    2. リンパ循環　23
  - B　高血圧症 …………………… 24
    1. 大循環の高血圧症　24
    2. 肺循環の高血圧症；肺高血圧症　24
    3. 門脈循環の高血圧症；門脈高血圧症（門脈圧亢進症）　24
  - C　低血圧症 …………………… 26
    1. 本態性低血圧症　26
    2. ショック　26
  - D　局所的な循環障害 ………… 27

1．充　血　27
　　2．うっ血　27
　　3．虚　血　27
　　4．出　血　27
　　5．血栓症　28
　　6．塞栓症　30
　　7．梗　塞　31
　　8．リンパ循環の障害　33
　　9．水腫と腔水症　33
7 炎　症 ─────────── 34
　A　炎症の原因 ……………………………34
　　1．病原微生物　34
　　2．物理的因子　34
　　3．化学的因子　35
　　4．アレルギー反応の刺激　35
　B　急性炎症と慢性炎症 …………………35
　C　急性炎症 ………………………………36
　　1．漿液性炎　36
　　2．線維素性炎　37
　　3．化膿性炎　37
　　4．出血性炎　38
　　5．壊死性炎　38
　D　慢性炎症 ………………………………38
　　1．慢性増殖性炎　38
　　2．肉芽腫性炎　39
　E　創傷治癒過程の炎症 …………………40
　F　炎症時の発熱 …………………………41
8 免疫反応とアレルギー ─────── 42
　A　抗　原 …………………………………42
　B　免疫反応に関係する細胞 ……………42
　　1．リンパ球　43
　　2．マクロファージ　44
　C　抗　体 …………………………………45
　　1．免疫グロブリンの構造　45
　　2．抗体の働き　46
　　3．IgAによる局所免疫（粘膜免疫）　47
　D　細胞性免疫反応と液性免疫反応 ……47

　E　アレルギー ……………………………48
　　1．Ⅰ型アレルギー（アナフィラキシー反応）　48
　　2．Ⅱ型アレルギー（細胞傷害型反応）　49
　　3．Ⅲ型アレルギー（免疫複合体病）　49
　　4．Ⅳ型アレルギー（遅延型反応）　51
　F　自己免疫疾患 …………………………51
　　1．自己免疫疾患とは　51
　　2．自己免疫疾患が起こる理由　52
　G　免疫不全（免疫不全症候群）…………52
　　1．先天性免疫不全　53
　　2．後天性免疫不全　53
9 腫　瘍 ─────────── 53
　A　腫瘍とは ………………………………54
　B　良性腫瘍と悪性腫瘍 …………………55
　C　癌と肉腫 ………………………………57
　　1．癌　腫　57
　　2．肉　腫　57
　D　腫瘍の実質と間質 ……………………58
　E　悪性腫瘍の進展 ………………………60
　F　悪性腫瘍の転移が起こる理由 ………61
　G　発癌物質 ………………………………61
　H　発癌の過程 ……………………………62
　I　発癌と遺伝子異常 ……………………63
　J　高齢者の癌 ……………………………64
　K　小児の腫瘍 ……………………………65
　L　混合腫瘍 ………………………………65
　　1．間葉性混合腫瘍　65
　　2．類臓器性混合腫瘍　66
　　3．奇形腫　66
10 先天異常 ──────────── 67
　A　染色体 …………………………………67
　B　染色体の異常 …………………………67
　　1．染色体の数の異常　67
　　2．染色体の構造異常　68
　　3．常染色体異常による疾患　68
　　4．性染色体の数の異常による疾患　69

C　単一遺伝子の異常 ……………………69
　　1．常染色体優性遺伝の疾患　70
　　2．常染色体劣性遺伝の疾患　70
　　3．伴性劣性遺伝の疾患　71
　D　多数遺伝子による疾患 …………………71
　E　先天異常を起こす環境因子 ……………71
　　1．奇形を生じる物質　71
　　2．母体因子　72
　F　奇形とアポトーシス ……………………72
　G　ミトコンドリア遺伝子の異常による疾
　　患 ……………………………………………72
11　老　化━━━━━━━━━━━━━━━72
　A　老化の原因 ………………………………73
　　1．生体を構成する細胞の老化　73
　　2．老化を促進する遺伝子異常　73
　　3．活性酸素ラジカルのDNA傷害作用　73
　B　主要な臓器, 組織の老化に伴う変化 …74
　　1．胸　腺　74
　　2．心臓-血管系　75
　　3．脳　75
　　4．肺　76
　　5．腎　77
　　6．肝　臓　77
　　7．消化管　77
　　8．骨　77
　　9．骨　髄　78
　　10．生　殖　器　78

第2章　生体と微生物　　79

1　微生物学の基礎知識━━━━━━━80
　A　病原微生物研究の流れ …………………80
　B　病原微生物の種類と大きさ ……………80
　C　細　菌 ……………………………………82
　　1．形態と構造　82
　　2．細菌の増殖　84
　D　クラミジア, リケッチア ………………85
　　1．形態と構造　85
　　2．クラミジア, リケッチアの増殖　85
　E　ウイルス …………………………………86
　　1．形態と構造　86
　　2．ウイルスの増殖　87
　F　真　菌 ……………………………………90
　　1．真菌の構造　90
　　2．増殖と形態　90
　G　原　虫 ……………………………………91
2　感染と発病━━━━━━━━━━━92
　A　感染と感染経路 …………………………92
　　1．感染とは　92
　　2．感染経路　93
　B　寄生体の病原因子 ………………………93
　C　宿主の防御機構 …………………………96
　　1．常在菌叢　96
　　2．免　疫　98
3　感染の予防━━━━━━━━━━━103
　A　滅菌と消毒 ………………………………103
　　1．滅菌と消毒の違い　103
　　2．主な滅菌法　103
　　3．主な消毒法　105
　B　院内感染とその予防 ……………………108
　　1．院内感染　108
　　2．院内感染の感染経路　109
　　3．院内感染を起こしやすい病原微生物
　　　109
　　4．院内感染の予防　110
　C　ワクチンと血清療法 ……………………111
　　1．ワクチンによる感染予防　111
　　2．血清療法　112

4 感染症の治療；化学療法 ——— 113
- A 化学療法とは……………………113
- B 抗生物質…………………………114
- C 抗真菌薬…………………………116
- D 耐性菌による院内感染の問題………117

5 感染症の検査 ——— 117
- A 検査の手順………………………117
- B 顕微鏡観察………………………117
  - 1．細　　菌　117
  - 2．真　　菌　120
- C 培養検査…………………………120
  - 1．細菌の培養検査　121
  - 2．真菌の培養検査　122
- D 迅速検査…………………………122
  - 1．凝集反応（抗原抗体反応の応用）　122
  - 2．酵素抗体法・蛍光抗体法（抗原抗体反応の応用）　123
  - 3．赤血球凝集抑制試験　124
  - 4．遺伝子診断　124
- E 遅延型アレルギー反応……………125

6 主な病原微生物 ——— 125
- A 細　　菌…………………………125
  - 1．分類の基準　125
  - 2．病原細菌の種類　125
    - 1）グラム陽性球菌　125
    - 2）グラム陽性桿菌　130
    - 3）グラム陰性桿菌　132
    - 4）グラム陰性球菌　142
    - 5）抗酸菌（マイコバクテリウム属）　143
    - 6）嫌気性菌　145
    - 7）ラセン菌　148
    - 8）スピロヘータ　149
    - 9）マイコプラズマ　152
- B クラミジア，リケッチア……………152
  - 1．クラミジア　152
  - 2．リケッチア　154
- C ウイルス…………………………155
  - 1．分類の基準　155
  - 2．ウイルスの種類　156
    - 1）DNA系のウイルス　156
    - 2）RNA系のウイルス　160
    - 3）プリオン　171
  - 3．ウイルス感染症の治療　171
    - 1）抗ウイルス薬の作用点　171
    - 2）抗ウイルス薬の種類　172
- D 真　　菌…………………………173
  - 1．分類の基準　173
  - 2．病原真菌の種類　174
- E 原　　虫…………………………177
  - 1．分類の基準　177
  - 2．病原原虫の種類　177

第3章　診断学の基本　181

1 診断の進め方の基本 ——— 182
- A 診断とその進め方………………182
  - 1．健康と疾病・症状　182
    - 1）健　　康　182
    - 2）疾　　病　182
    - 3）症　　状　183
  - 2．診断の進め方　183
    - 1）自覚症状とその問診；病歴聴取　183
    - 2）他覚的症状（所見）とその掌握　203
    - 3）診断に向けて；以後の進め方　213
- B 高齢者精神機能の診断……………214
  - 1．高齢者精神機能の三大領域　214
  - 2．認知症の診断　214
  - 3．せん妄の診断　214

4．うつ病の診断　216
　5．高齢者精神機能の診断上の留意点　216

❷ 検査の進め方と各種検査法　217

A　検査の基本と検査の進め方………217
　1．生体情報の特徴；ホメオスタシスとゆらぎ　217
　　1）臨床検査とは　217
　　2）生体変化はあいまいなもの　217
　2．検査のながれ　218
　　1）検査結果の考え方　218
　　2）臨床検査のながれ　218
　3．臨床検査データの読み方の順序　220
　4．感度・特異度の概念　221
　　1）基準範囲とカットオフ値　221
　　2）感度と特異度　221
　　3）ROC曲線　221
　5．検体の採取・提出上の注意事項　222
　　1）インフォームドコンセント　222
　　2）精度保証のための一般的注意　222
　6．臨床検査における患者とのコミュニケーション　224

B　各種検査………224
　1．一般検査　224
　　1）尿たんぱく　224
　　2）尿潜血　225
　　3）尿　糖　225
　　4）尿ウロビリノゲン，尿ビリルビン　225
　　5）尿沈渣　226
　　6）便潜血　226
　2．血液検査　227
　　1）赤血球の検査　227
　　2）白血球の検査　229
　　3）血小板数の検査　230
　　4）凝固出血能の検査　231
　3．生化学検査　232
　　1）逸脱酵素　232
　　2）たんぱく　234
　　3）腎機能　236
　　4）脂質代謝　237
　　5）鉄代謝・ビリルビン代謝　239
　　6）血液ガス・電解質　241
　4．内分泌検査　244
　　1）糖代謝　244
　　2）ホルモン　246
　5．感染症検査　247
　　1）基本的知識　247
　　2）塗抹検査　247
　　3）培養検査　248
　　4）薬剤感受性検査　250
　　5）結核菌検査　251
　　6）肝炎ウイルスマーカー　252
　6．免疫的検査　252
　　1）血液型検査　252
　　2）交差適合試験　253
　　3）梅毒血清反応　255
　　4）自己抗体　255
　　5）免疫グロブリン　256
　　6）補　体　256
　　7）リンパ球サブセット，白血病・リンパ腫解析検査　257
　7．腫瘍マーカー　257
　　1）腫瘍マーカーの効率的利用　257
　　2）施設間差・キット間差　258
　　3）基準値・カットオフ値　258
　　4）効率性・経済性　259
　8．生理学的検査　259
　　1）生理学的検査と身体検査技法　259
　　2）12誘導心電図　260
　　3）負荷心電図　260
　　4）ホルター心電図　263
　　5）24時間携帯血圧計　263
　　6）四肢血圧の自動測定　263
　　7）心臓超音波検査法　264
　　8）腹部超音波検査　264

9）呼吸機能検査　265
9．画像診断　265
1）画像診断とは何か　265
2）単純撮影　266
3）造影検査　271
4）X線CT検査　277
5）超音波検査法　280
6）磁気共鳴CT検査　283
7）血管造影検査　286
8）核医学検査　288

10．病理検査　298
1）病理検査の意義；組織診断を中心に　298
2）病理組織学的検査のながれ　300
3）細胞診検査のながれ　302
4）病理解剖　304
11．内視鏡検査　304
1）目　的　304
2）種類と検査法　310

索　引 ——————————————— 321

第1章 病理学総論

1 疾病の成り立ちと病因

　疾病（病気）が人体構造上の異常として認識されるようになったのはパドヴァの解剖学者モルガーニ（Morgagni）が，多数の解剖所見と生前の臨床症状を対比して，1761年に「解剖所見による病気の原因について」を著したのが始まりとされている．それまで漫然と観念的にとらえられていた疾病は以後，病理解剖を基盤にして考えられるようになり，近代病理学は多くの疾病の本質解明に貢献してきた．

A 疾病とは

　疾病（disease）とは，身体各部の構造や機能に異常が生じている状態を意味する．しかし何をもって異常，すなわち「普通とはちがう」とするかは，なかなか難しい問題である．

　その理由の第一は「普通なるもの」の実態が，科学技術の発達した今日といえども，医学・生物学の領域ではいまだ十分に解明されていないことが多いからである．第二の理由は，生命・生活現象には正常と異常との間に明確な境界を設定するのが困難な場合が少なからず存在するからである．

　しかし，医学では，差し迫った現実の問題として正常と異常とを峻別しなければならない場面にしばしば遭遇する．そこで，これまでに集積されている知識とデータを基にして，ここまでなら正常といえる最も確からしい範囲を正常と定め，これを逸脱した場合が異常とされる．したがって正常と異常の境界は必ずしも絶対的なものではなく，時代とともに移り変わったものも少なくなく，今後も新知見を得て変わりうるものもあるであろう．

B 疾病とホメオスターシス

　生体には周囲の環境が様々に変動しても生体内の物理的，化学的性状その他の内部環境が一定に保たれる機構が備わっている．この，生体内部環境の恒常性は**ホメオスターシス**（homeostasis）（キャノン；Cannon, Walor Bradford）とよばれている．疾病とはホメオスターシスの機構が障害され，あるいは破綻した状態であるともいえる．

図1-1 ● 疾病と病因

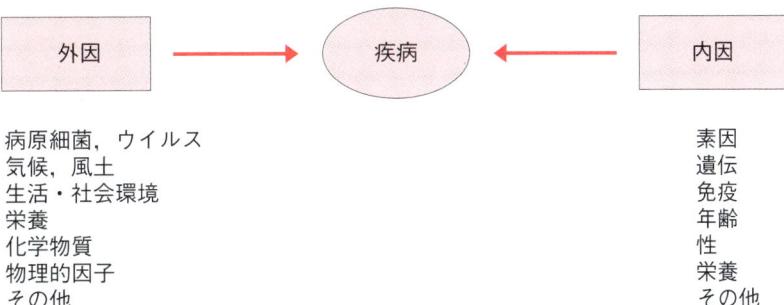

病原細菌,ウイルス
気候,風土
生活・社会環境
栄養
化学物質
物理的因子
その他

素因
遺伝
免疫
年齢
性
栄養
その他

C 病因

　疾病を引き起こす原因となるものを**病因**（etiology）という．ホメオスターシスの機構が備わっているとはいえ，生体は外部環境の激し過ぎる変動や，生体にとって本質的に有害な環境には適応しきれない．また，同一の環境であっても，これに適応できる能力には個人差があり，同じ生活環境下に生活していても病気になる人とならない人がいる．このように疾病を引き起こす原因となるものには，外部環境などの外的因子と，個人差などを規定している内的因子とがあり，前者を**外因**，後者を**内因**という．

　ひとつの外因あるいはひとつの内因だけで疾病が引き起こされることもあるが，多くの場合，外因と内因，あるいは複数の外因，複数の内因が複合して疾病が引き起こされる．

　また，栄養（食物，ビタミンなど）のように，外因にも内因にもなりうる因子もある（図1-1）．

2 退行性病変

　生体を構成する細胞，組織が種々の病因により障害されると，機能が低下し，さらには停止する．しかし反対に機能が亢進する場合もある．

　退行性病変とは機能が低下，あるいは停止した細胞や組織に見られる種々の形態変化の総称で，これには萎縮，変性，壊死などの病変が含まれる．

A 萎縮

　正常の大きさに発育していた臓器や組織の容積が縮小することを**萎縮**

(atrophy) という．この場合，臓器や組織を構成している細胞は個々の容積が縮小するだけでなく，数も減少することが多い．

はじめから正常の大きさに達していない場合は，**低形成**あるいは**形成不全**という．

萎縮は全身萎縮と局所萎縮に大別される．萎縮を原因別に分けると以下のようになる．

1 飢餓萎縮

全身萎縮であるが，脂肪組織，骨格筋の萎縮が特に強い．

2 老人性萎縮

人体は20歳前後を頂点にして一定の発育を遂げた後，年々萎縮する．萎縮の始まる時期は臓器によって様々に異なる．**生理的萎縮**ともいう．

3 無為萎縮

すべての細胞，組織，臓器は生理的機能を営むことによって本来の形と大きさを維持しており，機能が停止すると急速に萎縮する．**廃用萎縮**ともいう．

無重力状態に置かれた宇宙飛行士は，筋肉トレーニングを続けないと骨格筋や骨が急速に萎縮してしまう．地球の引力に逆らいながら地上で日常の生活活動をすることは，骨格筋や骨を正常に維持するためにも非常に重要なことなのである．

4 血液循環障害による萎縮

貧血性萎縮ともいう．循環障害のために血行が不十分になると，その領域の組織，細胞は萎縮する．ただし急激な循環障害は壊死を起こす．

老人性萎縮には無為萎縮，血液循環障害による萎縮なども関係している．

5 神経性萎縮

運動神経が障害されると，その支配下の骨格筋は急速に萎縮する．

6 圧迫萎縮

圧迫が局所に持続的に加わると，その部分の組織は萎縮する．たとえば，増大する腫瘍周囲の組織は萎縮する．

B 変性

変性 (degeneration) は，細胞，組織が機能障害をきたした状態の形態像であり，障害の原因が去れば再び正常に戻ることができる可逆的変化である．種々の変性があるが，以下の2つの変性が重要である．

1 水腫性変性

細胞質が腫脹し，水分が貯留した状態が**水腫性変性**である．酸素不足，急性感染症，種々の中毒などで細胞が障害されると細胞質内のミトコンドリアや小胞体は膨化し，さらには水分が貯留してくる．その結果，細胞質は水腫状に腫大する（図1-2，口絵①）．

2 脂肪変性

細胞質内に中性脂肪滴が多数出現した状態を**脂肪変性**という．肝細胞でしばしばみられる．肝細胞では脂質代謝が活発で，脂質の取り込み，分解，合成，放出等の過程に障害があると細胞質内に脂肪滴が出現する（図1-3，口絵②）．

肝細胞以外の細胞でも，酸素不足，貧血，種々の中毒などでミトコンドリアの機能が急激に障害されると脂肪変性が生ずる．

C 壊死

生体内での組織の死を**壊死** (necrosis) という．生体内での細胞の死には壊死と**アポトーシス**とがある．

図1-2 ● 水腫性変性

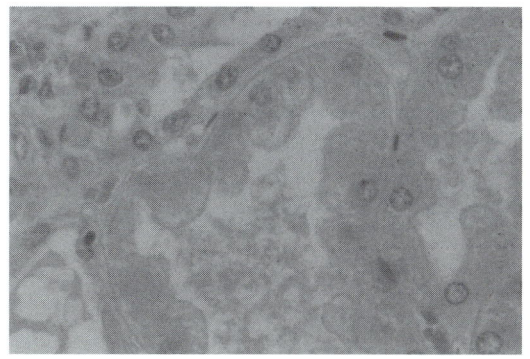

急性腎不全の尿細管

図1-3 ● 脂肪変性

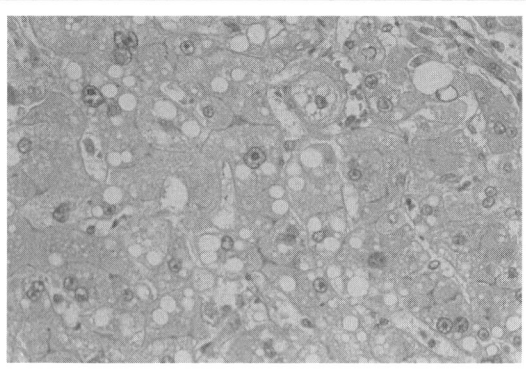

肝細胞内の脂肪滴

　壊死では組織や細胞が高度な障害作用を受けた結果，機能が破綻，停止し，本来の形態構造も壊滅する．

　一方，アポトーシスは遺伝子レベルで調節された細胞死であり，生体が正常に機能を営んでいくために必要な"生理的な細胞死"である．アポトーシスと，"病的な細胞死"である細胞の壊死とはまったく性質の異なるものである．アポトーシスについては項目を改めて記述する．

　壊死は**凝固壊死**と**融解壊死**に大別される．

1 | 凝固壊死

　壊死に陥った組織は灰白色あるいは黄白色に硬くなり，組織を構成していた細胞は核を失い，無構造になる．心筋，腎，脾などで血流が途絶した領域に起こる（図1-4，口絵③）．

　凝固壊死の特殊な型として，結核病巣にみられる**乾酪壊死**がある．結核

図1-4 ● 腎の壊死

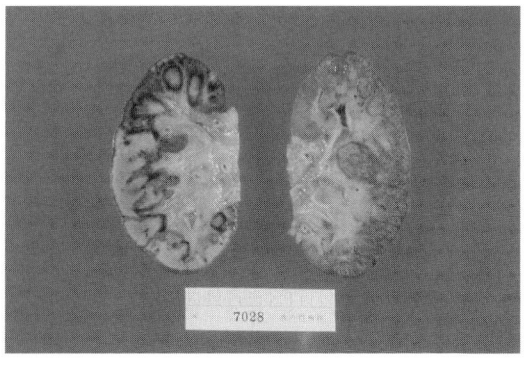

右腎（向かって左側）に梗塞による広範な壊死がある．左腎は全体にうっ血がある

図1-5 ● 肺結核病巣の乾酪壊死

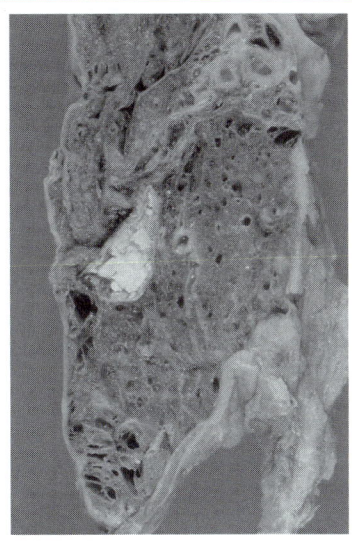

の肉芽腫では，その中心部がしばしば壊死に陥る．この壊死巣は白色でチーズに似た外観をしていることから乾酪壊死とよばれる（図1-5，口絵④）．

2 融解壊死

壊死に陥った組織は急速に軟化し，液状化する．脳，脊髄ではこの型の壊死になることが多い（脳軟化）．脳，脊髄の白質には脂質が豊富なわりにたんぱく質成分が少ないために，凝固しないで融解すると考えられる．

3 壊死に陥った組織はどうなるか？

壊死に陥った組織は生体にとってはもはや異物である．その成りゆきは壊死巣の大きさや壊死の部位によって以下のように異なる（図1-6）．

①小さな壊死巣は，自己融解して周囲組織に吸収されるか，好中球*，マクロファージ*に食べられて処理されてしまう．

②大きな壊死巣の場合は，好中球，次いでマクロファージが侵入してきて壊死物質を貪食処理する一方，線維芽細胞，血管内皮細胞が周囲か

> **好中球**：好中球は白血球の一種で白血球の中で最も数が多い．遊走能，食作用が活発で，壊死巣から滲み出る細胞崩壊物質を感知して周囲の毛細血管から出て遊走し，壊死物質を食べて処理する．血管外に出た好中球の寿命は短く，わずか数日である．
> **マクロファージ**：組織の中に散在しているが，血中の単球由来の細胞である．好中球より寿命は長く，食作用も大きい．そのために大食細胞（マクロファージ macrophage）とよばれる．

図1-6 ● 壊死組織の成りゆき

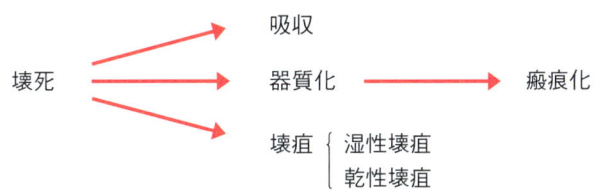

ら侵入し，増殖する．その結果，毛細血管と線維芽細胞に富む組織（**肉芽組織**，図1-10-b参照）が壊死巣に形成され，壊死組織は次第に吸収されて肉芽組織に置き換えられる．この過程を**器質化**という．肉芽組織はやがて線維化し，線維は収縮して**瘢痕化**する．

③壊死に陥った組織に嫌気性菌が繁殖すると，組織は腐敗する．これを**湿性壊疽**という．腸管の壊死巣などに起こりやすい．

④壊死に陥った組織が水分を失ってミイラ状に硬化する．これを**乾性壊疽**という．手足末端部の壊死にみられる．

D アポトーシス

1972年にカー（Kerr, J.F.R.）らがアポトーシスの概念を提唱するまで，細胞の死はすべて壊死と考えられていた．ちなみにアポトーシス（apoptosis）とは，「花びらが散る，あるいは木の葉が散る様子」を表現するギリシャ語が語源であるという．

1 アポトーシスの意義

アポトーシスは，生体が正常に機能を営んでいくうえに必要な"生理的な細胞死"である．このような細胞死は，例えば以下のような場合にみられる．

①個体発生の過程で，指と指の間にカエルの水掻きのような膜が存在する時期がある．この膜を構成している細胞群がアポトーシスで死滅することによって本来の指が形成される．

②皮膚の表皮や消化管の上皮では，老化した細胞はアポトーシスで脱落し，新しい細胞がそのあとを補充する．

③放射線などで遺伝子のDNAが損傷された細胞はアポトーシスによって生体から排除される*．

個体が正しく形成されるには，そして老化した細胞や遺伝子の損傷した細胞が除去されるには，アポトーシスの機構が正確に機能することが非常に重要である．逆にアポトーシス機構に障害があると様々な疾病が引き起こされる**．

*：DNAの傷を修復する遺伝子が細胞に備わっており，DNAの傷の多くは修復される．DNAの損傷の程度によってアポトーシスになるか否かが決まるものと思われる．

**：奇形，ある種の発癌，自己免疫疾患の中にはアポトーシス機構の障害に原因があるのではないかと考えられる例がある．

2 アポトーシスの仕組み

アポトーシスは遺伝子レベルで調節され，プログラムされた，細胞の自己抹殺機能であることが最近の研究で明らかにされてきている．

アポトーシスの誘引となるシグナルの多くは，細胞膜上のレセプター（アンテナのような感受装置）を介して細胞内のアポトーシス誘導システ

図1-7 ● アポトーシスを起こす順路

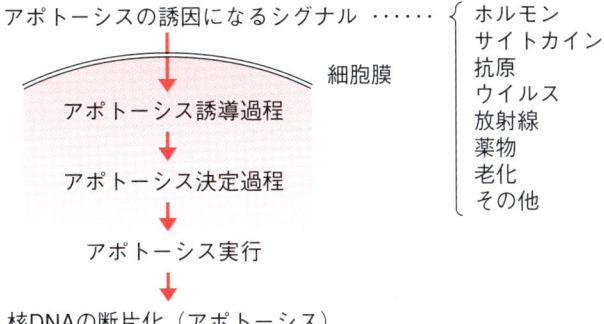

ムに伝えられ，最終的には核のＤＮＡを断片化させる分解酵素が活性化され細胞核が破壊されて細胞は死ぬ（図1-7）．

3 アポトーシスの形態像

　細胞はまず縮小し，次に核クロマチンが凝縮した後，核は断片化する．そして細胞はアポトーシス小体に分断されてしまう（図1-8）．アポトーシス小体はマクロファージに貪食され消滅する．

　細胞壊死の場合は，壊死に先行してミトコンドリアが腫大するため，細胞質は腫大する．次いで核は膨化，あるいは濃縮して崩壊する．細胞質は凝固壊死では凝縮し，融解壊死では融解する（図1-8）．

図1-8 ● アポトーシスと細胞壊死

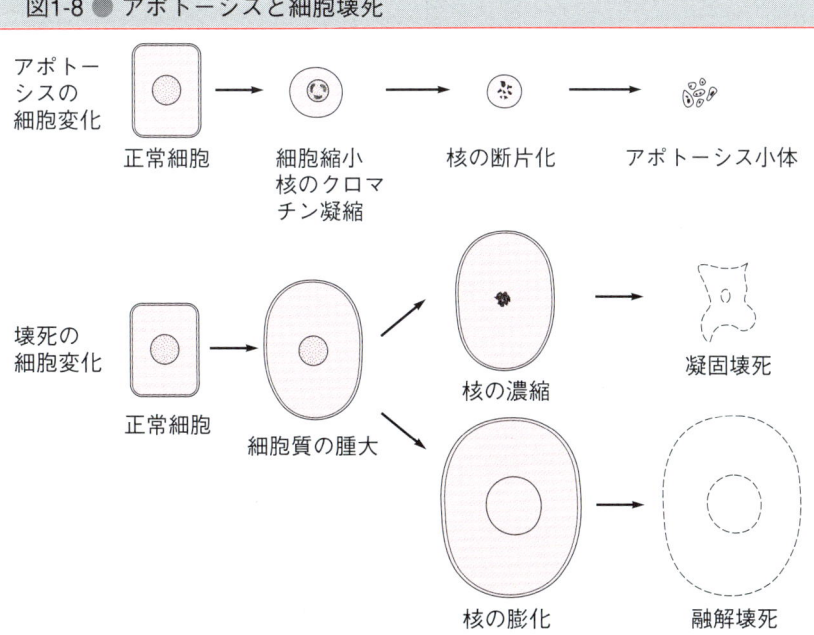

3 肥大と過形成

　肥大（hypertrophy）は組織や臓器が，構成細胞の容積増大によって大きくなることである．一方，**過形成**（hyperplasia）は，組織や臓器を構成している細胞の数が増加することである．肥大と過形成は相まって起こることが多い．

A 肥　大

　肥大はその原因によって次のように分けられる．

1 作業肥大

　組織や臓器の機能亢進に伴う肥大である．例えばスポーツマンの骨格筋，心臓の肥大などである．病的なものとしては心臓弁膜症の場合の心臓肥大，あるいは消化管狭窄の際，その上部の消化管の平滑筋が肥大すること，などである．

2 ホルモン性肥大

　内分泌腺の機能低下あるいは機能亢進に伴う病的肥大をいう．例えば性ホルモン失調による高齢男性の前立腺肥大，脳下垂体前葉の腺腫からの成長ホルモン過剰分泌による巨人症や先端巨大症など，である．

3 代償性肥大

　腎臓，副腎，卵巣，精巣のように，左右一対の臓器の片方が摘出されると残存する臓器は肥大する．

4 特発性肥大

　不明の原因による肥大である．一例をあげれば，肥大型心筋症の多くは病因が不明であり，特発性心肥大が主病変の心疾患であるといえる．

B 過形成

　組織や臓器を構成する細胞の数が増加することは，摩耗や老化で脱落する細胞の数を上回る細胞増殖があることを意味する．
　過形成は細胞増殖が亢進するか，あるいは細胞増殖の抑制が不十分な場

合に起こる.

　細胞増殖の亢進には増殖因子が，細胞増殖の抑制には増殖抑制因子が該当する細胞に作用し，実行される（次の「再生」の項を参照）．

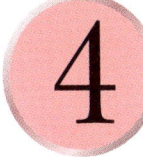

再生と修復

　組織が種々の原因で傷害されると，これを**修復**しようとする生体反応が開始される．その第一は，失われた細胞を同じ種類の細胞の増殖によって補う**再生**（regeneration）の過程である．これだけでは修復が不十分な場合は，肉芽組織で欠損部を置き換える**瘢痕化**の過程が加わる．

A 再　　生

　表皮や消化管粘膜などでは，組織が損傷しても，周囲に残存している同じ種類の細胞の増殖によって元どおりに修復されることが多い（図1-9）．このような再生を**完全再生**という．

　この場合，細胞増殖を促進する様々な刺激（増殖因子）が細胞に作用している．たとえば，上皮細胞増殖因子（epidermal growth factor；EGF），血小板由来増殖因子（platelet-derived growth factor；PDGF），肝細胞増殖因子（hepatocyte growth factor；HGF）など，その他にも多数の増殖因子が知られている．細胞は細胞膜上のレセプターでそれらを感知して増殖する．

　一方，細胞増殖の際には様々な増殖抑制因子（たとえば，TGF－β（transforming growth factor－β））も作用して，一定のところで細胞増殖は抑制される．増殖因子と増殖抑制因子の，バランスのとれた相互作用の下に正常の細胞増殖は行われる．

図1-9 ● 表皮の再生

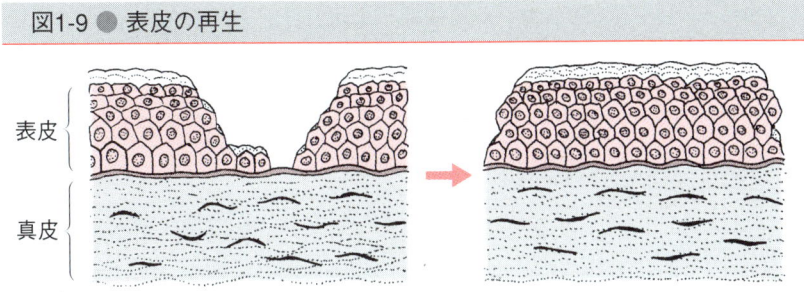

B 不完全再生

　組織の欠損が大きい場合，あるいは再生すべき細胞の増殖能が低い場合は，"元どおり"の修復は望めない．このような場合は不完全再生となり，欠損部は**肉芽組織**に置き換えられ，やがて**瘢痕化**する．不完全再生は創傷が治癒する過程で見られる（図1-10参照）．

C 再生能

　生体を構成している細胞の増殖能は一様ではない．したがって再生する能力も一様ではない．

　神経細胞は生後に分裂，増殖しないので再生能はない．したがって脳の損傷ではグリア細胞の増殖によって欠損部は置換される．

　心筋，骨格筋も再生能は低く，欠損部は肉芽組織に置き換えられ，やがて瘢痕化する．

　皮膚の表皮，消化管粘膜の上皮，子宮内膜，造血細胞，骨，肝細胞などは再生能が高い．結合組織を構成する線維芽細胞や血管内皮細胞も再生能が高い．

D 化 生

　発生の過程で細胞，組織が未熟な段階から機能分担のはっきりした成熟段階に進むことを**分化**（differentiation）という．

　発生を完了して分化した細胞，組織が他の系統に分化した細胞，組織に変わることを**化生**（metaplasia）という．残存していた胎生期の潜在能力が，再生の際に，方向を少し変えて発現したものと思われる．化生に見られる変化の幅は狭く，多くは以下のように，一つの上皮から他の種類の上皮への限られた変化である．

　気管支の線毛上皮，あるいは子宮頸部の単層円柱上皮が重層扁平上皮に置き換わる**重層扁平上皮化生**，胃の粘膜に小腸上皮に似た上皮が出現する**腸上皮化生**などがある．

E 創傷の治癒

　外傷などによる体表あるいは体内臓器組織の損傷や欠損を**創傷**（wound）という．組織損傷が軽微な場合は**再生**による完全な修復が可能である．し

かし創傷では，組織損傷は再生のみで修復するには大き過ぎることが多い．このような場合，損傷組織は**肉芽組織**に置き換えられ，やがて**瘢痕化**する．創傷治癒の基本型は，肉芽組織の形成とその瘢痕化による治癒である．

創傷治癒の過程は臓器，組織によって多少の違いはあるが，肉芽組織の形成から瘢痕化に至る組織反応は基本的に同じである．ここでは皮膚の場合を例にとり，創傷が治癒する過程を図1-10に示す．

①損傷部周囲の毛細血管が拡張して流血中の好中球が遊走して損傷部に集まる．好中球は凝血や壊死物質を貪食して損傷部を清掃する（図1-10-a）．

②血管外に出た好中球の寿命は短く，4～5日すると好中球に替ってマクロファージが浸潤してきて貪食による清掃作業を続行する．同時に毛細血管の新生と線維芽細胞の増殖により肉芽組織が形成される．**肉芽組織**とは毛細血管に富む幼弱な線維組織のことで，好中球やマクロファージもその中に混在していることが多い（図1-10-b）．

③線維芽細胞が線維を産生し，肉芽組織は線維化する．マクロファージは消退し，毛細血管，線維芽細胞も減少し，やがて線維組織のみが残る．線維が収縮するにつれて組織は収縮して硬くなり，**瘢痕**となる．肉芽組織の形成から瘢痕化の過程が進行する間に，上皮の欠損部は再

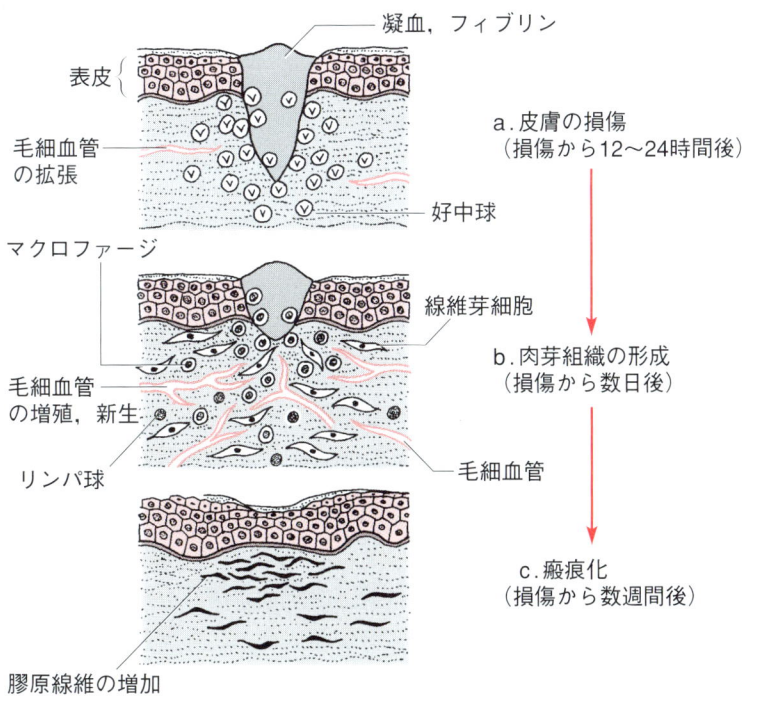

図1-10 ●創傷治癒の過程

4 再生と修復 13

生により修復される（図1-10-c）．

F 肉芽組織

創傷治癒で重要な役割を演じる肉芽組織は，創面に顆粒状に盛り上がった鮮紅色，半透明の組織である．"肉芽"の名称はその外観からきている．

肉芽組織は創傷の治癒だけでなく，壊死巣，梗塞巣の器質化や細菌感染に対する生体防御などにも重要な役割を演じる．

肉芽組織は毛細血管の新生と線維芽細胞の増殖によって形成される．損傷部の毛細血管や血小板，浸潤してきたマクロファージなどから産生される種々の増殖因子が肉芽の形成を促進する．

線維芽細胞はある程度増殖すると線維成分を細胞外に産生し，細胞自身は収縮する．増殖，新生していた毛細血管も線維の中に閉じ込められ，やがて線維に置き換わる．線維が収縮して組織は硬くなり，瘢痕となる．

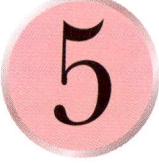

5 代謝異常

健康な生体では，栄養素である糖質，脂質，たんぱく質等を分解する**異化作用**と，必要な物質を合成する**同化作用**とが動的平衡を保って営まれ，機能が維持される．これらの代謝過程のどこに異常が生じても**ホメオスターシス**（生体内部環境の恒常性）はおびやかされ，病的状態になりうる．

A 糖代謝異常

1 糖尿病

糖尿病（diabetes mellitus）は，インスリン作用の不足による慢性高血糖状態を主徴とする疾患群の総称であり，単一疾患を意味するものではない．インスリン作用の不足とは，インスリンが不足し，あるいはインスリンの効きが悪い状態をいう．

血糖（血中ブドウ糖濃度）を下げるホルモンであるインスリンは**膵ランゲルハンス島のB細胞**（β細胞）で生産され，血中に分泌される（図1-11，口絵⑤〜⑦）．

糖尿病は**1型糖尿病**，**2型糖尿病**，遺伝子異常が確定した糖尿病，他の疾患に伴う糖尿病，妊娠糖尿病，に分類されている．これらの中で，1型および2型糖尿病が糖尿病の主体を成している．

図1-11 ● 膵　　臓

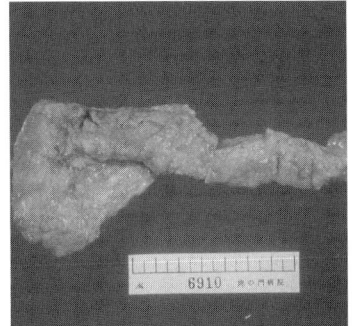
a 膵臓

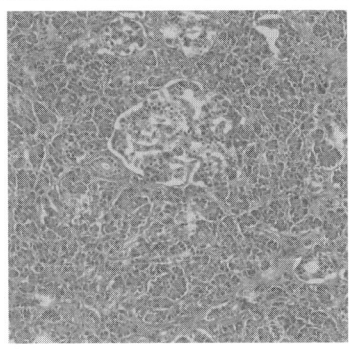
b 膵臓の組織像（ランゲルハンス島と外分泌腺組織）

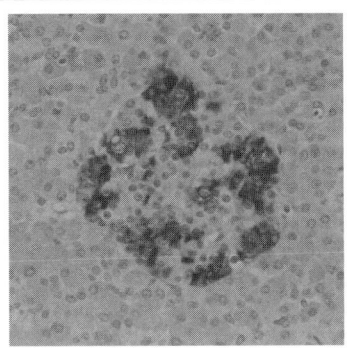
c ランゲルハンス島のインスリン（ランゲルハンス島B細胞のインスリンを免疫染色で赤に染色したもの）

1）1型糖尿病

　膵ランゲルハンス島のB細胞が破壊され，その結果，インスリンが欠乏して糖尿病が発症する．B細胞破壊が自己免疫的な異常によるものと，B細胞破壊の病因が不明のものとがある．

2）2型糖尿病

　膵ランゲルハンス島のB細胞は保たれているが，インスリン分泌機能は低下している．それだけではなく，インスリンが作用すべき肝臓，骨格筋，脂肪組織などでインスリン感受性が低下している．つまり，インスリンの効きが悪い状態になっている．インスリン分泌機能の低下およびインスリン感受性の低下には遺伝的な素因とともに，肥満，過食，運動不足などの環境的な因子が深く関与していると考えられている．

3）インスリンの作用

　インスリンは，肝臓でのグリコーゲン（糖原）合成を促進し，ブドウ糖の新生，血中への放出を抑制する．そしてまた，インスリンは骨格筋，脂肪組織が血中のブドウ糖を取り込むのを促進する．

4）糖尿病の合併症

　インスリンには脂質合成，たんぱく質合成，DNA合成を促進する作用もある．また，糖代謝は脂質代謝，たんぱく質代謝と連動している．
　したがって糖尿病では糖代謝障害にとどまらず，種々の代謝障害が広範な臓器，組織，細胞に引き起こされる．その結果，創傷治癒の遅延，細菌

感染に対する抵抗力低下などの**生態防御反応の低下**，**動脈硬化**，**糖尿病性細小血管症**，**糖尿病性腎症**，**糖尿病性神経症**，**糖尿病網膜症**など，糖尿病による障害は全身に及ぶ．

2 糖原病

糖原病（glycogen storage disease）とは，グリコーゲン（糖原）の合成，分解に関係している酵素の先天的な欠損があるためにグリコーゲンが肝臓や骨格筋，心筋などに異常に蓄積する，まれな先天性疾患である．

欠損している酵素により8病型に分けられている．その中でglucose-6-phosphateが欠損しているフォンギールケ（von Gierke）病が有名である．

B 脂質代謝異常

1 肥満症

摂取カロリーが体内での消費カロリーを上回ると，過剰カロリーは脂肪として体内に蓄積され，肥満症（obesity）となる．

脂肪の蓄積は，皮下脂肪組織の増加だけでなく，腸間膜や後腹膜の脂肪組織の増加となり，心臓周囲の脂肪組織も増加する．脂肪は心筋細胞間，膵の外分泌組織などにも目立つようになる．

肥満症にはクッシング（Cushing）症候群など，内分泌系の異常によって起こるものもある．

2 脂質異常症（高脂血症）

血中の中性脂肪，コレステロール，リン脂質，遊離脂肪酸などが異常に増加した状態を**脂質異常症**という．家族性，遺伝性のもの，糖尿病に伴うもの，胆汁性肝硬変症，高度のたんぱく尿が持続した場合に出現するネフローゼ症候群など，脂質異常症の原因は様々である．

脂質異常症の長期持続は動脈の粥状硬化*を進行させる要因となる（図1-12）．

3 先天性脂質蓄積症

脂質代謝に関係する酵素が先天的に欠損しているために起こるまれな疾患で，欠損している酵素の種類によって蓄積する脂質の種類が異なり，蓄積する部位もかなり異なる（表1-1）．

粥状硬化：脂質が沈着することにより血管内膜が肥厚する動脈硬化で，大動脈，心臓の冠動脈に起こりやすい．粥状硬化が進行すると，コレステロール，中性脂肪などの脂質が多量に沈着して内膜は破壊されて潰瘍化し，線維化と石灰沈着も加わって血管壁は弾性を失う．

図1-12 ● 粥状硬化

a 粥状硬化が軽微な大動脈　　b 粥状硬化が軽度な大動脈　　c 粥状硬化が高度な大動脈

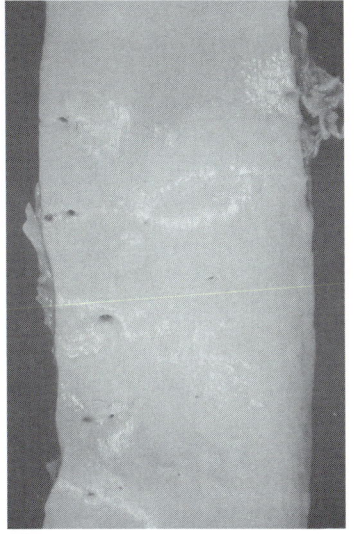

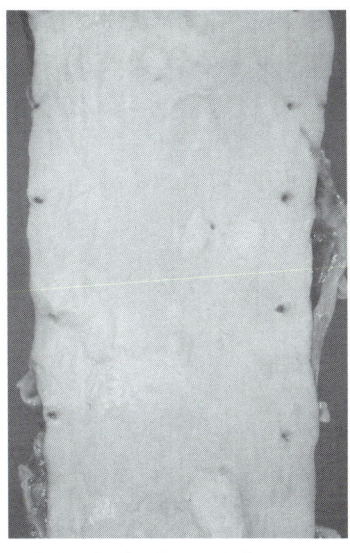

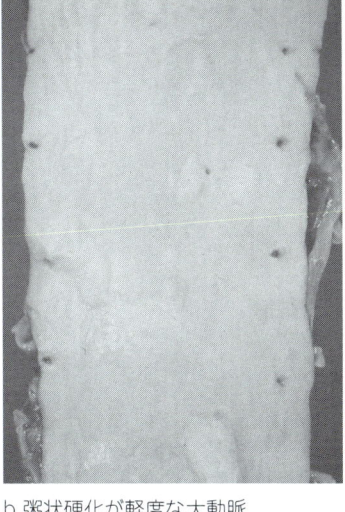

表1-1 ● 主な先天性脂質蓄積症

病名	欠損酵素	蓄積する脂質	蓄積する部位
ゴーシェ病（Gaucher）	グルコセレブロシダーゼ	グルコセレブロシド	肝，脾，骨髄，リンパ節
クラベ病（Krabbe）	ガラクトセレブロシダーゼ	ガラクトセレブロシド	中枢および末梢神経
ファブリ病（Fabry）	α-ガラクトシダーゼA	トリヘキソシルセラミド	腎，心臓，皮膚
ティ-サックス病（Tay-Sachs）	β-ヘキソサミニダーゼ	GM_2-ガングリオシド	脳，網膜
ニーマン-ピック病（Niemann-Pick）	スフィンゴミエリナーゼ	スフィンゴミエリン	肝，脾，骨髄，リンパ節

C たんぱく質および核酸代謝異常

1 低たんぱく血症

　血漿たんぱく質の主体を成すのはアルブミンであり，低たんぱく血症の多くはアルブミンの減少によるものである．

　低たんぱく血症では膠質浸透圧が低下するため，血中の水分は血管外に漏出して皮下浮腫や胸水，腹水の貯留をきたす．

　低たんぱく血症は，以下のような原因により生ずることが多い．

①たんぱく質の摂取不足：飢餓，消化管病変による吸収障害．
②肝細胞のたんぱく質合成低下：肝硬変症．
③血漿たんぱくの喪失：ネフローゼ症候群などの高度のたんぱく尿，出血，熱傷．
④組織たんぱくの崩壊：外傷，感染症，悪性腫瘍．

低たんぱく血症は創傷の治癒を妨げ，細菌やウイルスなどの感染に対する抵抗力を低下させる．小児では発育障害の原因になる．

2｜アミロイドーシス

アミロイドーシス（amyloidosis）とは，**アミロイド**（amyloid）とよばれるたんぱくが種々の組織に沈着する疾患である．したがって**アミロイド沈着症**ともいう．

アミロイドは光学顕微鏡で見ると硝子様無構造な物質であり，コンゴ-レッドという色素で染色すると赤色に染まり，これを偏光顕微鏡下で見ると複屈折性を示して緑色に輝くたんぱく質の総称であり，単一の物質ではない（図1-13，口絵⑧，⑨）．

主なアミロイドーシスの病型と，そのアミロイドたんぱくを表1-2に示す．

異なるたんぱくであるにもかかわらず同じようにコンゴ-レッド染色で赤色に染まり，複屈折性を示すのは，それらのたんぱくが"βシート構造"という特異なたんぱく構造を共通に持っていることによると考えられている．"βシート構造"になりやすいたんぱくは，生体内でアミロイドとなって組織に沈着する傾向がある，ともいえる．

図1-13 ● 心筋のALアミロイド

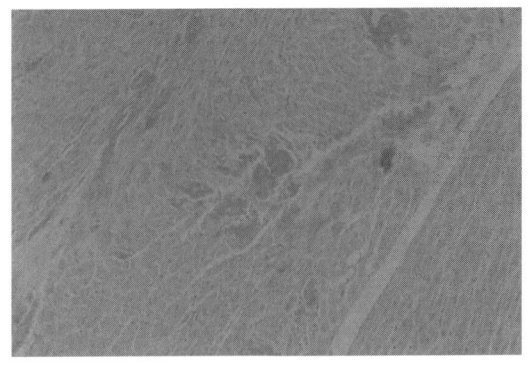

a コンゴーレッド染色で赤色に染色されている

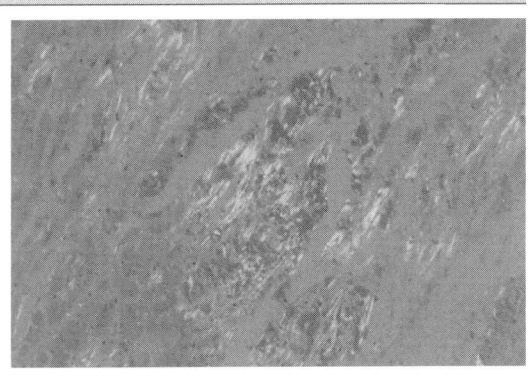

b 左写真と同じ組織を偏光顕微鏡で見た像．コンゴーレッドで赤色に染まった所が緑色に輝いて見える

表1-2 ● 主なアミロイドーシス

アミロイドーシスの病型	アミロイドたんぱく
ALアミロイドーシス	ALたんぱく（amyloid light chain たんぱく）
AAアミロイドーシス	AAたんぱく（amyloid A たんぱく）
透析アミロイドーシス	β_2ミクログロブリン
家族性アミロイドーシス	異型トランスサイレチン

1）ALアミロイドーシス

多発性骨髄腫に合併して起こる場合と，特別の基礎疾患なしに起こる場合とがあり，アミロイドを構成するたんぱくは免疫グロブリンの軽鎖（light chain）あるいはその断片から成るたんぱく質である（図1-34参照）．

アミロイドは肝，腎，脾，心臓，消化管，血管壁などに沈着する．アミロイドが高度に沈着すると肝，腎，脾，心臓は腫大し，硬度を増す．心臓では刺激伝導系にもアミロイドが沈着して不整脈や突然の心停止を起こすことがある．腎では糸球体にアミロイドが沈着するため，高度のたんぱく尿がしばしば出現する（図1-14，口絵⑩）．

2）AAアミロイドーシス

関節リウマチ，結核などのような，長期にわたり持続する慢性炎症疾患に続発するアミロイドーシスである．炎症の際に，肝細胞で産生されて血

図1-14 ● 腎糸球体のALアミロイド

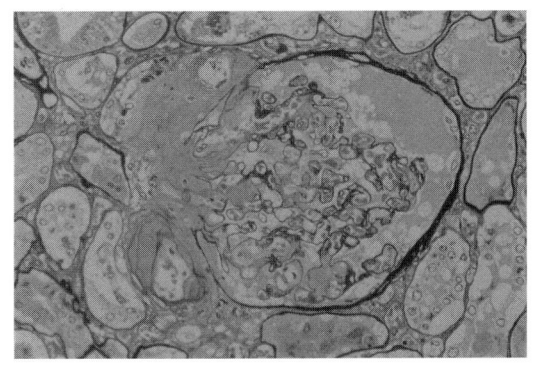

糸球体に出入する細動脈壁から糸球体毛細血管にかけて，アミロイドが沈着している

5 代謝異常

中に放出される血清アミロイドAたんぱく（serum amyloid A protein；SAA）が，特異な分解を受けてAAたんぱく（amyloid A protein）が形成され，アミロイドとして組織に沈着すると考えられている．

アミロイドが沈着する部位はALアミロイドーシスとほぼ同様である．

3）透析アミロイドーシス

血液透析療法を10年以上の長期にわたり受けている慢性腎不全患者に出現するアミロイドーシスで，アミロイドを構成するたんぱくはβ_2ミクログロブリンである．β_2ミクログロブリンはほとんどの体細胞に含まれているが，特にリンパ球系細胞に多く，これらの細胞の代謝に伴って血中に放出され，腎尿細管で分解される．

血液透析療法を受けている慢性腎不全患者の腎は，機能がほとんど廃絶しているためにβ_2ミクログロブリンを分解できない．その結果，β_2ミクログロブリンの血中濃度が高くなる．このような状態が長い年月持続することが透析アミロイドーシスの成因として重要と考えられている．

透析アミロイドの沈着部位は関節組織，骨端部，椎間板，靱帯などである（図1-15，口絵⑪，図1-16，口絵⑫）．

4）家族性アミロイドーシス

まれな遺伝性疾患である．血漿たんぱくの一つであるトランスサイレチンは本来，アミロイドにはならない．家族性アミロイドーシスでは，トランスサイレチンのたんぱく構造の一部が変異した異型トランスサイレチンが体内で産生され，これがアミロイドとなって靱帯や末梢神経などに広範に沈着する．

図1-15 ● 大腿骨頭の透析アミロイド

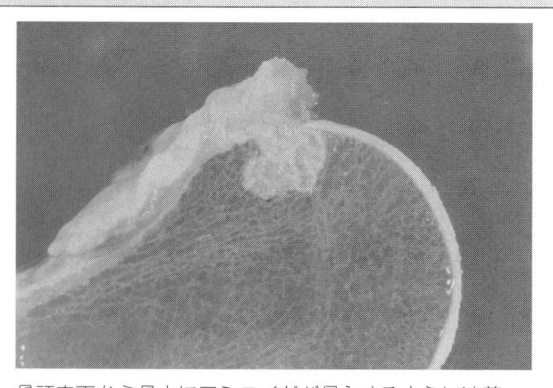

骨頭表面から骨内にアミロイドが侵入するように沈着

図1-16 ● 大腿骨頭表面の透析アミロイド（顕微鏡写真）

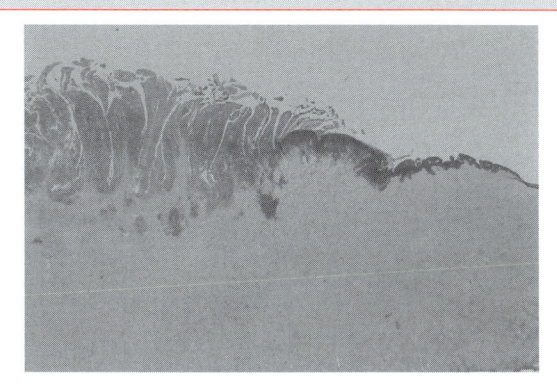

3 痛風

　DNAやRNAの主要な構成要素である核酸は，代謝されて最終的には尿酸の形で尿中に排泄される．
　尿酸が過剰に産生されるか，腎機能障害のために尿中への尿酸排泄が不十分な場合に高尿酸血症となり，尿酸は尿酸塩結晶となって組織に沈着する．沈着の好発部位は足趾（足の指）その他の関節で，強い疼痛を伴うことが多い．**痛風**（gout）の病名，つまり"痛い病気"の語源はこの疼痛に由来する．
　尿酸塩は腎にも沈着して腎機能を低下させる．これを**痛風腎**という．
　痛風の原因としては，長期にわたる肉料理の食べ過ぎ，悪性腫瘍（組織崩壊），先天性の核酸代謝異常などによる尿酸の産生亢進，あるいは腎疾患に伴う尿酸排泄低下があげられる．

6 循環障害

　体液の循環には**血液循環**と**リンパ循環**とがある．リンパ循環は血液循環に付随し，連動している．
　生体を構成している組織や細胞は，十分な血液を得てはじめて構造も機能も正常に維持することができる．血液はすべての組織において栄養や酸素，電解質を供給し，代謝産物を搬出するだけでなく，ホルモン，サイトカインなど，必要な物質を必要とする所に迅速に届ける役目も果たしている．したがって，血液循環障害は局所の組織，細胞障害だけでなく，個体の生命に直接関わる重大な障害を急速にもたらすことが少なくない．

A 体液循環の種類

体液循環は血液循環とリンパ循環に大別される．血液循環には**大循環**（体循環），**肺循環**（小循環），**門脈循環**がある（図1-17）．

1 血液循環

1）大循環（体循環）

左心室から大動脈を経て，血液は動脈，さらには毛細血管に送られ，静脈，大静脈を経て右心房に還る循環である．

2）肺循環（小循環）

右心室から肺動脈を経て，血液は肺に送られ，ここで炭酸ガス－酸素のガス交換が行われた後，肺静脈を経て左心房に還る循環である．

3）門脈循環

胃，腸管，脾，膵では，大動脈からの動脈は細分岐して毛細血管網を形

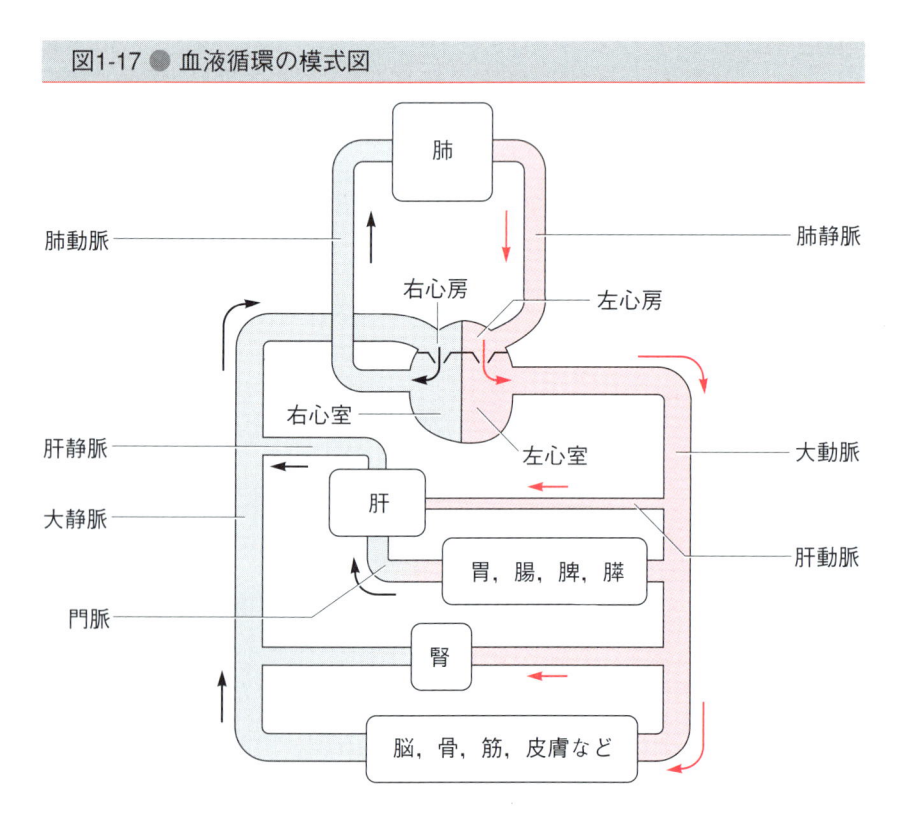

図1-17 ● 血液循環の模式図

成した後，静脈になり，そして合流して一本の静脈となって肝に入り，ここで再び細分岐して毛細血管になる．この静脈系が**門脈**である．門脈血は肝臓を灌流した後，3本の静脈（肝静脈）となって肝臓を出てから大静脈に合流する．

門脈は消化管で吸収された栄養や有害物質が肝臓に送られて処理されるルートとして重要である．

なお，肝臓には門脈とは別に，大動脈からの動脈も流入し，肝細胞に栄養，酸素を供給している（図1-17参照）．

2 リンパ循環

動脈と静脈との間には**毛細血管網**が介在している（図1-18）．**毛細血管**は直径10ミクロン前後の細い血管で，その壁は一層の内皮細胞と基底膜のみで非常に薄い．したがって血球以外の血液成分は容易に毛細血管を透過できる．血管外に出て組織を灌流する液が**組織液**，あるいは広い意味での**リンパ液**である．

一方，毛細血管と同じような構造の**毛細リンパ管**が全身に広く網目状に分布している．組織液は毛細リンパ管内に流入して**リンパ液**となる．そして毛細リンパ管は数本が合流して**リンパ管**となる．リンパ管の途中には**リンパ節**が散在しており，リンパ管はリンパ球の流路にもなっている．

リンパ管は多数が合流してさらに太い，しかし相変わらず壁は薄いリンパ管となり，最終的には静脈に合流する．

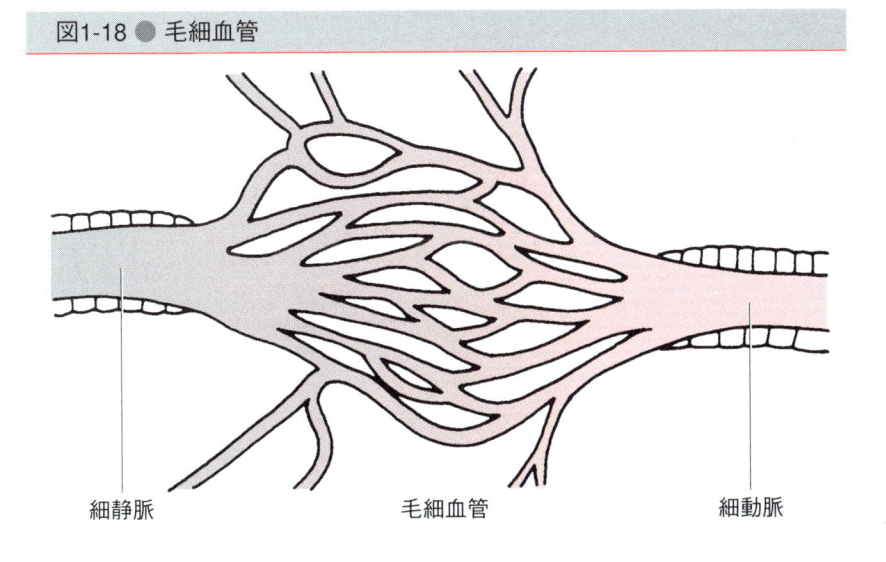

図1-18 ● 毛細血管

細静脈　　　　　　　毛細血管　　　　　　　細動脈

B 高血圧症

高血圧症（hypertension）は，大循環，肺循環，門脈循環のそれぞれに起こりうる．

1 大循環の高血圧症

1）本態性高血圧症

本態性高血圧症（essential hypertension）は遺伝的な素因とともに，寒冷な気候，塩分の過剰摂取，喫煙，過労などの環境的因子が関係した高血圧症で，その成因は複雑である．

多くは50歳以降に血圧が上昇し，緩慢な経過の後に脳出血あるいは心筋梗塞で死亡することが多い．

高血圧が長期間持続すると左心室は肥大し，全身の動脈，小動脈は硬化する．とりわけ腎の動脈，小動脈の硬化は強く，腎機能が低下する．

2）2次性高血圧症（続発性高血圧症）

高血圧の原因が明らかな場合は，2次性高血圧症（secondary hypertension）という．原因としては腎疾患が多い．その他にクッシング症候群や甲状腺機能亢進症など，内分泌異常に伴う高血圧もある．

腎疾患では，腎機能低下に伴うナトリウム貯留のため，体液量が増大して血圧が上昇する．その他に，レニン-アンギオテンシン系の亢進など，昇圧物質の増加が血圧上昇に関与する場合もある．

2 肺循環の高血圧症；肺高血圧症

肺循環の血圧が上昇した場合は，肺高血圧症（pulmonary hypertension）という．広範な肺結核や間質性肺炎など，肺動脈の末梢部を広範に狭窄するような病変があると肺高血圧症になる．肺動脈の血栓，塞栓も肺高血圧症を引き起こす．

肺高血圧症が長期間持続すると右心室が肥大する．

3 門脈循環の高血圧症；門脈高血圧症（門脈圧亢進症）

門脈循環の高血圧症を，門脈高血圧症（門脈圧亢進症（portal hypertension））という．肝硬変症では，肝臓が線維化して硬くなるだけでなく，肝臓の本来の組織構造が改築されてしまうため，肝臓の中を血液が通りにくくなる．その結果，行く手を阻まれた門脈の血圧は上昇する．

門脈高血圧症が持続すると，腹水の貯留，脾臓の腫大とともに食道静脈瘤が出現する．

食道静脈瘤（esophageal varix）では，蛇行し，怒張した静脈や毛細血管が食道の粘膜に多数隆起するので，食道静脈瘤はきわめて破れやすくなる．食道静脈瘤の破裂は大量出血となることが多く，しばしば出血死を招く．

門脈高血圧症で食道静脈瘤が出現するのは，**門脈の側副血行路**ができるからである．

側副血行路とはバイパス道路と同様で，本来の血行路が狭窄されるか遮断されるかすると，その部を迂回して流れるルートのことである．迂回路となるのは交通枝を有する小静脈や毛細血管で，ふだんはわずかな血液しか流れていないところである．側副血行路も最初は細々とした流路であるが，日がたつにつれて流れる血液量は増大して小静脈や毛細血管は拡張し，怒張する．

図1-19 ● 門脈高血圧症（門脈圧亢進症）の側副血行路

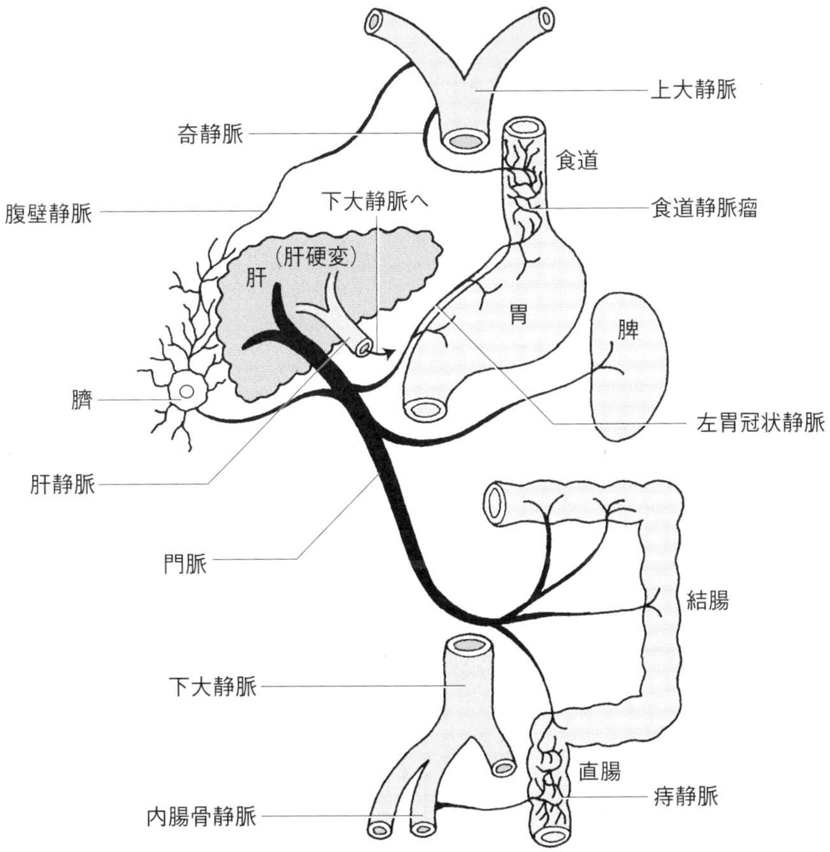

肝臓内の通過を阻まれた大量の門脈血が迂回するルートは以下の3本である（図1-19）．
①門脈血が胃，食道の小静脈を通って上大静脈に流入する．この経路では食道静脈瘤が形成される．
②門脈血が生後閉鎖されていた臍帯静脈の遺残部分に流入し，そして腹壁静脈を通って最終的に上大静脈に合流する．この経路ができると，臍から上腹部皮下にかけて静脈の怒張と蛇行が目立つようになる．この静脈の形状は，ギリシャ神話に出てくるメドゥサの頭髪の蛇になぞらえて，"**メドゥサの頭**"（caput medusae）とよばれている．
③門脈血が直腸の静脈を経て下大静脈に行く経路ができる．この経路では直腸，肛門部に静脈瘤が形成される．

C 低血圧症

低血圧症（hypotension）には，本態性低血圧とショック（shock）がある．

1 本態性低血圧症

血圧が正常下限よりも低く，種々の不定愁訴はあるが基礎疾患となるものはない．遺伝的な素因の他に環境的な因子も関係していることが多い．

2 ショック

ショックとは，血圧が急激に進行性に低下する状態をいう．その原因としては以下のようなことがあげられる．
①血管神経反射による末梢血管拡張：激痛，打撲，精神的衝撃など．
②血液，体液の急激な減少：大量出血，広範な熱傷による血漿喪失，激しい下痢や嘔吐，高度の脱水など．
③心拍出量の急激な減少：心筋梗塞，心タンポナーデ．
④エンドトキシンによる末梢血管拡張：敗血症．
⑤アナフィラキシー：薬物アレルギーなど．
ショックが一過性の場合は組織に障害を残さない．しかしショック状態が続くと全身諸臓器は酸素欠乏による重大な損傷を受け，個体死も起こりうる．

特に腎はショックに過敏で，ショック時の無尿は，血圧が回復した後もしばしば持続する．ショックによる腎機能障害（急性腎不全）を**ショック腎**（shock kidney）といい，腎は腫大して白色となり，尿細管上皮の変性や壊死が目立つ．

脳では神経細胞の脱落や萎縮が生じ，肝臓では肝細胞の壊死や脂肪変性が生ずる．

D 局所的な循環障害

1 充 血

局所の血管内に流入する動脈血が増量している状態を**充血**（hyperemia）という．小動脈や毛細血管は拡張する．充血した局所は鮮紅色で，温度が上昇し，拍動が認められる．

運動しているときの骨格筋のように機能が亢進している臓器や組織，温熱に温められた局所，炎症の局所などにみられる．

2 うっ血

静脈血の流出が妨げられ，静脈血が増量している状態を**うっ血**（congestion）という．うっ血は局所的にも，全身的にも起こる．うっ血した部位は暗紫色となり，容積，硬度を増す．

局所のうっ血をきたす原因としては静脈の圧迫，静脈炎，血栓，塞栓などがある．

大循環系のうっ血は右心不全（右心機能が低下した状態）で生ずる．左心不全（左心機能が低下した状態）は肺のうっ血をもたらす（図1-17参照）．

3 虚 血

局所に流入する動脈血が減少した状態を**虚血**（ischemia）という．

一過性の虚血は寒冷，激痛，精神的衝撃などの際，交感神経刺激による血管収縮で起こる．

持続性の虚血は，動脈硬化による血管腔の狭小化，血栓，塞栓，腫瘍などによる血管圧迫などが原因となる．

一過性の虚血は組織障害を残さない．持続性の虚血は，軽度の場合は組織や細胞の萎縮，変性を，高度の場合は壊死をもたらす．

4 出 血

血液を構成するすべての成分が血管外に流出することを**出血**（hemorrhage, bleeding）という．

出血には血管壁が破れて出血する**破綻性出血**と，血管壁が破れていないのに出血する**漏出性出血**とがある．

外傷，動脈瘤破裂，胃潰瘍からの出血，その他，出血の多くは破綻性出血である．

漏出性出血は，出血性素因（血液凝固異常のために出血しやすく，止血が困難な状態）がある場合に起こる．

毛細血管の内圧亢進（高度のうっ血），血管内皮細胞障害（敗血症，薬物傷害など）なども漏出性出血になりうる．

ビタミンC欠乏により血管壁がもろくなる**壊血病**の出血は，漏出性出血である．

5 血栓症

血管の外に出た血液は容易に凝固するが，血管内を流れている血液は正常では凝固しない．

循環している血液が血管内あるいは心臓内で凝固することを**血栓症**（thrombosis）といい，凝固した血液塊を血栓（thrombus）という（図1-20，口絵⑬）．

1）血栓形成の原因

血栓が生じる原因となるのは，血管内皮の傷害，血流の変化，血液の性状変化の3つである．

（1）血管内皮の傷害

血管内皮は，血管の内面を覆う一層の扁平な細胞が互いに接着してできている．正常の血管内皮には血液の凝固を抑制する強い働きがあり，たとえ血栓ができ始めてもこれを溶解させてしまう働きもある．

血管内皮の傷害は，潰瘍化した粥状硬化，心筋梗塞，血流の乱れ（動脈瘤などによる），脂質異常，移植後の拒絶反応，放射線照射，その他，種々の原因で生ずる．

図1-20 ● 下大静脈の血栓

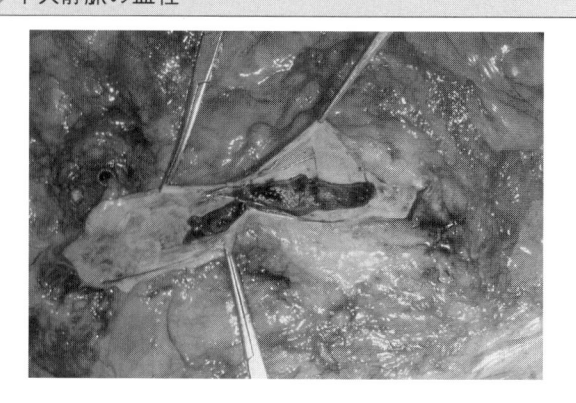

（2） 血流の変化

血流の停滞や乱流はしばしば血栓の原因となる．血流の停滞は，流れが遅く，外からの圧迫も加わりやすい静脈，特に下肢の静脈に起こりやすい．乱流は動脈瘤，硬化が強い動脈などに生じやすい．

（3） 血液の性状変化

血液には本来，凝固する能力（**凝固能**）と凝固した血液を融解する能力（線維素溶解能：**線溶能**）とが備わっている．凝固能が亢進したり線溶能が低下した血液は血栓を作りやすい．具体的には，手術後，出産後，感染症，脱水による血液濃縮などで血栓が生じやすい．

2）血栓の種類

血栓は，構成する成分によって**赤色血栓**（赤血球＋フィブリン），**白色血栓**（血小板＋フィブリン），**フィブリン血栓**（フィブリン）に分けられるが，多くはこれらが混ざり合った**混合血栓**である．

3）血栓の器質化

血栓ができて1, 2週間たつと，血栓付着部の血管内皮細胞が増殖して血栓の中に侵入し，線維芽細胞やマクロファージも侵入して血栓内に肉芽組織が形成され，血栓は次第に肉芽組織に置き換えられる（図1-21，口絵⑭）．肉芽組織はやがて線維化する．

血栓が肉芽組織に置き換えられ，線維化することを**血栓の器質化**という．血栓が器質化される過程は壊死組織や梗塞巣が器質化され，瘢痕化する過程と同じである．

血栓が器質化される過程で，肉芽組織の中の新生毛細血管が互いに連結し，既存の血管腔と交通して，途絶えていた血流が再開することがある．これを**再疎通**という（図1-22，口絵⑮）．再疎通した血管は細く，血栓形成

図1-21 ● 器質化が進行中の血栓

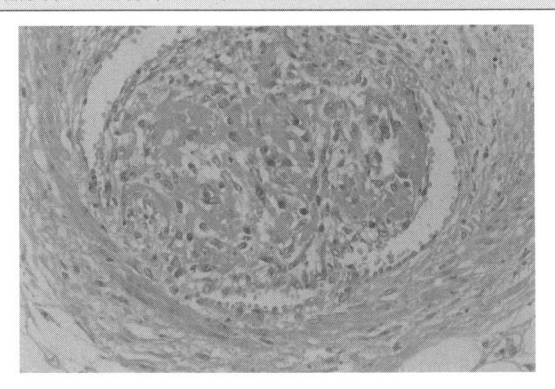

図1-22 ● 血栓の再疎通

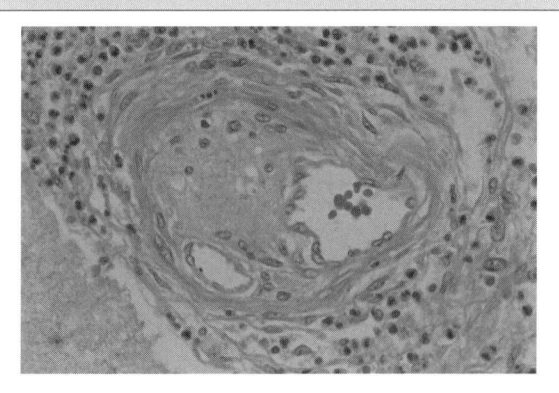

以前の血流量は取り戻せないことが多い.

6 塞栓症

血栓が遊離し，あるいはその他の異物が循環系に入り込んで血管あるいはリンパ管を閉塞することを**塞栓症**（embolism）といい，閉塞を起こした物質を**塞栓**（embolus）という.

塞栓症には以下のような種類がある.

1）血栓塞栓症

遊離した血栓が塞栓となる．下肢の静脈の血栓が遊離すると，遊離した血栓（塞栓）は大静脈，右心房，右心室を経て肺動脈に達し，肺に塞栓症を起こす（図1-17参照）．この場合，塞栓が大きいと肺動脈本幹を閉塞させて突然死を招く.

心臓内（左心房，左心室内）の血栓が遊離して塞栓になると脳，腎，脾臓に梗塞を起こすことが多い.

2）空気またはガス塞栓症

静脈は体位によっては陰圧（外気圧より低い血圧）になるので，手術や外傷時に静脈が損傷されると，空気が静脈に吸い込まれて塞栓になることがある.

また，外気圧が急激に低下すると，血液内に溶解していた窒素ガスが気泡となって出現して塞栓になることがある．長時間潜水していた潜水夫やダイバーが，急に浮上するのは危険とされている理由は，ここにある.

3）腫瘍塞栓症

悪性腫瘍が血管やリンパ管に侵入して遠隔転移を起こすのは腫瘍細胞が

塞栓になるからである．

4）そのほか

細菌塊，外傷時の皮下脂肪，粥状硬化病変のコレステリンなども塞栓症を起こしうる．

7 梗　塞

1）終動脈の閉塞

動脈枝の間にはしばしば交通枝があり，1本の枝動脈が閉塞しても他の枝動脈から血液が補給される（図1-23）．このような交通枝がなく，先にはその動脈に所属する毛細血管しかない動脈を**終動脈**という．終動脈の閉塞は，その流域組織への血流途絶を意味する．

終動脈の閉塞により，流域組織は乏血性の壊死に陥る．この限局性壊死巣を**梗塞**（infarction）という．

終動脈閉塞の原因としては血栓，塞栓が多い．その他に，動脈硬化，血管炎，周囲からの圧迫なども閉塞の原因になり得る．

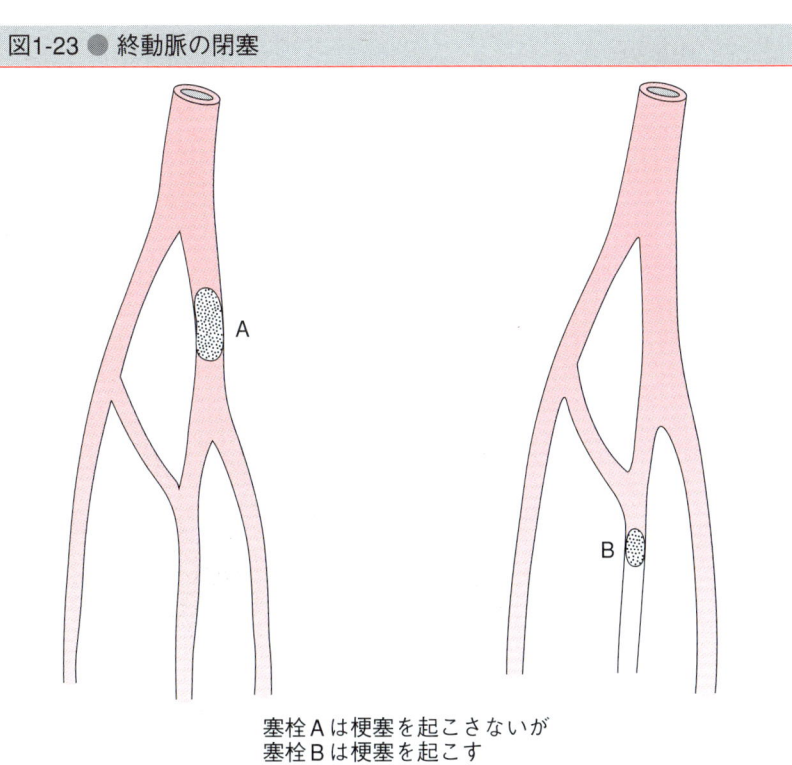

図1-23 ● 終動脈の閉塞

塞栓Aは梗塞を起こさないが
塞栓Bは梗塞を起こす

2）梗塞の種類

（1）貧血性梗塞

閉塞した終動脈を頂点とする円錐状，黄白色調の梗塞である．心臓，脳，腎，脾臓ではこの形の梗塞になることが多い（図1-24，口絵⑯）．

（2）出血性梗塞

梗塞に出血が伴うので赤色となる．肺，肝臓，腸ではこの形の梗塞になることが多い．これらの臓器では他から流入する血管があり，梗塞巣に出血が加わる．

3）梗塞病変はどうなるか

梗塞は壊死病変であるから，壊死病変の成りゆきと同じ過程をたどる（本章-②-C「壊死」参照）．すなわち，梗塞巣周囲の健常組織から好中球が最初に侵入してくる．数日おくれてマクロファージが浸潤して壊死組織を貪食し，次いで線維芽細胞の侵入，増殖，毛細血管の増殖，新生により肉芽組織が形成される．梗塞巣は周囲から次第に肉芽組織に置き換えら

図1-24 ● 心筋梗塞（貧血性梗塞）

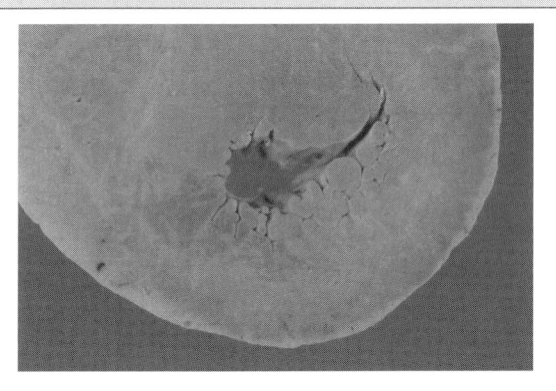

図1-25 ● 瘢痕化した心筋梗塞

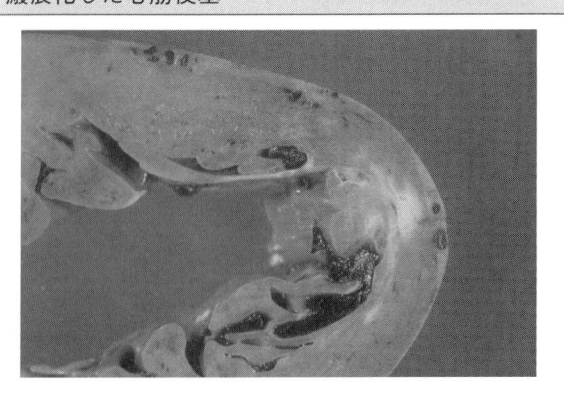

れる．やがて肉芽組織は繊維化し，収縮して瘢痕化する．

したがって梗塞巣の多くは器質化され，最終的には瘢痕化する（図1-25，口絵⑰）．しかし脳では壊死巣が融解するため，大きな脳梗塞は空洞化する．

腸の梗塞では細菌感染が加わり壊死性腸炎あるいは湿性壊疽になる．

8 リンパ循環の障害

リンパ管には多数の交通枝があるため，リンパ循環が障害されることは少ない．

リンパ節摘出の手術後，リンパ節腫瘍，瘢痕による圧迫などで多数のリンパ管が閉塞すると，その流域の組織にリンパ液（組織液）が貯留し**水腫**となる．皮下組織の水腫は**浮腫**ともいう．

9 水腫と腔水症

組織間隙に水分が貯留した状態を**水腫**（edema）という．皮下組織の水腫は**浮腫**ともいう．胸腔，腹腔などの体腔に水様液が貯留した状態を**腔水症**といい，胸腔に貯留した液を**胸水**，腹腔に貯留した液を**腹水**という．

水腫，腔水症は以下のような原因で起こる．

①毛細血管内圧の亢進：うっ血．
②リンパ液の還流障害：リンパ管の閉塞，圧迫．
③血漿膠質浸透圧の低下：低たんぱく血症．
④毛細血管の透過性亢進：炎症による毛細血管からの血清あるいは血漿成分の滲出．

右心不全では大循環系のうっ血により，全身の皮下浮腫および腔水症を生じることが多い．

左心不全では，肺循環系のうっ血により，肺水腫となる．

肝硬変症などの門脈高血圧症（門脈圧亢進症）では腹水が貯留する．

腎疾患で高度のたんぱく尿が持続すると，血漿たんぱく（アルブミン）が多量に尿中に出て失われるので，低たんぱく血症となり，全身の浮腫を来たす．このような状態を**ネフローゼ症候群**という．

炎症に伴い，毛細血管から滲み出る液を**滲出液**という．これに対し，うっ血，リンパのうっ滞，低たんぱく血症などの場合に毛細血管から漏れ出る液を**濾出液**という．

滲出液のほうが濾出液よりも比重が高く，1.018以上のことが多い．濾出液の比重は1.015以下である．比重が高いか低いかは液に含まれるたんぱくの濃度の違いによる．

貯留している液が滲出液であるか濾出液であるかを知ることは，病気の

本態を知るのに重要な参考になることがある．たとえば，腹水が貯留している場合，それが滲出液であるなら，炎症（腹膜炎）が考えられる．濾出液であるなら，うっ血（心不全），門脈高血圧症（肝硬変症），リンパのうっ滞，低たんぱく血症などが考えられる．

7 炎　　症

　炎症（inflammation）の語源はギリシャ語の"燃える"を意味する"phlogosis"からきている．ツェルズス（Celsus, 紀元前30～後38年）は，**発赤**（rubor），**腫脹**（tumor），**灼熱**（calor），**疼痛**（dolor）を**炎症の四主徴**として記載している．後にガレヌス（Galenus, 129～201年）はこれに**機能障害**（functio laesa）を加えた．

　このローマ時代の炎症の定義は，今日でも皮膚や皮下組織の急性炎症の医学的表現として的確であり，多くの医学書に引用されている．

　傷害性刺激を受けた場合に生体は，受けた傷害が広がらないように，あるいは受けた損傷を修復するように，防御的に反応する．その際の一連の生体反応を**炎症**という．

　防御反応が有効に作用して，炎症が一過性の出来事として終わる場合もあるが，傷害性刺激がなかなか排除されず，炎症が長引く場合もある．また，過剰な防御反応が起こって，そのために生体がますます傷害されることもある．

　炎症は種類も経過も様々であるが，いくつかの類型に分けて見てみると理解しやすい．

A 炎症の原因

　炎症の原因となるものは以下に記すように多種，多様である．

1 病原微生物

　細菌，真菌，ウイルス，リケッチア，スピロヘータ，原虫，寄生虫など．
　病原微生物による炎症性疾患を**感染症**（infectious disease）という．

2 物理的因子

　温熱刺激，寒冷刺激，打撲－切傷などの機械的刺激，放射線，紫外線，電気的刺激，など．

これらの刺激が作用する時間の長さや刺激の強度の違いによって，炎症の性状は異なる．

3 化学的因子

強い酸性物質，強いアルカリ性物質，動物や食物の産生する毒性物質など．

化学的因子の作用する時間の長さや濃度の違いによって，炎症の性状は異なる．

4 アレルギー反応の刺激

体外から入った物質が抗原となるアレルギー反応の他に，自己免疫疾患のように，自己を構成する組織や細胞が抗原となるアレルギー反応もある．

B 急性炎症と慢性炎症

炎症はその経過によって急性炎症と慢性炎症とに大別される．急性炎症は，急速に発症して早い時期に治まる一過性の炎症である（図1-26）．しかし急性炎症でも，図1-26のBのように，完全に治まるにはやや時間がかかる場合もある．

慢性炎症には，ゆるやかに発症して炎症が持続する場合と，急性炎症から移行した炎症が持続する場合とがある（図1-26）．

慢性炎症でも，経過の途中で炎症が急に激しくなることがある．これを慢性炎症の急性増悪という．

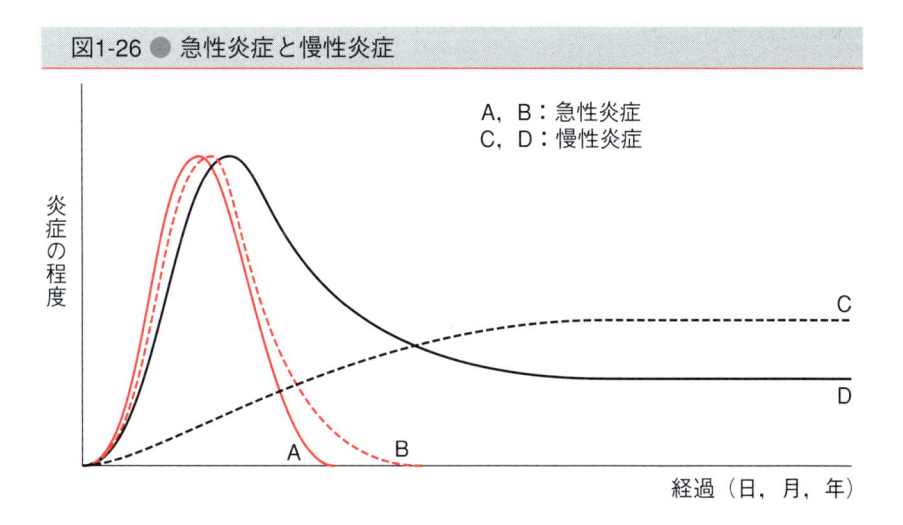

図1-26 ● 急性炎症と慢性炎症

A，B：急性炎症
C，D：慢性炎症

C 急性炎症

急性炎症(acute inflammation)では,細動脈,毛細血管,細静脈は拡張し,そして血管壁の透過性が亢進するため,血管内の血液成分が毛細血管から血管外に滲み出てくる.したがって,これを**滲出性炎**(exudative inflammation)という.

炎症で組織が傷害されると,傷害された部位から,細動脈壁の平滑筋を弛緩させる物質や,血管内皮細胞を収縮させる物質が放出される.その結果,細動脈は拡張して血流は増大し,内皮細胞と内皮細胞の間隙が開き,毛細血管壁から血液成分が滲出する(図1-27).

滲出性炎は血管外に滲み出てくる血液成分の内容によって以下のように分けられている.

1 漿液性炎

血清に近い性状の液,すなわち血液の液体成分のうちフィブリノゲンを含まない液のみが滲出する炎症を**漿液性炎**(serous inflammation)という.

滲出した液は数日後には吸収され,漿液性炎の多くは痕跡を残すことなく治癒する.

図1-27 ● 急性炎症の細動脈と毛細血管

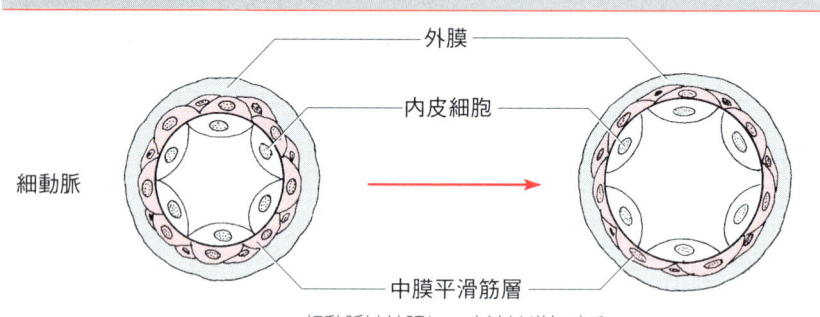

細動脈は拡張し,血流は増加する.
内皮細胞と内皮細胞との間が開く

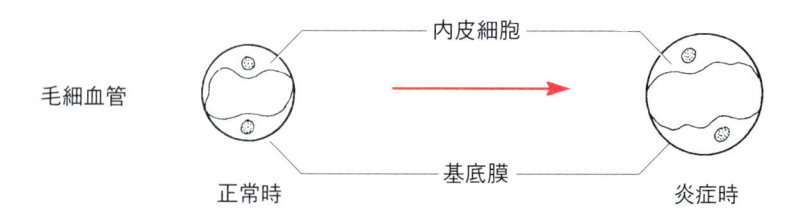

虫刺され，鼻かぜ，アレルギー性鼻炎などでみられる．鼻かぜ，アレルギー性鼻炎のような，粘膜の漿液性炎は粘液の分泌も亢進しており，**カタル性炎**ともいう．

2 線維素性炎

線維素性炎（fibrinous inflammation）では，漿液性炎よりも血管の透過性が高まり，フィブリノゲンを含む液体成分が滲出する炎症である．フィブリノゲンは血管外に出るとフィブリン（線維素）となって網目状に析出する．

粘膜面にフィブリンが析出すると膜のようになるので**偽膜性炎**ともいわれる．咽頭のジフテリア，偽膜性大腸炎などにみられる．

線維素性肺炎では，肺胞内に広範にフィブリンが析出するので，呼吸機能が著しく障害される危険がある．

析出したフィブリンの多くは線維素溶解現象によって吸収されるが，一部は器質化され，線維化巣あるいは瘢痕となって残る．

3 化膿性炎

化膿性炎（purulent inflammation）とは，滲出液とともに多数の好中球が毛細血管から遊走する炎症である．好中球の血管外遊出は，炎症局所の組織障害に伴って生じた種々の化学物質に誘導された，積極的な遊出である（図1-28）．

化膿性炎はブドウ球菌，レンサ球菌などの細菌感染で起こる．

血管から遊出した好中球は細菌を貪食した後，変性あるいは死滅して**膿**となる．

微小な化膿性炎は膿が吸収されて自然に治癒する．大きな化膿巣は膿が

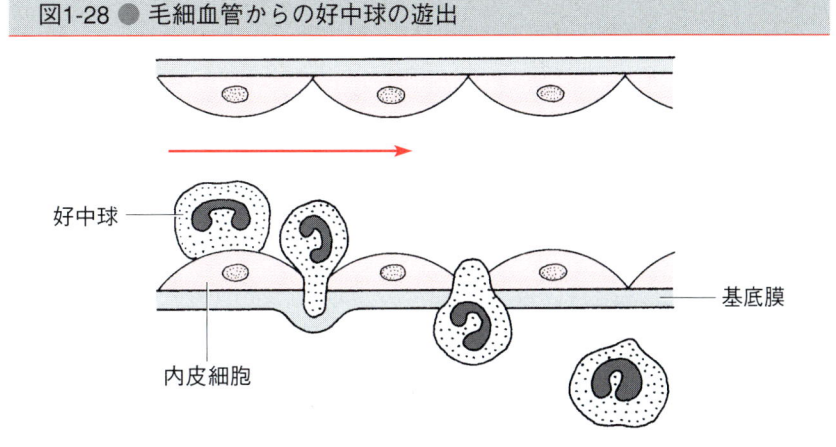

図1-28 ● 毛細血管からの好中球の遊出

膿瘍：臓器組織の内部に起こる限局性の化膿性炎である．

崩壊した好中球から遊離した種々の分解酵素が，組織を融解し，そこに膿が貯留した病巣である．例えば肝膿瘍，肺膿瘍などがある．

膿が流出した跡が空洞になることがある．

蜂巣炎：化膿性炎が限局しないで，組織周隙に広範に広がった場合である．皮下組織などのまばらな結合組織に起こりやすい．

排出されない限り，なかなか治癒しない．排膿された炎症巣は器質化される．すなわち周囲から線維芽細胞，毛細血管が侵入して肉芽組織が形成され，肉芽組織はやがて線維化し，収縮して瘢痕となる．

化膿性炎は**膿瘍***（abscess）あるいは**蜂巣炎***（phlegmon）になることが多い．

4 出血性炎

出血性炎（hemorrhagic inflammation）は滲出性炎の中でも特に激しい炎症であり，血管内皮細胞傷害が強く，滲出液には多数の赤血球も含まれる．

病原性大腸菌O157による出血性大腸炎，インフルエンザによる出血性肺炎などである．

出血性炎も吸収あるいは器質化されるが，血色素の沈着が残る．

5 壊死性炎

炎症の局所で，組織の壊死が目立つ場合に**壊死性炎**（necrotizing inflammation）という．劇症肝炎における広範な肝壊死などにみられる．

壊死性炎は慢性炎に属する結核症でもしばしばみられる（乾酪壊死）．

壊死巣は周囲に肉芽組織が形成され，次第に肉芽組織に置き換えられて器質化される．しかし結核の乾酪壊死巣は完全に器質化されることは少なく，乾酪壊死巣の多くは周囲が線維化されるにとどまる．

D 慢性炎症

急性炎症が滲出性炎であるのに対し，慢性炎症（chronic inflammation）の組織学的特徴は**増殖性炎**（proliferative inflammation）である．増殖性炎は**慢性増殖性炎**と，特異な肉芽腫を形成する**肉芽腫性炎**に大別される．

1 慢性増殖性炎

増殖性炎では線維芽細胞，血管内皮細胞の浸潤，増殖だけでなく，マクロファージ，リンパ球，形質細胞の浸潤が炎症の始めから認められる．**アレルギー反応による増殖性炎**では，特にリンパ球の浸潤，増殖が著しい．

滲出性炎でも線維芽細胞，血管内皮細胞の浸潤，増殖が認められることがあるが，それは炎症が組織修復の過程に入ってからのことである．

増殖性炎の細胞増殖にはマクロファージ，リンパ球，血管内皮細胞，血小板などから放出される種々の**増殖因子**が関与している（増殖因子につい

図1-29 ● 腎糸球体の慢性増殖性炎

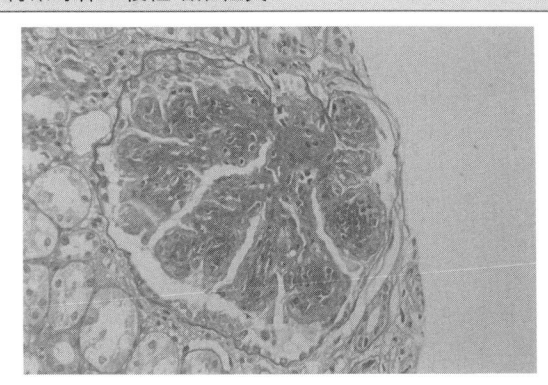

慢性糸球体腎炎の糸球体

ては本章-④-A「再生」参照).

増殖性炎の特別な型として，臓器固有の細胞の増殖や細胞間基質の増加が目立つこともある．たとえば，慢性糸球体腎炎の糸球体では，メサンギウム細胞の増殖とともにメサンギウム基質の増加が目立つ（図1-29，口絵⑱）．

2 肉芽腫性炎

肉芽腫性炎（granulomatous inflammation）とは，特異な肉芽腫を形成する炎症である．形成される肉芽腫を**特異性肉芽腫**，あるいは**類上皮肉芽腫**という．これと区別するために，通常の肉芽組織を「非特異性肉芽組織」とよぶことがある．

結核症の肉芽腫では**類上皮細胞**が結節状に集合して肉芽組織を形成し，これにリンパ球や特異な**多核巨細胞**が混在している（図1-30，口絵⑲）．

類上皮細胞の名称は上皮細胞に似た形状をしているところからきているが，この細胞はマクロファージが変形したものである．多核巨細胞もマクロファージ由来の細胞が複数，融合したものと考えられている．

多核巨細胞は疾患によって形状が異なっており，結核症の肉芽腫に見られる多核巨細胞はラングハンス（Langhans）型多核巨細胞（図1-30，口絵⑳），異物肉芽腫の多核巨細胞は異物型多核巨細胞（図1-31，口絵㉑）とよばれる．

肉芽種を形成する疾患としては以下のようなものがある．

・結核症：結核結節
・サルコイドーシス：サルコイド結節
・異物反応：異物肉芽腫
・関節リウマチ：リウマチ結節

図1-30 ● 結核の肉芽腫

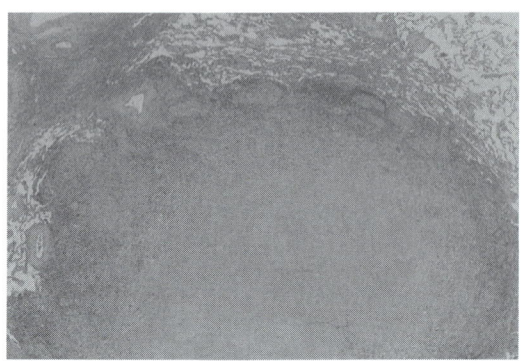

a 中心部は乾酪壊死に陥っている

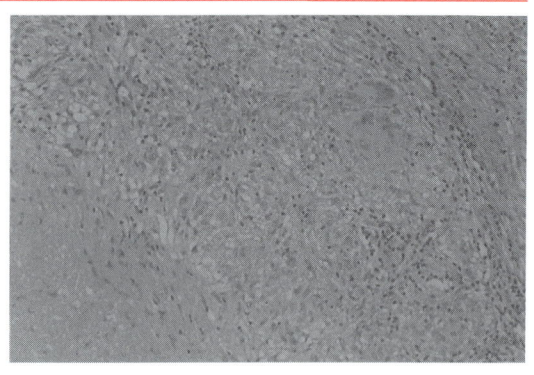

b 左の拡大像．多数の類上皮細胞に混在してラングハンス型多核巨細胞が右上方に2個認められる

図1-31 ● 異物肉芽腫

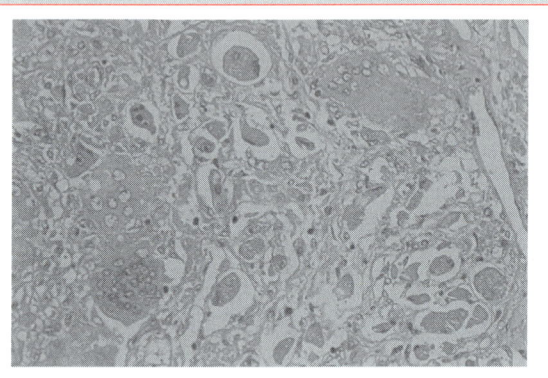

外傷後の異物肉芽腫．異物型多核巨細胞とマクロファージが混在している

・リウマチ熱：アショッフ（Aschoff）結節
・ハンセン病：らい結節
・梅毒：ゴム腫

　結核の肉芽腫は壊死に陥りやすく，壊死巣は白色，チーズ様の形状から乾酪壊死とよばれる（図1-5参照）．

E　創傷治癒過程の炎症

　創傷治癒過程の組織反応は，組織損傷が刺激となって生じた炎症反応である．創傷治癒の過程にはどのような型の炎症が関係しているのか，皮膚の外傷について見てみよう（図1-10参照）．
　①皮膚の損傷により出血が起こる．出血は，血液および損傷部組織の凝固能が作用して自然に止まる．ただし，大きな出血の場合は止血操作

が必要である．

②損傷部に近接した組織の小動脈，毛細血管，小静脈が拡張し，血管の透過性が亢進して滲出が始まる．受傷直後には，血液の液体成分のみが滲出する．すなわち，漿液性炎あるいは線維素性炎の組織像である．

③受傷後12時間を過ぎる頃から，好中球の遊走が始まる．ブドウ球菌や連鎖球菌など化膿菌の感染が加わらなければ，好中球の浸潤は一過性である．このような細菌感染がある場合は高度の好中球浸潤が続き，化膿性炎となる．

④好中球浸潤から数日遅れてマクロファージが浸潤し，次いで線維芽細胞の浸潤，増殖，毛細血管の新生（血管内皮細胞の浸潤，増殖）が起こり，肉芽組織が形成される．すなわち，増殖性炎が始まる．しかしマクロファージによる損傷部の清掃はじきに終わり，増殖性炎も一過性である．肉芽組織はやがて線維化する．

⑤組織の欠損が大きい場合，細菌が排除されない場合，受傷時の異物が残留している場合などには，マクロファージ浸潤や肉芽組織の形成が持続し，慢性増殖性炎へと移行する．

以上のように，多くの創傷は滲出性炎が主体で，わずかな肉芽組織形成の後に治癒する．しかし治癒を妨げるような因子，たとえば，大きな組織欠損，細菌感染，異物残留，血流不十分（動脈硬化）などがあると，慢性増殖性炎となる．

創傷に対する外科的処置は，創傷の治癒過程を一過性の急性炎で終わらせるための人為的処置なのである．

F 炎症時の発熱

炎症では急性炎でも慢性炎でもしばしば発熱する．好中球，マクロファージが産生するIL-1（インターロイキン-1）は種々の作用を有するサイトカイン*であり，発熱作用もある．マクロファージはTNFとよばれるサイトカインも産生し，これにも発熱作用がある．IL-1，TNFは視床下部の発熱中枢を刺激して，体温を上昇させる．

また，細菌が産生する毒素にも発熱物質が含まれている．

IL-1には骨髄を刺激して血中の好中球を増加させる作用もある．

サイトカイン：本章-⑧-Bの用語解説を参照．

8 免疫反応とアレルギー

　中世ヨーロッパではペストが猛威をふるい，人口が激減した時期もあったと伝えられている．ペスト流行のさなかにあって，ペストにかかって回復した人は二度と発症することのないことは経験的に広く知られていた．
　免疫（immunity）という言葉は伝染病にかかると二度とそれにかからないという現象を本来は意味している．この免疫現象を医療に初めて応用したのがジェンナー（Jenner, Edward. 1749〜1823年）の種痘である．
　「免疫」という言葉が日本で初めて使われたのは1887（明治20）年である．
　免疫反応（immune response）は今日，感染防御にとどまらず，生体の恒常性維持の根幹となる現象として理解されている．
　免疫反応は，個体を構成しているもの（自己）と，個体にとって異質なもの（非自己）とを識別して，異質なものを排除することにより個体を防御する反応である．しかし免疫反応が個体に有害に作用してアレルギーのような疾患をもたらすことがある．

A 抗　原

　免疫反応を起こす物質を抗原（antigen）という．たんぱく質，多糖類，糖脂質その他様々な物質が抗原になりうる．
　臓器移植で拒絶反応が起こるのは，各個人には**組織適合抗原**（human leucocyte antigen；**HLA***）とよばれる各人固有のたんぱく質があり，それぞれ異なっているからである．その違いがごくわずかなものであっても，リンパ球（Tリンパ球）はそれを「非自己」と判断して，移植された臓器や組織片を排除しようする．免疫反応での自己と非自己を規定しているのは組織適合抗原である．
　病原微生物をはじめ，ヒト以外の動物，植物の成分は自己を構成する成分とは著しく異なるので，これらのたんぱく質や多糖類がヒトの体内に入った場合には，免疫系はもちろん「非自己」と判断し，ただちに免疫反応を開始する．

HLA：主要組織適合遺伝子複合体（major histocompatibility complex；MHC）とよばれる遺伝子群によって決定される一群のたんぱく質で，ヒトの場合のみHLAとよばれる．

B 免疫反応に関係する細胞

　免疫反応に関係する主な細胞はリンパ球とマクロファージである．リン

パ球は免疫反応で主役の役割を演じる．

1 リンパ球

リンパ球（lymphocyte）は，Tリンパ球（T細胞）とBリンパ球（B細胞）とに大別される．Tリンパ球がおよそ70％，Bリンパ球が30％の割合である．

1）Tリンパ球

胸腺（thymus）由来のリンパ球という意味で，Tリンパ球（T lymphocyte，T cell）とよばれている．しかし，Tリンパ球の根源は骨髄で，**造血幹細胞**とよばれている骨髄の原始的な細胞である．ここから出た幼弱な細胞が胸腺に到達してから胸腺で分裂増殖し，成熟したTリンパ球になる．

胸腺で増殖，成熟する過程で，Tリンパ球は「自己」と「非自己」を識別する機能を身につける．それはTリンパ球表面に，自己－非自己を識別するレセプター（**T細胞レセプター**（T cell receptor；**TCR**））が作られることによる．

さらにTリンパ球は，機能の異なる2種類のTリンパ球，すなわちCD$_4$陽性Tリンパ球とCD$_8$陽性Tリンパ球とに機能分化する．そして両者は胸腺を出て血中に入り，リンパ節，脾臓などに分布する（図1-32）．CD$_4$，CD$_8$というのは細胞表面マーカーの名称である．

CD$_4$陽性Tリンパ球は，その働きから，**ヘルパーTリンパ球**（helper T cell）とよばれている．**CD$_8$陽性Tリンパ球**は**細胞傷害性Tリンパ球**（cyto-

図1-32 ● Tリンパ球とBリンパ球

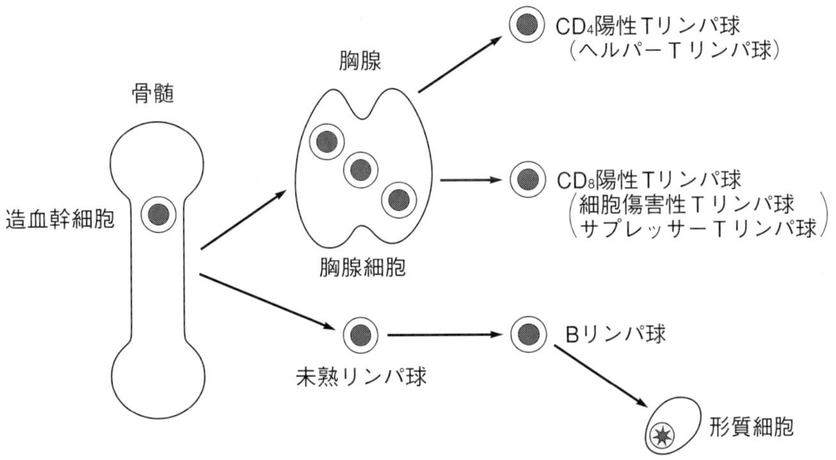

toxic T cell）とよばれるものと，**サプレッサーTリンパ球**（suppressor T cell）とよばれるものとがある．

ヘルパーTリンパ球は，「非自己」の認識をすると種々のサイトカイン*を放出して細胞傷害性Tリンパ球とBリンパ球に働きかけ，免疫反応を開始し，促進する．

細胞傷害性Tリンパ球は，「非自己」と認識した細胞を攻撃して破壊する．サプレッサーTリンパ球は，Bリンパ球に対して抑制的に作用する．

2）Bリンパ球

骨髄（bone marrow）由来ということでBリンパ球（B lymphocyte, B cell）とよばれる．Bリンパ球は骨髄を出てから胸腺を経由することなく成熟し，リンパ節，脾臓，消化管粘膜などに分布する．

Bリンパ球は**抗体**である**免疫グロブリン**を産生する．Bリンパ球の表面にもレセプター（**B細胞レセプター**（B cell receptor；BCR））がある．これは自身が産生する抗体と同一のもので，抗原と非常に特異的に結合する．

Bリンパ球が免疫グロブリンを産生する際は，さらに分化した細胞形態の**形質細胞**（plasma cell）になる．形質細胞は免疫グロブリンを産生し，細胞外に放出する．

2 マクロファージ

マクロファージ（macrophage）は血中の単球由来細胞で，細菌その他の外来の異物や炎症時の細胞崩壊産物などを細胞質内に取り込んで処理する，貪食能が活発な細胞である．

マクロファージに貪食された異物，例えば細菌などの異種たんぱくはマクロファージの細胞質内で消化され，断片化される．マクロファージの表面にはHLA（組織適合抗原）*が存在している．

消化された異種たんぱくの断片の一部は，このHLAに結合する．HLAに結合した断片をTリンパ球はレセプター（TCR）によって「非自己」と認識し，異種たんぱくを排除する免疫反応を開始する．

Tリンパ球は異種たんぱく（抗原）そのものだけでは異種たんぱく（抗原）と認識することはできず，それがマクロファージ上のHLAに結合した状態になって初めて異種たんぱく（抗原）と認識するのである（図1-33）．

このように，マクロファージが抗原を抗原としてTリンパ球に認識させることを**抗原提示**という．マクロファージのような働きをする細胞を**抗原提示細胞**という．

サイトカイン：リンパ球やマクロファージをはじめ，免疫，炎症反応に関係する種々の細胞は細胞増殖や分化を促進したり抑制したりする様々なたんぱくを産生し，互いに，あるいは自身にも影響を与えている．サイトカインとはそのような物質の総称である．

ヘルパーTリンパ球は「非自己」を認識して活性化すると，IL-2（インターロイキン-2），IL-4，IL-5などのサイトカインを産生して細胞傷害性Tリンパ球を活性化させる一方，Bリンパ球に対しては形質細胞に分化して免疫グロブリンを産生する指令を出す．（IL-2を産生する細胞と，IL-4，IL-5を産生する細胞とは異なっており，前者をTh1細胞，後者をTh2細胞という．）

マクロファージ表面のHLA（組織適合抗原）：組織適合抗原にはクラスⅠ抗原とクラスⅡ抗原の2種類がある．クラスⅠ抗原はほとんどすべての種類の細胞表面に発現するが，クラスⅡ抗原はマクロファージなどの限られた細胞にのみ発現する．マクロファージ表面のHLA（組織適合抗原）とはクラスⅡ抗原のことである．

図1-33 ● Tリンパ球とBリンパ球の抗原認識

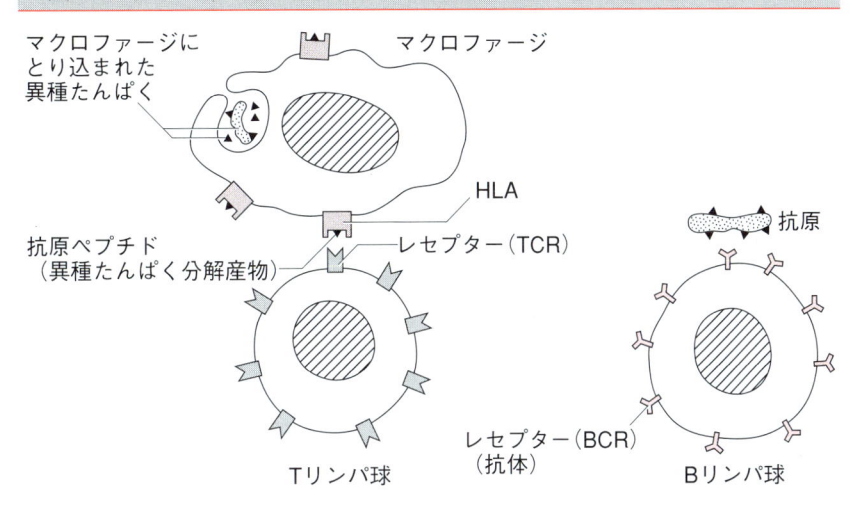

一方，Bリンパ球のレセプター（BCR）は抗体と同一のものなので，抗原と直接に結合することができる（図1-33）．

C 抗　体

抗体（antibody）はBリンパ球，あるいはBリンパ球がさらに分化した形質細胞が産生する免疫グロブリン（immunoglobulin）で，抗原とは非常に特異的に結合する．

1 免疫グロブリンの構造

免疫グロブリンにはIgG，IgA，IgM，IgD，IgEの5種類があり，構造はそれぞれ異なっている．しかし構造上の基本となる点は同じなので，IgGを例にとって，図1-34に模式的に示す．

免疫グロブリンはすべて，2本の同一な**軽鎖**（L鎖，light chain）と2本の同一な**重鎖**（H鎖，heavy chain）で構成されている．

軽鎖と重鎖の末端部に可変部とよばれる領域があり，この部分で対応する抗原と特異的に結合する．可変部のアミノ酸配列とその立体構造は著しく多様で，同じIgGでも対応する抗原によって抗体が異なるのは，主として可変部の構造がそれぞれに異なることによる．

Bリンパ球あるいは形質細胞の中で，軽鎖と重鎖とは別々な分子として合成された後，会合して完成した免疫グロブリンとなる．

一人のヒトは数百万の，したがって無限ともいえる様々な抗原に対応する抗体を作ることができる．免疫グロブリンは少数の遺伝子で作られるの

図1-34 ● IgGの構造

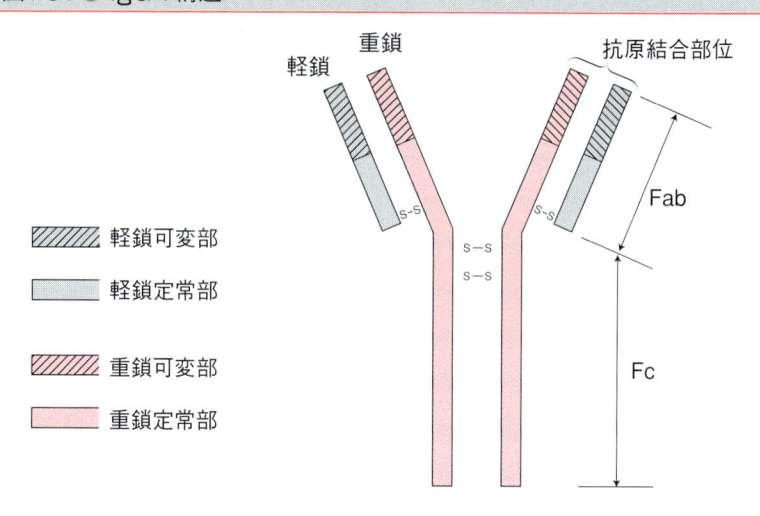

軽鎖可変部
軽鎖定常部
重鎖可変部
重鎖定常部

軽鎖　重鎖　抗原結合部位
Fab
Fc

ではない．免疫グロブリン各部分は，それぞれ異なる多数の遺伝子が担当して作り上げる．抗体の著しい多様性は，免疫グロブリン産生に関係している数百の遺伝子の種々の組み合わせと，突然変異によって得られると考えられている*．

重鎖の型によって免疫グロブリンはIgG，IgA，IgM，IgD，IgEに分けられる．

2 抗体の働き

1）マクロファージ貪食能の増強

マクロファージは貪食が活発な細胞で，細菌その他の異物，自己の組織崩壊産物など，何でも細胞内に取り込んで消化，処理する．しかしマクロファージは，「自己」，「非自己」の厳密な識別はできない．

マクロファージにはIgGのFc（図1-34参照）と結合するレセプター（Fcレセプター）があるので，異物の表面に抗体が結合すると，マクロファージはその異物を効率よく選択的に捕捉し，貪食する．

2）毒素の中和

細菌毒素，蛇毒その他の毒素に抗体が結合すると，その毒性は失われる．

3）感染防御

抗体は細菌相互を結びつけて凝集させ，感染性を低下させる．また，ウ

*：免疫グロブリンの軽鎖は可変部，定常部と，両者の結合部から成る．可変部の遺伝子は数百個が一群を成し，定常部の遺伝子は10〜20個，結合部の遺伝子は5〜6個である．

　Bリンパ球が成熟，分化する際には，可変部の遺伝子群は染色体上の離れた位置から定常部，結合部の遺伝子の近くに移動する．これを遺伝子の再編成（rearrangement）という．再編成の過程で遺伝子の様々な組み合わせが生ずる．同様の遺伝子再編成は重鎖でも起こる．

　また，可変部の遺伝子では突然変異が頻繁に起こる．このような頻繁な突然変異は免疫グロブリン以外のたんぱくに関係する遺伝子では見られない．

イルスに結合して感染性を低下させる．

4）補体の活性化

抗原と結合した抗体は補体*（complement）を活性化する．活性化した補体は「非自己」と認識された細胞や細菌の細胞膜，菌体膜に孔をあけ，これらを破壊する．

> 補体：血清中に存在するたんぱく群で酵素の働きをする．C_1, C_2, C_3, C_4, C_5, C_6, C_7, C_8, C_9から成る．C_1, C_4, C_2, C_3, C_5, C_6, C_7, C_8, C_9の順に，C_1から次々に活性化され，その間に種々の炎症活性化物質が生ずる．これを古典的経路という．
> 一方，最初にC_3が活性化され，次いでC_5, C_6, C_7, C_8, C_9の順に活性化が進む補体活性化の経路もあり，これを副経路という．
> IgG，IgMは古典的経路を，IgAは副経路を活性化する．いずれの経路にせよ，補体が活性化するとC_5, C_6, C_7, C_8, C_9が結合して細胞を傷害する複合体を形成する．この複合体が細胞膜や菌体膜に孔をあける．

3 IgAによる局所免疫（粘膜免疫）

IgG，IgMを産生するBリンパ球がほぼ全身に分布しているのに対し，IgAを産生するBリンパ球は，主として消化管や気道の粘膜に分布している．なお，IgD，IgEを産生する細胞は少なく，IgDの機能はよくわかっていない．IgEは別の項で述べるⅠ型アレルギーに関与する免疫グロブリンである．

消化管の粘膜表面は摂取された食物，食物残渣，腸内細菌などに，気道の粘膜表面は吸引された粉塵，花粉，細菌，ウイルスなどに常に接している．皮膚も外界に接しているが，重層扁平上皮が頑丈な防御壁となっている．

消化管の粘膜上皮や気道の粘膜上皮は薄く，傷つきやすい．細菌やウイルスだけでなく，消化管内の食物やその残渣も生体にとっては異物である．このような異物が粘膜下の組織に侵入するのを防ぐために，粘膜表面は粘液で被われており，粘液内にはIgAが含まれている．すなわち，IgAは粘膜表面からの異物の侵入を防ぐ働きをしている．

粘膜の損傷などにより，IgAによる粘膜防衛線が破られて異物が組織内あるいは血中に侵入した場合は，全身に分布するIgG，IgMがこれに結合する．あるいはマクロファージ，Tリンパ球が捕捉して処理する．

IgAは授乳期の母乳にも多量に含まれており，乳児の消化管を保護している．

D 細胞性免疫反応と液性免疫反応

Tリンパ球が抗原を認識して排除しようとするのが**細胞性免疫反応**であり，Bリンパ球が産生した抗体が抗原に結合して起こる反応が**液性免疫反応**である．

免疫反応では細胞性免疫反応と液性免疫反応とが協同して作動する．しかし抗原の種類や量，抗原の侵入の仕方，個体の状態などにより，どちらか一方の反応がより強く現れることもある．

E アレルギー

自己のものとは異なる物質を識別して排除する免疫反応は生体にとってきわめて重要な防御反応である．しかし，時には免疫反応が生体にとって有害に作用することがある．このような場合の免疫反応を**アレルギー**（allergy）という．

アレルギーは4つの型に大別される．その概略を表1-3に示す．

1 | Ⅰ型アレルギー（アナフィラキシー反応）

食物，花粉，家ダニ，蜂毒などが抗原となり，抗体はIgEである．

表1-3 ● アレルギーの型

アレルギーの型	反応の特徴	反応の主体	反応，疾患の例
Ⅰ型	即時型反応	IgE 肥満細胞	喘息，花粉症，食物アレルギー，アナフィラキシーショック
Ⅱ型	細胞傷害性反応	IgG, IgM 補体	自己免疫性溶血性貧血
Ⅲ型	免疫複合体反応	IgG, IgA, IgM 補体	糸球体腎炎，SLE，関節リウマチ
Ⅳ型	遅延型反応	Tリンパ球，マクロファージ，サイトカイン	ツベルクリン反応 移植拒絶反応

図1-35 ● Ⅰ型アレルギー

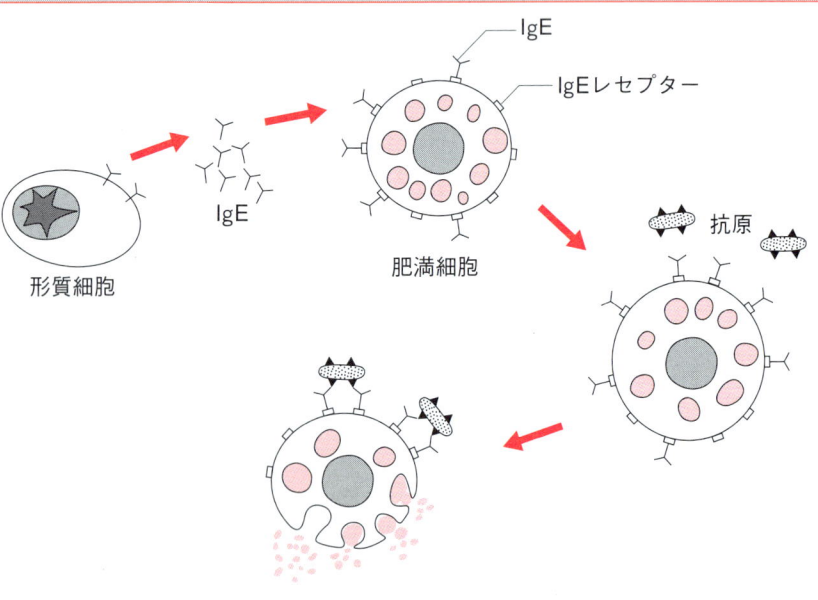

肥満細胞：マスト細胞 (mast cell) ともいう．造血幹細胞由来の細胞で，流血中から結合組織に入り，成熟して肥満細胞となる．皮膚，皮下結合組織，気道粘膜などに分布し，特に血管周囲に多い．特有の顆粒を細胞質内に多数保有し，細胞表面にはIgEと結合するレセプターがある．

肥満細胞の名の由来は定かでないが，細胞質内の顆粒が大きく，数も多く，そのために細胞質が膨らんで見えるからかもしれない．

最初の抗原刺激で産生されたIgEが肥満細胞*のレセプターと結合する．そこへ再度，同一の抗原が侵入すると，抗原は肥満細胞上のIgEに結合し，肥満細胞はただちに顆粒を放出する（図1-35）．再度の抗原侵入から顆粒放出までは数分の早さである．

肥満細胞の顆粒の中にはヒスタミン，ヘパリンなどの化学物質が含まれているため，局所の血管の透過性亢進，平滑筋の収縮，腺細胞の分泌亢進が起こる．

反応が激しい場合は**アナフィラキシーショック**となり，急激な循環虚脱（ショック），気管支痙攣などで死に至ることもある．

2 | Ⅱ型アレルギー（細胞傷害型反応）

抗体が細胞を傷害あるいは破壊する反応である（図1-36）．標的となる細胞上の抗原に抗体が結合すると，そこで補体が活性化される（本節C項の用語解説「補体」参照）．活性化された補体は細胞膜を傷害する複合体を作って細胞膜に孔をあけてしまう．

赤血球の場合は細胞膜に孔があけられると内容物が外に出てしまい，赤血球は破綻する．これが**溶血**である．自己免疫性溶血性貧血などに見られる．

核を有する細胞，つまり赤血球以外の細胞では細胞膜に孔があけられても必ずしも細胞死にはならない．しかし様々な機能障害をきたす．

3 | Ⅲ型アレルギー（免疫複合体病）

抗原と抗体が結合したものを**免疫複合体**（immune complex）という．

Ⅲ型アレルギーは血中で作られた免疫複合体が局所に沈着し，沈着部位を傷害する免疫反応である（図1-37）．

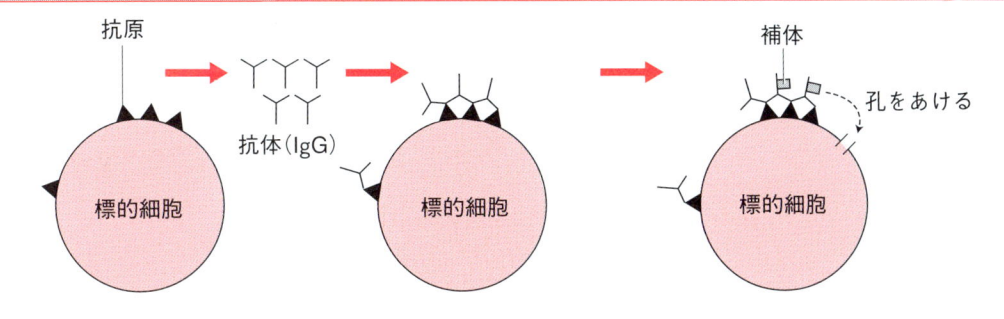

免疫複合体は正常でも多少は作られているが，血液，肝臓，脾臓，骨髄のマクロファージや単球など，貪食機能のある細胞に取り込まれて処理さ

図1-36 ● Ⅱ型アレルギー

図1-37 ● 免疫複合体

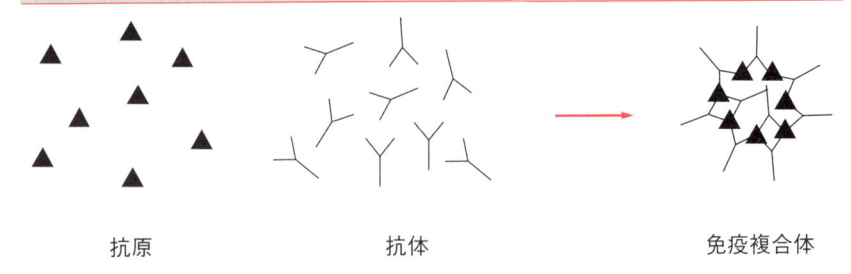

抗原　　　　抗体　　　　免疫複合体

れている．異常に多量の免疫複合体が産生されるか，あるいは貪食細胞の処理機能が低下した場合に，免疫複合体は処理を免れて組織に沈着する．

免疫複合体は補体を活性化するので，沈着した局所は傷害されて炎症を起こす．

免疫複合体が最も沈着しやすい所は腎の糸球体である（図1-38）．

糸球体毛細血管で血液が濾過されて尿がつくられる際，分子量の大きい免疫複合体は糸球体基底膜を透過できず，基底膜やメサンギウムに沈着してしまう（図1-39）．

免疫複合体が糸球体に沈着して生じた糸球体の炎症が**糸球体腎炎**（glomerulonephritis）である．

関節の滑膜毛細血管にも免疫複合体は沈着しやすく，この場合は**関節炎**を起こす．

図1-38 ● 糸球体の構造

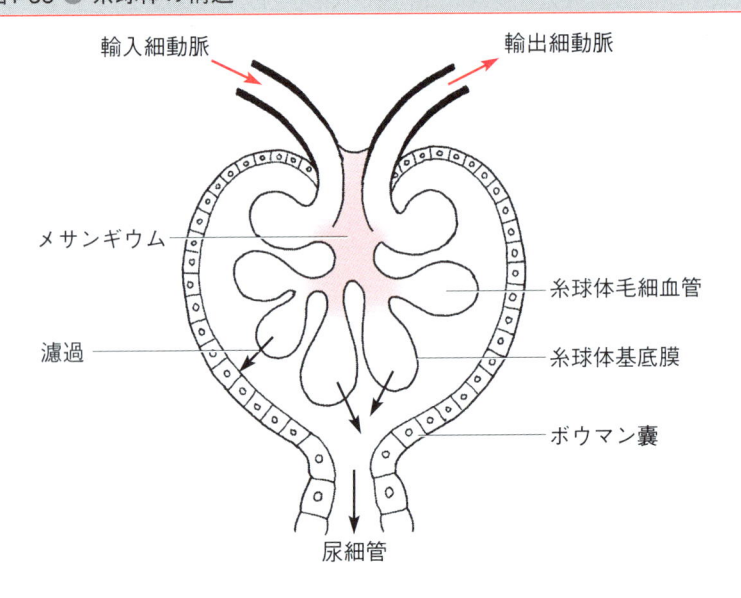

輸入細動脈　　輸出細動脈
メサンギウム
糸球体毛細血管
濾過
糸球体基底膜
ボウマン嚢
尿細管

図1-39 ● 腎糸球体基底膜の免疫複合体（電子顕微鏡写真）

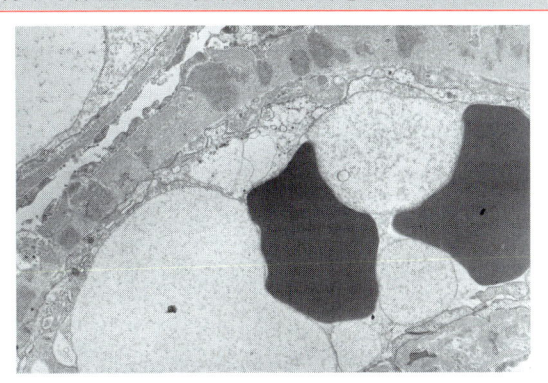

SLEによる糸球体腎炎（ループス腎炎）．基底膜内に電子密度の高い（黒色調の）塊状物質（免疫複合体）が散在（毛細血管内に赤血球が2個認められる）

4 Ⅳ型アレルギー（遅延型反応）

Tリンパ球による免疫反応である．Ⅰ，Ⅱ，Ⅲ型アレルギーはいずれも液性免疫反応，つまり抗原－抗体反応であるため，抗原侵入からの反応開始は早く，即時的である．

Ⅳ型アレルギーは細胞性免疫反応であり，マクロファージから抗原提示を受けてからTリンパ球が反応するまでには時間を要する（**図1-33**，Tリンパ球抗原認識の模式図参照）．

Ⅳ型アレルギーの代表的な反応は**ツベルクリン反応**である．ツベルクリン注射後，およそ12時間して局所に集まって来たTリンパ球は，炎症を起こす種々の化学物質やサイトカインを放出するため注射部位の皮膚に発赤と硬結が現れる．

反応は24～48時間後に最高に達し，その後，徐々に消退する．

F 自己免疫疾患

1 自己免疫疾患とは

「自己」と「非自己」とを厳密に識別して「非自己」を排除するはずの免疫反応が，「自己」を「非自己」と誤認して「自己」を攻撃してしまうのが自己免疫疾患である．

全身性エリテマトーデス（systemic lupus erythematosus；**SLE**）はその代表ともいえる疾患である．

SLEでは，「自己」を構成する細胞や組織のあらゆる成分が「非自己」，

表1-4 ● 自己免疫疾患

多臓器に及ぶ疾患	単一臓器の疾患
全身性エリテマトーデス（SLE） 進行性全身性硬化症 皮膚筋炎 シェーグレン（Sjögren）症候群 ベーチェット（Behçet）病 関節リウマチ 　　など	原発性胆汁性肝硬変症 橋本病 バセドウ病 自己免疫性溶血性貧血 特発性血小板減少性紫斑病 重症筋無力症 天疱瘡 　　など

すなわち免疫反応を起こす抗原になりうる．例えば，自己の細胞を構成するDNA，RNAその他のたんぱく，ミトコンドリア，ミクロゾームなどの細胞質内の微小構造物などに対する抗体がつくられる．そのため，様々な種類の免疫複合体が同時に多数形成され，種々の臓器，組織に免疫複合体病（Ⅲ型アレルギー）を起こす．

自己免疫疾患の種類は多い．そのうちで代表的と思われるものを表1-4に記す．

2│自己免疫疾患が起こる理由

本来なら，Tリンパ球は「自己」を構成する成分とは反応しない．それは，Tリンパ球が胸腺の中で増殖し，成熟分化する過程で，「自己」と反応するTリンパ球はアポトーシスによって消滅するシステムが働いているからである（アポトーシスについては「アポトーシス」の項を参照されたい）．

したがって，自己免疫疾患では，「自己」と反応するTリンパ球を選別し，除去するシステムの機能が不十分であると考えられる．

抗体をつくるのはBリンパ球であるから，「自己」と反応する抗体をつくるBリンパ球の異常についても考えてみる必要がある．しかしBリンパ球が抗体を作るにはヘルパーT細胞からの指令が必要である．したがってBリンパ球だけに異常があるということは考えられない．

Bリンパ球に対して抑制的に働くサプレッサーTリンパ球に何らかの原因で機能障害があるために，Bリンパ球が異常な抗体をつくってしまうのではないかという考えもある．

G 免疫不全（免疫不全症候群）

免疫機能が十分に機能しない状態を**免疫不全**（immunodeficiency）あるいは**免疫不全症候群**（immunodeficiency syndrome）という．免疫機

能障害の程度にもよるが，感染症になりやすく，そして感染症はなかなか治癒しない．

免疫不全では悪性腫瘍の発生頻度も高い．

1 先天性免疫不全

種々の先天性免疫不全がある．代表的なもののみを記す．

（1）先天性無γグロブリン血症

Bリンパ球の成熟分化が障害されているため，免疫グロブリンがつくられない．

（2）ディジョージ（DiGeorge）症候群

胸腺が形成されないため，Tリンパ球機能がない．

（3）重複免疫不全症

Tリンパ球，Bリンパ球ともに機能しないため，1歳前後までしか生存できない．

（4）IgA欠損症

IgAが作られないため，粘膜の免疫防御機能が働かない．

2 後天性免疫不全

（1）後天性免疫不全症候群　acquired immunodeficiency syndrome；AIDS（エイズ）

HIVウイルス（human immunodeficiency virus）に感染するとヘルパーTリンパ球はアポトーシスによる細胞死を起こしてしまう．その結果，細胞性免疫機能が障害され，感染に対する抵抗力が著しく低下する．

（2）免疫抑制療法による免疫不全

臓器の移植は組織適合抗原（HLA）が同一でなければ拒絶反応を起こす．しかしシクロスポリンのような免疫抑制剤の登場によりHLAが異なる場合でも臓器移植が可能になった．

シクロスポリンは，HLA抗原の発現を抑えるとともに，ヘルパーTリンパ球のサイトカイン（IL-2）放出を抑えることにより，細胞傷害性Tリンパ球の活性化を抑制する．

9 腫　瘍

悪性腫瘍は，日本では1981（昭和56）年以後，死因順位の第1位であり，しかも年々，その上昇の度を高めている（図1-40）．

この背景として人口が高齢化していること，結核，肺炎その他の感染症

図1-40 ● 主要死因別にみた死亡率の年次推移（明治32～平成11年）

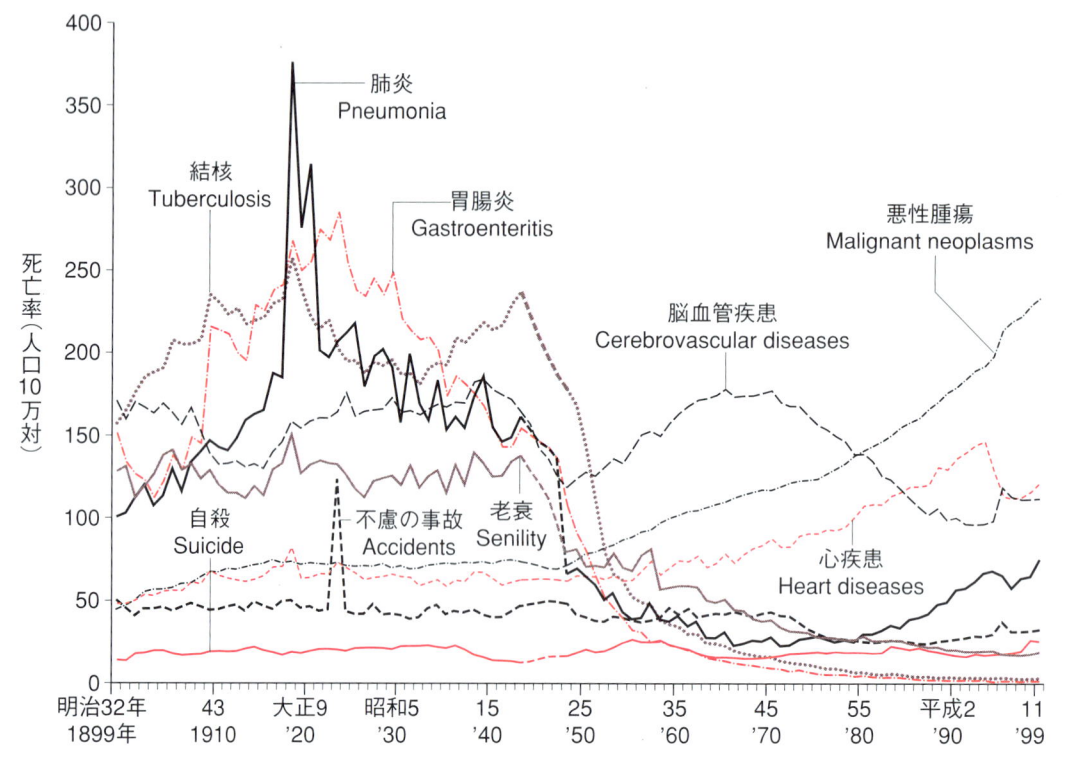

出典／悪性新生物死亡統計，人口動態統計特殊報告，厚生労働省大臣官房統計情報部編．

の死亡率が低下したことがあげられる．

悪性腫瘍は今やだれにとっても身近な疾患，身近な問題になりつつあることが図1-40からわかる．

2015（平成27）年でみると年間37万131人（概数）が悪性腫瘍で死亡し，男性の死亡率は女性の約1.5倍である．悪性腫瘍による死亡を多い順にあげると，男性では肺癌，胃癌，大腸癌，肝癌となり，女性では大腸癌，肺癌，胃癌，乳癌，肝癌となる．

胃癌は男女ともに多いが減少傾向にある．一方，肺癌，大腸癌の増加が近年，男女ともに目立つ．膵癌も男女ともに増加している．女性では乳癌の増加が目立つ．

A 腫瘍とは

腫瘍（neoplasm, tumor）とは生体自身に由来する細胞の自律性異常増殖である．

正常細胞は細胞外からの増殖刺激に応じて増殖し，刺激がなくなれば増

殖は停止する．腫瘍細胞では，増殖に関連する遺伝子に異常が生じているため，細胞外からの刺激がないのにどんどん増殖する．この異常増殖を生体は制御することができない．

細胞が分化し成熟するには，細胞分裂後かなり長い時間，細胞は静止状態にある必要がある．腫瘍細胞は絶え間なく分裂増殖するために，十分に分化できない*．**細胞の分化**（cell differentiation）とは，機能分担のはっきりした細胞に成熟することである．

腫瘍が発生した元の細胞（発生母細胞）は，例えば胃粘膜上皮細胞，肺胞上皮細胞，肝細胞などのように，いずれも完全に分化した細胞である．腫瘍細胞は分裂増殖が速くなればなるほど，発生母細胞より分化度の低い細胞になり，細胞の形態も発生母細胞と違ってくる．

腫瘍細胞，腫瘍組織が本来の細胞，組織と形態的に異なることを**異型性**（atypia）という．

*：細胞が分化するには，実質細胞相互の接着や間質との相互作用が必要である．また，腫瘍細胞は異常増殖するだけではなく，分化する機能そのものにも障害があると考えられている．

B 良性腫瘍と悪性腫瘍

腫瘍は**良性腫瘍**と**悪性腫瘍**とに区別される（表1-5）．良性腫瘍では細胞増殖が緩やかであるのに対し，悪性腫瘍では増殖が速い．したがって前者は発育が遅く，後者は速い．

良性腫瘍は細胞増殖が緩やかなため，そして遺伝子傷害も軽微なため，腫瘍細胞は比較的よく分化し，発生母細胞によく似ている（図1-41，口絵㉒，㉓）．一方，悪性腫瘍は分化度が低く，発生母細胞，発生母組織とかなり異なる．すなわち良性腫瘍は異型性が軽く，悪性腫瘍は異型性が強い（図1-42，口絵㉔，㉕）．参考のため，結腸の正常粘膜の組織像も示す（図1-43，口絵㉖）．

細胞は分裂を過度に繰り返すと，遺伝子のDNAは不安定化して損傷される．そのため，悪性腫瘍は分裂増殖を続けているうちにさらに異型性を増し，悪性度を増す．これを**プログレッション**（progression）という．

表1-5 ● 良性腫瘍と悪性腫瘍の比較

	良性腫瘍	悪性腫瘍
発育速度	緩やか	速い
発育形式	膨張性	浸潤性
細胞分裂	少ない	多い
分化度	高い	低い
異型性	軽い	強い
転移	なし	多い

図1-41 ● 結腸の良性腫瘍

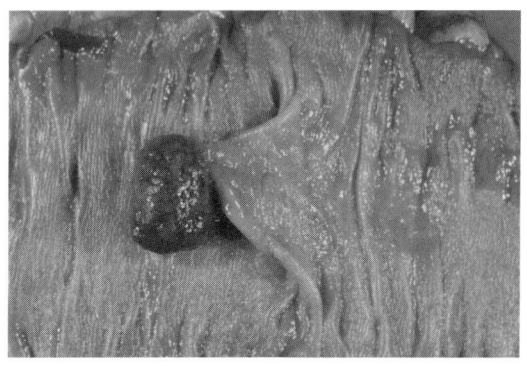

a 結腸の良性腫瘍（腺腫）

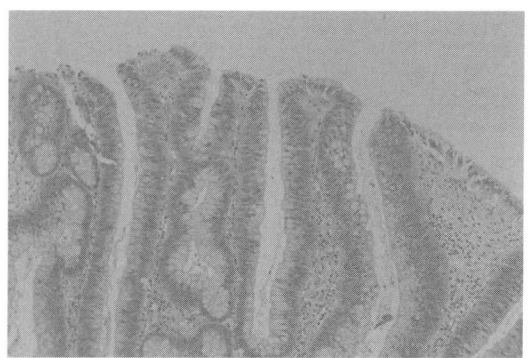

b 結腸腺腫の組織像

図1-42 ● 結腸の悪性腫瘍

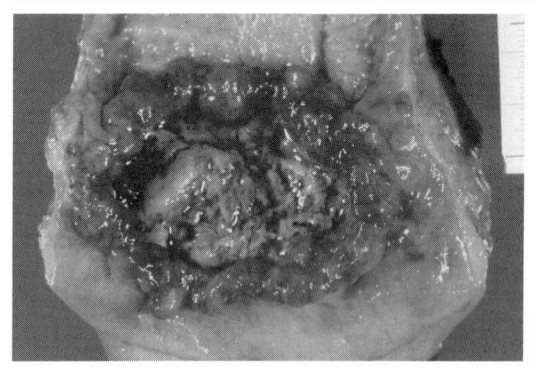

a 結腸の悪性腫瘍（腺癌）

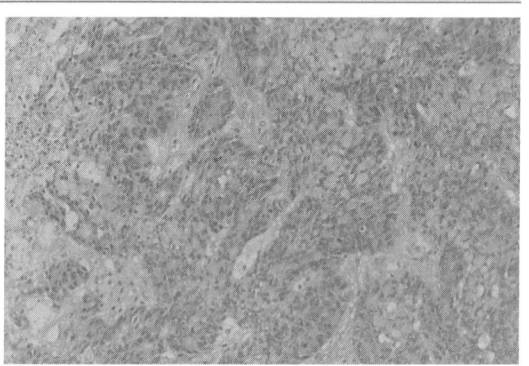

b 結腸腺癌の組織像

図1-43 ● 結腸の正常粘膜の組織像

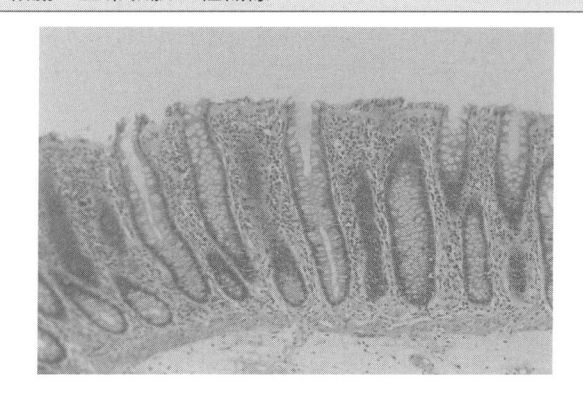

　悪性度を増すということは，増殖速度を増すだけでなく，腫瘍は浸潤性に周囲に広がるようになり，同時にますます転移しやすくなることである（図1-44）．

図1-44 ● 良性腫瘍と悪性腫瘍

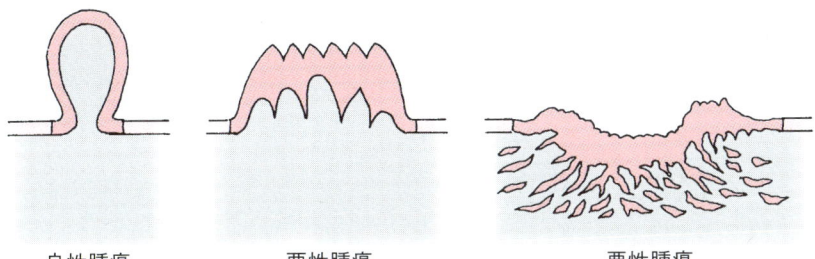

良性腫瘍　　悪性腫瘍　　　　　悪性腫瘍
　　　　　　　プログレッション

C 癌と肉腫

　上皮から発生した悪性腫瘍を癌あるいは**癌腫**（carcinoma），上皮以外の細胞や組織（非上皮）から発生した悪性腫瘍を**肉腫**（sarcoma）という．

　悪性腫瘍を癌と肉腫に分けないで両者を一緒にして「**がん**」と総称する表現方法もある．

1 癌　　腫

　腺上皮（胃，腸の粘膜，種々の腺組織など）から発生した癌は**腺癌**（adenocarcinoma），重層扁平上皮（皮膚表皮，食道粘膜，口腔粘膜など）から発生した癌は**扁平上皮癌**（squamous cell carcinoma），移行上皮（膀胱粘膜，腎盂粘膜，尿管粘膜など）から発生した癌は**尿路（移行）上皮癌**（urothelial carcinoma）という．

　肝臓を構成する上皮成分には肝細胞と胆管上皮とがあるので肝臓癌にも2種類の癌がある．すなわち**肝細胞癌**（hepatocellular carcinoma）と**胆管癌**（cholangiocarcinoma）である．両者を含めて肝臓癌あるいは肝癌という．

　癌細胞には異型性はあっても発生母細胞の面影を多少なりとも留めているものが多く，癌の細胞，組織型から癌の発生母細胞，発生母組織を推定できることが多い（図1-45，口絵㉗，㉘，図1-46，口絵㉙，㉚）．しかし異型性が非常に強く，どの上皮にも類似が認められない癌もある．このような場合は**未分化癌**（anaplastic carcinoma）とされる．

2 肉　　腫

　上皮以外の組織（非上皮）を構成する細胞の種類は多く，したがって肉

図1-45 ● 食道の扁平上皮癌と食道の正常粘膜上皮

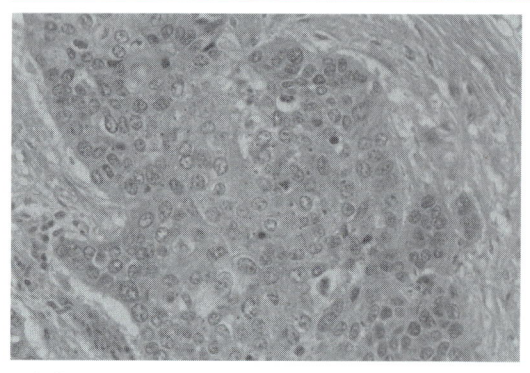

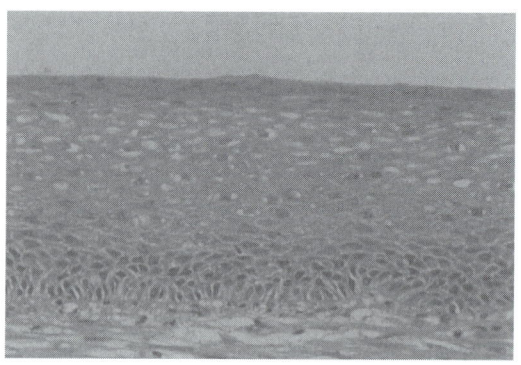

a 食道の扁平上皮癌の組織像　　b 食道の正常粘膜上皮の組織像

図1-46 ● 肝細胞癌と肝臓の正常組織像

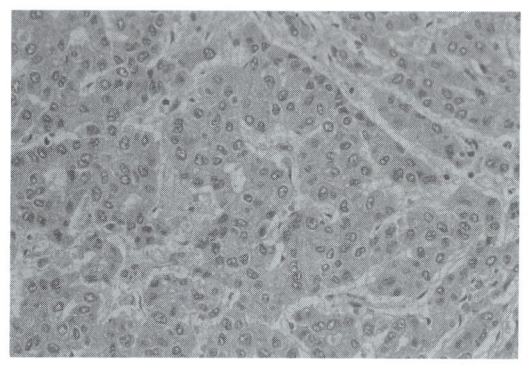

a 肝細胞癌の組織像 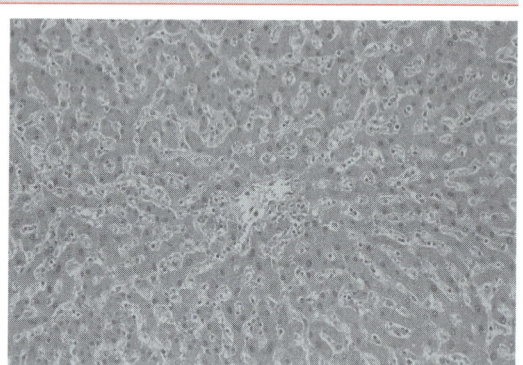　　b 肝臓の正常組織像

腫の種類も多い．

　肉腫の一部を挙げると，線維芽細胞由来の**線維肉腫**（fibrosarcoma），骨格筋（横紋筋）由来の**横紋筋肉腫**（rhabdomyosarcoma），平滑筋由来の**平滑筋肉腫**（leiomyosarcoma），血管内皮細胞由来の**血管肉腫**（angiosarcoma），骨形成性間葉細胞由来の**骨肉腫**（osteosarcoma），リンパ球由来の**リンパ肉腫**（lymphosarcoma）（あるいは**悪性リンパ腫** malignant lymphoma），造血細胞由来の**白血病**（leukemia），などである．

　これらも癌と同じく異型性はあるが発生母細胞の面影を留めているものが多く，組織学的に肉腫の発生母細胞を推定できることが多い．

D 腫瘍の実質と間質

　腫瘍組織は腫瘍細胞である**実質**（parenchyma）と，腫瘍細胞に栄養

（血液）と支柱を与える**間質**（stroma）から成る．間質は血管と結合組織から成っている．

上皮由来の腫瘍では実質と間質とは明瞭に区別できる．しかし非上皮組織由来の腫瘍では実質と間質がよく馴染み，両者の区別は不明瞭である（図1-47）．

細胞の分裂増殖には栄養が必要である．腫瘍細胞もその例外ではない．悪性腫瘍の増殖が速くなればなるほど，多量の栄養が必要になる．実際，悪性腫瘍の間質には豊富な血管が目立つ．

悪性腫瘍には血管内皮細胞を増殖させて血管を新生する作用がある．悪性腫瘍は血管を作りながら発育する．しかしそれでも旺盛な細胞増殖に血液供給が間に合わず，腫瘍組織はしばしば出血壊死に陥る．腫瘍は一方で出血壊死に陥りながら他方で増殖，発育を続ける．

腫瘍には線維芽細胞を活性化する作用もあるので，間質に結合組織がつくられる．腫瘍の中にはこの作用が特に強いものもあり，間質結合組織を多量に作って硬い腫瘍になる．

一方，腫瘍が腫瘍細胞のみから成り，間質がまったく認められない場合もある．その第一は白血病である．発生母細胞に似て白血病細胞の間質は血液そのものである．

悪性腫瘍，特に癌の中には腫瘍細胞がばらばらになりやすいものがある．このような場合，腫瘍細胞は血管を必要とせず，血液，リンパ液あるいは組織液の中で個々に栄養を得て増殖を続ける．癌が転移する際もこの形式で栄養を確保しながら広がっていく．

図1-47 ● 腫瘍の実質と間質

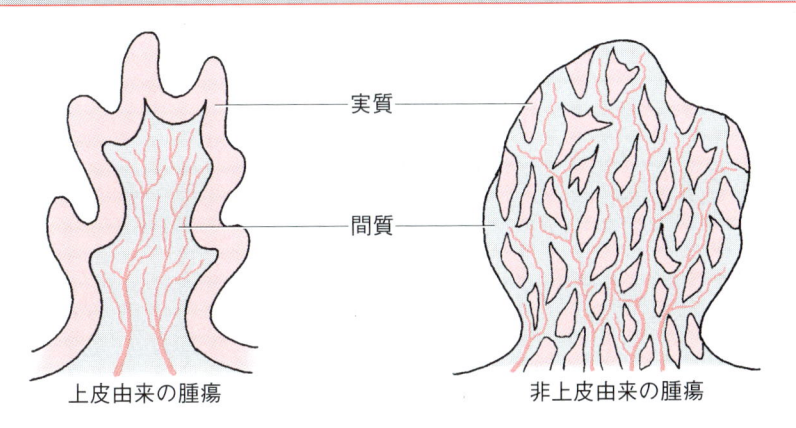

上皮由来の腫瘍　　　　　　非上皮由来の腫瘍

E 悪性腫瘍の進展

悪性腫瘍は周囲の組織に浸潤性に広がるだけでなく，原発巣から離れた所へも非連続性に広がる．これを**転移**（metastasis）という．

転移の有無によって予後は決定的に異なる．転移さえなければ腫瘍は手術で完全に除去できるからである．癌の早期発見，早期治療は非常に重要である．

腫瘍の転移には以下の3経路がある．

1）リンパ行性転移

リンパ行性転移（lymphogenous metastasis）とは，腫瘍組織周囲にある組織間隙に腫瘍細胞が侵入し，リンパ管に入って転移することをいう．はじめは近くのリンパ節に，さらにリンパ管を通って遠隔のリンパ節に癌は次々に転移し，最終的に静脈に入り全身に広がる．

胃癌は遠隔リンパ節転移として左鎖骨上窩のリンパ節にしばしば転移する．これを特に**ウィルヒョウ**（Virchow）**のリンパ節転移**という．

2）血行性転移

血行性転移（hematogenous metastasis）とは，腫瘍内あるいは腫瘍周囲の毛細血管や小静脈に腫瘍細胞が侵入し，血流に乗って癌が広がることをいう．

胃や腸の癌は門脈を経由して肝臓に血行性転移をすることが多い（図1-48，口絵㉛）．

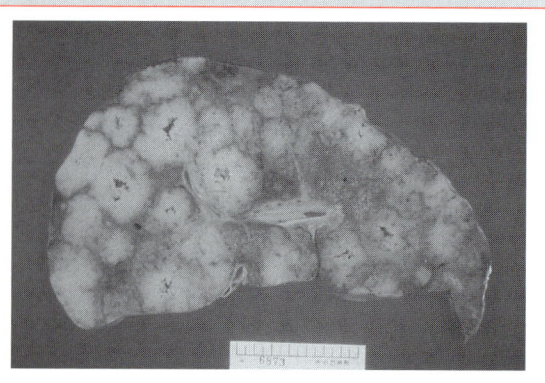

図1-48 ● 肝臓への結腸癌の転移（血行性多発転移）

3）播種（播種性転移）

　胃や腸，肝臓，あるいは肺のような臓器では，腫瘍が臓器表面に達して漿膜（一層の薄い中皮）を破ると，腫瘍細胞は腹腔内あるいは胸腔内にこぼれ落ちる．そしてこぼれ落ちた腫瘍細胞は腹膜あるいは胸膜に付着し，播かれた種が芽を出すようにして広がる．これを播種（dissemination），あるいは播種性転移（dissemination metastasis）という．

　癌が腹膜や胸膜に播種すると，腹水，胸水が貯留する．このような状態を**癌性腹膜炎，癌性胸膜炎**という．

　腹腔の底部に相当するダグラス窩（女性では直腸と子宮の間の窪み，男性では直腸と膀胱の間の窪み）は，癌の腹膜播種巣が最初に現れやすく，直腸指診により触知できることが多い．ダグラス窩への癌播種を**シュニッツラー（Schnitzler）の転移**という．

F　悪性腫瘍の転移が起こる理由

　悪性腫瘍，特に癌が転移しやすいのは以下のような理由による．
①正常の組織，特に上皮では，隣り合う細胞は密に接着していて離れない．これは，細胞と細胞とが接着分子で強固に連結しているからである．癌細胞には接着分子がないか，あっても貧弱なものが多く，腫瘍細胞は容易にばらばらになってしまう．
②悪性腫瘍は周囲の組織に浸潤性に広がるために，容易に組織間隙に浸潤し，あるいは毛細血管を破壊し，リンパ管や毛細血管内に侵入しやすい．
③腫瘍の間質や腫瘍周囲組織には，腫瘍が新生した毛細血管や小静脈が多数存在する．しかもこれらの新生血管は本来の血管に比べてもろい．
④癌細胞は血液内あるいはリンパ液内で生存できる．
⑤癌細胞は，転移した先の環境が今までの環境と違っても，それに順応して増殖する能力をもっている．

G　発癌物質

　山極勝三郎（1863〜1930年）は市川厚一と協同でウサギの耳にコールタールを繰り返し塗ることにより，世界にさきがけて癌を作ることに成功した（1915年）．以来，発癌の研究は，発癌作用のある物質がきわめて多種多様であり，ヒトの生活にかかわっている発癌物質も非常に多いことを

明らかにしてきた．

たとえば，コールタールの中に含まれているベンツピレンは発癌物質としてよく知られている．このベンツピレンはタバコの煙や自動車の排気ガスにも含まれている．

発癌物質が複合すると発癌性は一層高くなる．発癌物質として知られているアスベスト粉塵吸引と喫煙が重複した場合の疫学調査によれば，アスベスト汚染も喫煙歴もない人が肺癌になるリスクを1とした場合，アスベスト粉塵を吸引した非喫煙者が肺癌になるリスクは5倍，アスベスト粉塵吸引歴のない喫煙者が肺癌になるリスクは11倍になるのに対して，アスベスト粉塵吸引と喫煙が重なった場合に肺癌になるリスクは53倍になるという．

発癌物質の中には，ニトロソアミンのように消化管の中で発癌性のない物質から作られてしまうものもある．

現代人は発癌物質の中で生活しているといえる．

発癌物質には，遺伝子のDNAを傷つけて突然変異を起こさせる作用がある．放射線，紫外線なども同様である．

DNAが傷つけられたからといって，それがすべて発癌につながるわけではない．DNAの傷を修復する遺伝子が細胞には備わっており，傷ついたDNAの多くは修復される．一方，DNA損傷を受けた細胞がアポトーシスにより消去される機構もある．しかし，DNAが傷ついた細胞のいくつかは発癌に向かっての変化を起こす．

多量の発癌性物質に被曝してしまった既往があり，その日時がはっきりしている人々を対象にした疫学調査によれば，被曝してから20〜25年後に悪性腫瘍が発見されることが多い．

広島，長崎で原子爆弾に被爆した人々を対象にした調査によれば，被爆後5〜9年に白血病のピークがあり，その他の癌は20年以上たってから増加している．

H 発癌の過程

癌は1個の細胞の癌化に向かう変異で始まり，およそ20〜25年をかけて成長し，個体の生命をおびやかすようになる．

癌細胞は正常細胞から突然に生ずるのではなく，いくつものDNA損傷が積み重なって発癌に至ると考えられている．

細胞が癌化する過程は多段階を経ての進行であるが，大きく3段階に分けられる．すなわち，**イニシエーション**（初期化）(initiation)，**プロモーション**（促進）(promotion)，**プログレッション**（進行）(progression)

図1-49 ● 発癌の過程

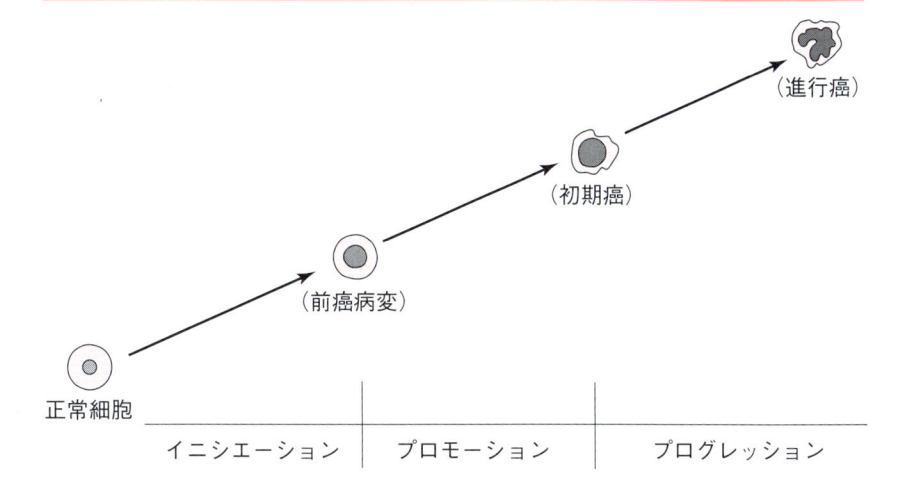

正常細胞 → （前癌病変） → （初期癌） → （進行癌）

イニシエーション｜プロモーション｜プログレッション

の3段階である（図1-49）．

1）イニシエーション

イニシエーションは，正常細胞がDNA損傷を受けて突然変異を起こした段階である．この段階では変異した細胞はまだ癌ではなく，**前癌病変**とよばれる状態にある．

2）プロモーション

前癌病変を癌に導く段階が**プロモーション**である．この段階では，癌化に向けて促進的に作用する物質は必ずしも発癌物質とは限らず，種々の増殖促進物質やホルモンにもその作用がある．食塩（塩辛い食物）もこの段階で促進的に作用するとされている．

3）プログレッション

癌が成立してから癌がさらに悪性化する段階が**プログレッション**である．いったん癌化した細胞は自律的に限りなく分裂増殖する．過度の分裂を繰り返すとDNAは不安定性を増し，遺伝子損傷が加算されるので癌はさらに悪性化する．

発癌と遺伝子異常

正常細胞の増殖およびそのためのシグナル伝達に関係している遺伝子は多数知られており，これらが突然変異したものを**癌遺伝子**（oncogene）とよぶ．これに対し，元の正常遺伝子のことを**癌原遺伝子**（proto-oncogene) という.

癌遺伝子が活性化することで，細胞増殖シグナルのスイッチは"on"に入ったままとなり，そして細胞増殖もスピードアップされて，細胞は無制限の異常増殖をせざるをえない状態になる．このようにして正常細胞は癌化する．

一方，正常細胞には細胞の癌化を抑制する遺伝子群も備わっており，それらは**癌抑制遺伝子**（suppressor gene）とよばれている．癌抑制遺伝子の突然変異や欠失によっても癌化が起こる．

種々の癌遺伝子の活性化と癌抑制遺伝子の突然変異や欠失が次々に起こることにより，発癌に向かう過程は階段を昇るような進行となる．

J 高齢者の癌

男性でも女性でも，60歳を超える頃から癌による死亡は加速度的に増加する（図1-50）．女性のほうが男性に比べると幾分，カーブが緩やかなのは，乳癌による死亡が60歳以後は減少することによるのであろう．乳癌はホルモン分泌が衰える頃になると減少する．

1個の細胞が癌化に向けての突然変異をしてから癌と診断されるまでに成長するには20～25年以上もかかること，そして長く生きれば生きるほど発癌物質にさらされる機会が増すことを考え合わせると，高齢になって癌が急増するのは理解可能である．

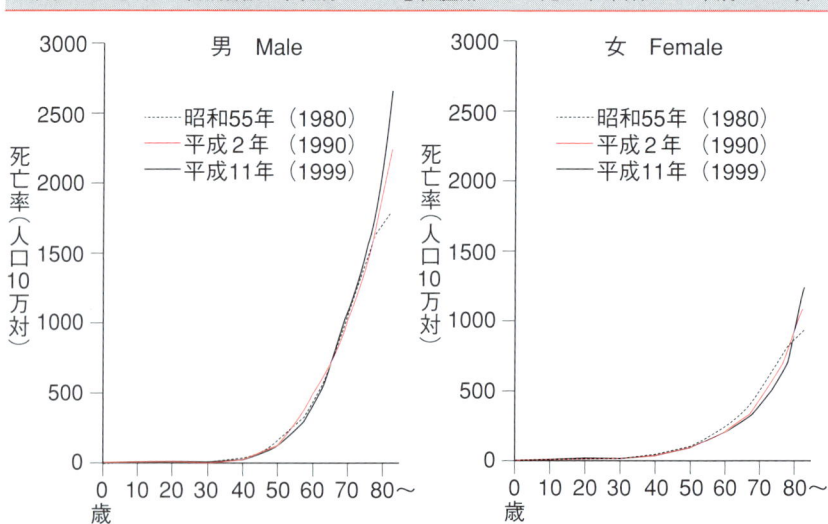

図1-50 ● 性・年齢階級・年次別にみた悪性腫瘍による死亡率（昭和55・平成2・11年）

出典／悪性新生物死亡統計，人口動態統計特殊報告，厚生労働省大臣官房統計情報部編．

しかしそれだけではない．高齢になればなるほど，胸腺の萎縮が進行して免疫機能が低下することも発癌を促進する因子になる．

先天性および後天性免疫不全で悪性腫瘍が多発することはよく知られた事実である．このことは免疫系が発癌を抑制していることを強く示唆する．

腫瘍細胞のHLA抗原は発生母細胞，母組織と基本的には同じである．しかし腫瘍細胞の分化度が低下するにつれてHLA抗原の発現は弱まり，そして正常細胞とは代謝も異なるので，免疫系の監視網に捕捉され処理される腫瘍細胞は少なくないと思われる．

また，抗原特異性のない**NK細胞**（natural killer cell）とよばれる原始的な細胞がいて，これが腫瘍細胞を攻撃して殺してしまうことが知られている．しかしNK細胞の機能もまた，青年期に高く，その後は年齢とともに低下し，高齢者では著しく低くなる．

K 小児の腫瘍

小児の腫瘍も良性腫瘍と悪性腫瘍に大別される．悪性腫瘍は成人の場合と異なり，腫瘍発生までの期間が短い．そして染色体の異常を伴うことが多い．

小児に多い腫瘍は，白血病（leukemia），神経芽腫（neuroblastoma），悪性リンパ腫（malignant lymphoma），網膜芽腫（retinoblastoma），奇形腫（teratoma），腎芽腫（nephroblastoma），肝芽腫（hepatoblastoma），骨肉腫（osteosarcoma）などである．

小児の腫瘍の多くは発生途上の幼弱細胞が腫瘍化したと考えられる．

L 混合腫瘍

特殊な腫瘍である．実質が2種類以上の異なる組織由来の腫瘍細胞から成る腫瘍を混合腫瘍（mixed tumor）という．

1 間葉性混合腫瘍

間葉性の良性腫瘍としては脂肪腫（lipoma），線維腫（fibroma），軟骨腫（chondroma），その他種々のものがある．これらが2種類以上混在している腫瘍が間葉性混合腫瘍（mesenchymal mixed tumor）である．たとえば，脂肪腫の成分と線維腫の成分が混在する腫瘍は線維脂肪腫（fibrolipoma）である．

間葉性混合腫瘍には悪性のものもある．たとえば線維脂肪肉腫（fibroliposarcoma）などである．

2 類臓器性混合腫瘍

小児の腫瘍で，特定の臓器に似た複雑な構造をした腫瘍である．特定臓器に分化する予定の芽細胞が腫瘍化したものと考えられる．

1）腎芽腫（ウィルムス腫瘍）

腎芽腫（nephroblastoma）とは，乳幼児の腎に生ずる悪性腫瘍であり，ウィルムス腫瘍（Wilms' tumor）ともいう．腎臓に分化すべき腎芽細胞が腫瘍化したと考えられる．

複雑な組織像をしており，尿細管や糸球体に似た構造配列をする腫瘍細胞と未熟な間葉性腫瘍細胞が混在する．

2）肝芽腫

肝芽腫（hepatoblastoma）は小児の肝癌である．胎生期の肝組織に似ており，幼弱な肝細胞成分の間に幼弱な間葉性細胞や類骨組織が混在する型が多い．

3 奇形腫

奇形腫（teratoma）は，内胚葉，中胚葉，外胚葉の3胚葉から成る複雑な構造をした腫瘍である．

成熟型と未成熟型とがある．成熟型は卵巣に多く，未成熟型は精巣に多く発生する．

1）成熟奇形腫

成熟奇形腫（mature teratoma）の多くは良性であるが，まれに悪性のものもある．

嚢状の腫瘤をつくる．嚢壁内面に毛嚢や皮脂腺があるため，嚢内には毛髪を含む多量の皮脂腺分泌物が貯留している．その他の成分として骨組織，歯，中枢神経組織，消化管粘膜組織，甲状腺組織なども認められることがある．

2）未熟奇形腫

未熟奇形腫（immature teratoma）は，悪性腫瘍である．3胚葉由来の未熟な組織が混在する充実性腫瘍を形成することが多い．

10 先天異常

先天異常（congenital anomaly）は染色体の異常，遺伝子の異常，個体発生段階での偶発的な事故あるいは環境異常など，その原因は様々であり，原因の不明なものも少なくない．

先天異常は機能異常である**先天性代謝異常**と，形態的な異常である**奇形**に大別される．

A 染色体

正常なヒトの染色体（chromosome）は46本である．これらのうち44本は同じ形，同じ大きさの2本ずつが向き合って22対を成している．これらは**常染色体**（autosome）で，大きさ（長さ）の順に1番から22番まで番号がつけられている．それぞれ対を成している染色体の1本は父方に，他の1本は母方に由来し，**相同染色体**とよばれる．

残りの2本の染色体が**性染色体**（sex chromosome）である．女性では同形同大の1対（XX）であるのに対し，男性では大きい染色体（X）と小さい染色体（Y）の不ぞろいな1対（XY）である．X染色体上には性を規定する遺伝子（gene）の他に，性とは無関係な種々の遺伝子も多数存在している．

女性では2本のX染色体のうちの1本は不活化している．女性の胚発生初期の段階で，個々の細胞でランダムに2本のX染色体の1本が不活化する．この時点で決まった不活化は生涯にわたって受け継がれる．その結果，女性の体では父由来のX染色体だけが働く細胞と，母由来のX染色体だけが働く細胞が，50％：50％前後の割合でモザイク状に分布している．

B 染色体の異常

高度の染色体異常がある場合は生存できない．以下のような染色体異常で，奇形を伴いながらも生存が可能なのは生命維持には直接関連のない染色体の異常に限られる．

1 染色体の数の異常

2本であるべき相同染色体が1本余分にある場合は**トリソミー**（trisomy），1本足りない場合は**モノソミー**（monosomy）という．全体の染

図1-51 ● トリソミーとモノソミー

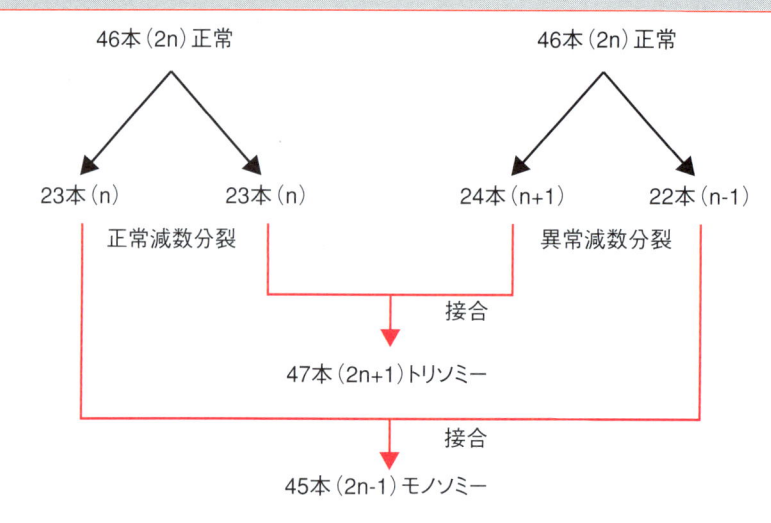

```
     46本(2n)正常                    46本(2n)正常
      ↙     ↘                        ↙      ↘
  23本(n)   23本(n)              24本(n+1)  22本(n-1)
    正常減数分裂                      異常減数分裂
              ↓ 接合          ↓
         47本(2n+1)トリソミー
                     ↓ 接合
              45本(2n-1)モノソミー
```

色体数としてはトリソミーでは47本，モノソミーでは45本である．

　これは，精子あるいは卵子が作られる過程で，減数分裂が行われる際に，ある特定の染色体だけが分裂しないまま，一方の娘細胞に入ってしまうことによる（図1-51）．

2 染色体の構造異常

　染色体が切断されても多くは修復される．しかし以下のような異常を生ずることがある．

（1）欠　　失
　染色体の一部が切断により失われる．

（2）転　　座
　切断された染色体の一部が他の染色体に結合する．

（3）逆　　位
　ひとつの染色体が2か所で切断され，切断片が方向を逆にして元の染色体に結合する．

（4）重　　複
　染色体の一部が二重になる．

3 常染色体異常による疾患*

（1）ダウン（Down）症候群
　21番染色体にトリソミーがある．
　発生頻度は母親の初産が35歳以上になると高くなり，40歳を超えると急激に高くなる．

> 常染色体異常による疾患：染色体異常によって腫瘍もしばしば生ずる．
> 　小児の悪性腫瘍である網膜芽腫瘍（retinoblastoma）では，13番染色体の長腕が欠失しており，この部分に癌抑制遺伝子が存在することが知られている．また，リンパ腫，白血病では遺伝子の転座が多数知られている．

扁平な顔で，耳は小さく，眼はつり上がっている．中等度の知能障害を伴う．心臓奇形を伴うことが多い．老化が比較的早く，悪性腫瘍の発生率が高い．

（2） エドワーズ（Edwards）症候群

18番染色体のトリソミーである．

後頭部が突出し，顎が小さい．高度の知能障害がある．心臓奇形を伴うことが多い．

（3） パトウ（Patau）症候群

13番染色体のトリソミーである．

小眼球あるいは無眼球症，口唇－口蓋裂，多指あるいは合指症，高度の知能障害がある．

（4） 猫鳴き症候群　cat cry syndrome

5番染色体に欠失がある．

乳児期の泣き声が猫の鳴き声に似ている．これは喉頭の形成不全による．頭が小さく，両眼の間が広い．中等度〜高度の知能障害を伴う．

4 性染色体の数の異常による疾患

（1） ターナー（Turner）症候群

性染色体のモノソミーで，XXであるべき女子の性染色体がXO，つまりX染色体が1本しか認められない異常である．

外見は女性であるが，生殖器は形成不全，あるいは無形成である．

身長が低く，首から肩にかけての皮膚は「水かき」に似ている．そして肘関節で前腕が外側に曲がる異常も認められる．

（2） クラインフェルター（Klinefelter）症候群

XYであるべき男子の性染色体がXXYであったり，XXXYであったりする異常である．

外見はほぼ正常な男子であるが，精巣は小さく，精子は形成されない．女性化乳房がしばしば認められる．

C 単一遺伝子の異常

染色体上にある遺伝子の総数は，ヒトではおよそ3万〜3万5000と推定されている．染色体に見かけ上，異常が認められなくても，重要な機能を担当する遺伝子に異常があれば先天異常になる．

単一遺伝子の異常はメンデルの法則に従って遺伝する．

ある形質には，それに対応する父由来の遺伝子と母由来の遺伝子がある．2つの遺伝子が同一の個体は**ホモ接合体**，異なる個体を**ヘテロ接合体**とい

う．

　ヘテロ接合体の場合，一方の遺伝子の形質発現が優性で，他方の遺伝子の形質発現がマスクされてしまうことがある．すなわち，ある特定の形質発現に関しては優性な遺伝子と劣性な遺伝子とがある．メンデルの法則に従う遺伝では，前者の変異では**優性遺伝**に，後者の変異では**劣性遺伝**になる．

1 常染色体優性遺伝の疾患

　患者の多くは常染色体上に優性変異遺伝子を1個持ったヘテロ接合体である（図1-52-a）．ホモ接合体は生存できないことが多い．

　両親の一方から変異遺伝子を伝えられる場合が多い．突然変異によって発症することもある．

　マルファン（Marfan）症候群，ハンチントン（Huntington）病，レックリングハウゼン（von Recklinghausen）病，成人性嚢胞腎症，多内分泌腫瘍症，常染色体優性口蓋裂症，家族性アトピーなどがある．

2 常染色体劣性遺伝の疾患

　相同染色体上に相対する2個の遺伝子の一方に変異が生じても，もう一方の遺伝子が正常なら，多くの場合，機能は代償されるので発症しない．したがって単一遺伝子の異常による疾患の多くは劣性遺伝である（図1-52-b）．

　先天性代謝異常の多くは1つの酵素欠損によるものであり，この形式の遺伝疾患である．

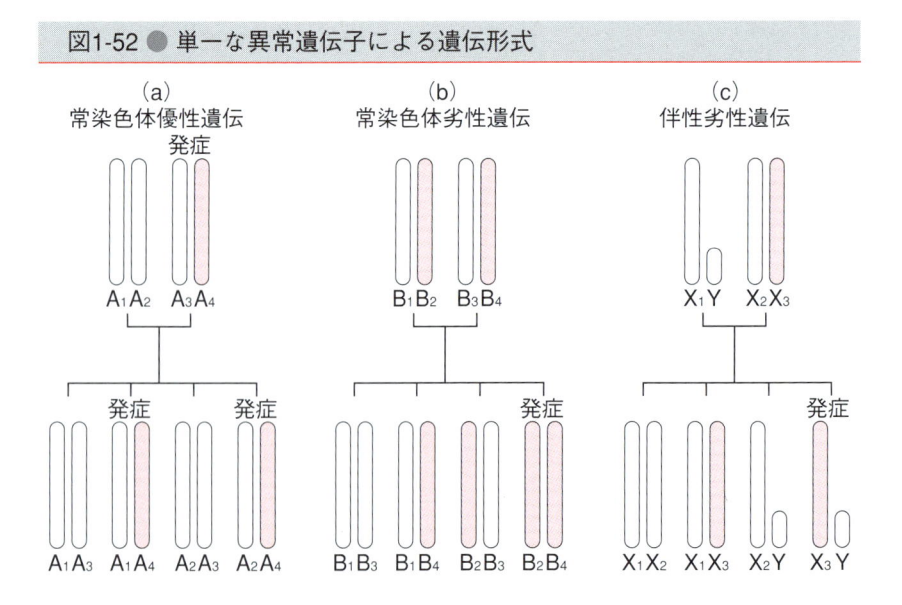

図1-52 ● 単一な異常遺伝子による遺伝形式

(a) 常染色体優性遺伝
発症
A_1A_2　A_3A_4
　　　発症　　　発症
A_1A_3　A_1A_4　A_2A_3　A_2A_4

(b) 常染色体劣性遺伝
B_1B_2　B_3B_4
　　　　　　　発症
B_1B_3　B_1B_4　B_2B_3　B_2B_4

(c) 伴性劣性遺伝
X_1Y　X_2X_3
　　　　　　　発症
X_1X_2　X_1X_3　X_2Y　X_3Y

種々の先天性糖質代謝異常，脂質代謝異常，アミノ酸代謝異常のほかに，ウィルソン（Wilson）病，フリードライヒ（Friedreich）失調症，囊胞性線維症などがある．

3 伴性劣性遺伝の疾患

X染色体上にある劣性変異遺伝子による疾患であり，X染色体が1本のみである男性は例外なく発症する．一方，X染色体2本を持つ女性はヘテロ接合体となるので発症しない．女性でもホモ接合体であれば発症する（図1-52-c）．

デュシャンヌ（Duchenne）型筋ジストロフィー，痙性麻痺，血友病，遺伝性ムコ多糖類症Ⅱ型，無γグロブリン血症などがある．

D 多数遺伝子による疾患

身長や体重のように個人差が少しずつあり，全体として正規分布をする形質の発現には多数の遺伝子が関係している．これらは**体質**を規定している遺伝子群であり，すべての個人に発現している．体質には環境因子も影響する．

一方，**不連続遺伝形質**とよばれる遺伝形質がある．正常遺伝子と異常遺伝子とのバランスによって，つまり，異常遺伝子の数がある割合以下なら発現しないが，ある割合以上になると突然に発現する形質である．メンデルの法則に従わない，多数遺伝子による先天異常の多くはこの形式の異常による．先天性心臓奇形，口唇裂，口蓋裂などにこの例が見られる．

E 先天異常を起こす環境因子

奇形の原因は詳細不明なものが多い．遺伝的因子と環境因子が相互に関連している場合が多いと考えられる．

1 奇形を生じる物質

妊娠初期の風疹ウイルス感染，サイトメガロウイルス感染，母親の飲酒，喫煙，ヒダントイン，ワーファリン，サリドマイドなどの薬物使用，放射線被曝などは奇形を生じる危険が高い．

胎児の臓器の基礎は胎生第3～8週に形成されるので，この時期に異常を起こす原因が加わると奇形を生じる．奇形を生じる因子が胎生の早い時期に作用するほど，奇形は高度のものとなる．

2 | 母体因子

先天奇形の頻度は母親が35〜40歳を過ぎると急増する．

母親が糖尿病の場合，血糖コントロールが悪いと，心臓奇形，その他の先天異常を起こす頻度が高い．また，巨大児を出産することが多い．

胎盤の血行障害を起こすような因子は胎児に酸素欠乏をもたらし，奇形の原因になる．

F 奇形とアポトーシス

個体が正しく形成されるには莫大な数の担当遺伝子が定まった順序で正確に発現して連携することが不可欠であるだけでなく，発生過程での**アポトーシス**，すなわち消退すべき組織や細胞群の消退が正確な時期に正確な場所で行われなければならない．この発生過程の調和が乱されると奇形が生ずる．

G ミトコンドリア遺伝子の異常による疾患

細胞質内に散在する微小器官であるミトコンドリアは，その中に独自の遺伝子をもっている．酸素を必要とする生物は人間も含め，ミトコンドリアでの酸化的リン酸化によってエネルギーを得て生存している．

ミトコンドリアDNAに変異が生ずると，その細胞は機能を維持できない．ミトコンドリアDNAの変異が問題になるのは，神経細胞や骨格筋細胞などのように，生後に細胞分裂をしない細胞においてである．これらの細胞では障害のあるミトコンドリアを細胞分裂で補充することができないからである．

ミトコンドリア遺伝子の変異による疾患は，中枢神経と骨格筋に機能障害があることから，**ミトコンドリア脳筋症**（mitochondrial encephalomyopathy）とよばれている．変異のあるDNAの違いによって，症状がやや異なる．例えば脳筋症の他に糖尿病があったり，難聴があったりする．

ミトコンドリア遺伝子の異常による疾患は細胞質を介しての遺伝をする．すなわち**母系遺伝**をする．

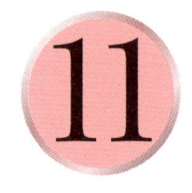

11 老化

生きるものはすべて，病気や事故に合わないかぎり，出生してから成長，

発達して成熟期を迎えて本来の機能を発揮する．しかしその活動期間には限りがあり，やがて機能は時とともに徐々に低下し，最終的には停止して死に至る．人間もその例外ではない．

老化（senescence）とは，成熟期以後に**加齢**（aging）とともに各臓器の機能が低下し，最終的には生態内部環境を一定に保つこと（ホメオスターシス）が困難になり，個体死に至る過程である．

A 老化の原因

生きるものはなぜ老いるか？ 昔から多くの人々が抱き続けてきた，この疑問に，今日の科学もまだ最終解答を出せない．しかしこの問題を考える際に重要な参考になる，以下のような事象が明らかにされている．

1 生体を構成する細胞の老化

ヒトの体細胞，たとえば線維芽細胞を採取して試験管内で培養してみると，細胞はある回数（胎児の細胞で約50回）までしか分裂することができない．

それは，染色体の末端に**テロメアDNA**とよばれるDNAの繰り返し配列があり，細胞が分裂するごとにそれが短縮してゆくからである．あるところまで短縮すると細胞は分裂しなくなる．テロメアDNAが限界まで短縮してしまうと，染色体は安定性を失い，細胞は死ぬ．

若い人から採取した線維芽細胞に比べ，高齢の人から採取した線維芽細胞のテロメアDNAは短く，分裂の余力もわずかしかない．

テロメアDNAの短縮は細胞の老化を意味すると解釈できる．

2 老化を促進する遺伝子異常

異常に早く老化を起こす遺伝子異常が知られている．ウェルナー（Werner）症候群では8番染色体上の遺伝子に異常があり，白髪，禿頭，白内障，動脈硬化が30歳以前に出現し，50歳まで生存するのは難しい．

同じような**早老症**のコケイン（Cockayne）症候群では10番染色体上の遺伝子に異常が認められる．21番染色体トリソミーのダウン（Down）症候群も老化が比較的早い．

いくつかの特定の遺伝子異常で老化が早められることは，老化や寿命を規定している遺伝子が複数存在する可能性が示唆される．

3 活性酸素ラジカルのDNA傷害作用

呼吸により酸素を体内にとり入れ，酸化によってエネルギーを得て生存

する生物では，代謝の過程で活性酸素ラジカルが発生する．これは酸化作用が強く，DNAを傷害する．

DNAは染色体上の遺伝子だけでなくミトコンドリアにも存在している．ミトコンドリアは細胞質内に散在し，酸素を消費してエネルギーを作り出す役割を担っている．ミトコンドリアはその中に固有のDNAをもっている．

活性酸素ラジカルはミトコンドリアでの酸化過程で発生する．したがってDNAが傷害されるリスクは染色体上のDNAよりもミトコンドリアのDNAのほうがはるかに高いと考えられる．しかも染色体DNAには傷を修復する酵素があるが，ミトコンドリアDNAにはそれがない．

ミトコンドリアDNA傷害によるエネルギー産生能の低下は老化に伴う細胞機能の低下をよく説明できる．

神経細胞や心筋細胞，骨格筋細胞のように，生後に分裂しない細胞の老化はテロメアDNAの短縮では説明できない．これらの細胞では，ミトコンドリアDNAの変異が加齢とともに蓄積する．

B 主要な臓器，組織の老化に伴う変化

1 胸　腺

胸腺は10歳前後で約30gと最大になった後，加齢とともに急速に萎縮して脂肪組織に置き換えられていく．高齢になると，胸腺組織が脂肪組織の中にわずかに散在するのみの状態になる（図1-53，54）．

胸腺の萎縮が進行するにつれてTリンパ球の免疫機能は低下していく．

そしてTリンパ球機能の低下はBリンパ球機能に波及する．

免疫系の機能低下は感染に対する抵抗力を低下させ，悪性腫瘍の発生を

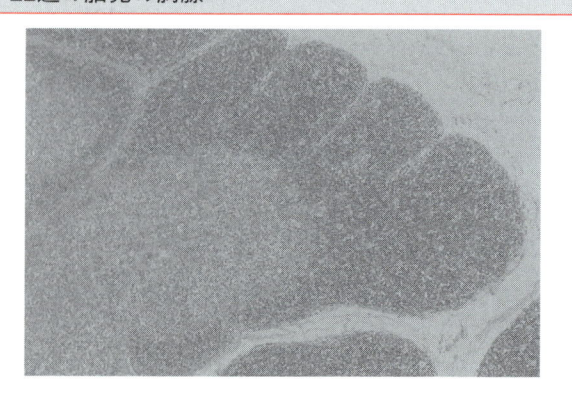

図1-53 ● 22週の胎児の胸腺

図1-54 ● 72歳男性の胸腺

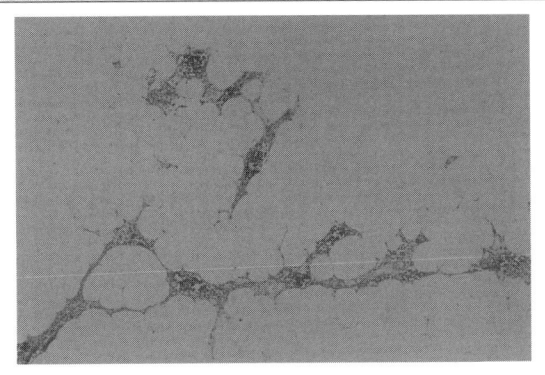

脂肪組織の中に胸腺組織がわずかに残存している

抑制する力も低下させる.

2 心臓-血管系

　高齢になると心臓は萎縮し，心臓の拍出量は80歳では青年期の60〜70%にまで低下する.

　動脈は大動脈も中・小動脈も加齢とともに硬化が進行する．動脈硬化は粥状硬化あるいは内膜の線維性肥厚の形で進行し，血管壁の弾力性は低下し，血管腔は狭小化する.

　動脈には，各臓器や組織に血液を供給するだけでなく，血圧の急激な変動や心拍出による脈波を血管壁の弾力で和らげる緩衝作用の役目もある．血管壁の弾力性低下により，血圧の上昇や低下が，もろに各臓器や組織に波及するようになる．その結果，通常なら十分に耐えられる血圧の変動や脈波が臓器，組織を傷害することが高齢者では起こりうる.

　また，血管の弾力性低下により血管内皮が傷害されやすくなるため，血栓が形成されやすくなる.

3 脳

　高齢になると，脳の萎縮が特に前頭葉で目立つようになる．脳の重量も減少する.

　動脈硬化の進行による乏血性変化（小梗塞や神経細胞の乏血性変化など）も高齢になると多数認められるようになる.

　大脳皮質では神経細胞が減少するだけでなく，**老人斑**（図1-55），アルツハイマー（Alzheimer）神経原線維変化（図1-56）がまばらに散見されるようになる．**老人斑**はβたんぱくとよばれるたんぱくがアミロイドとなって沈着したものである．**アルツハイマー神経原線維変化**は神経細胞の胞

図1-55 ● 老人斑（98歳男性）

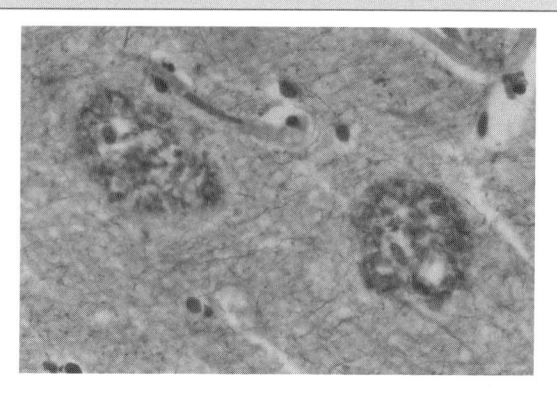

図1-56 ● アルツハイマー神経原線維変化（98歳男性）

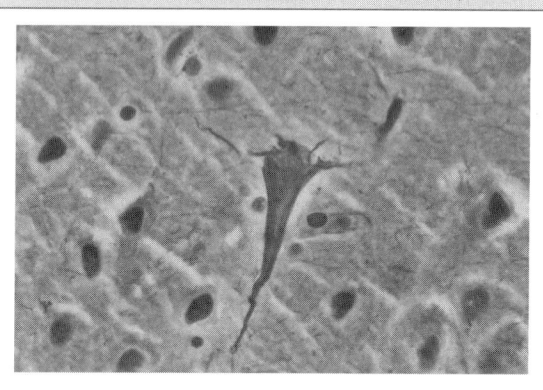

体内に特殊なフィラメントが形成された状態で，神経細胞の障害を意味する．

アルツハイマー病は50歳以降に発症する．痴呆を主症状とする疾患で，脳の萎縮が前頭葉から頭頂葉，側頭葉にかけて強い．この疾患では老人斑，アルツハイマー神経原線維変化が大脳皮質に多数出現する．

高齢者の脳では，アルツハイマー病でなくても老人斑やアルツハイマー神経原線維変化がまばらに認められる．

4 肺

高齢者は肺炎（気管支肺炎，巣状肺炎）になりやすい．細菌に対する抵抗力が減少していることのほかに，咽頭－喉頭反射が低下しているために誤嚥を起こしやすいことにもよる．

肺胞中隔の弾力性低下による肺胞の拡大が高齢者では目立つ．このような肺を**老人肺**といい，肺は含気を増して大きく，軟らかい．

肺胞中隔の破壊による**肺気腫**も高齢者に多い．

5 腎

　高齢になると腎は中等度に萎縮する．50歳頃から糸球体の硝子化が散見されるようになり，80歳代では糸球体の約30％は硝子化し，腎機能は青年期の約70％に低下する．

　加齢に伴う糸球体の減少や腎機能の低下は，主として腎の動脈，小動脈の硬化による（図1-57）．

　加齢による腎の動脈硬化は他の臓器の動脈硬化よりも早く，そして高度になる傾向がある．それは，糸球体で血液を濾過して尿をつくる腎の特性を反映して，腎動脈の血流量が非常に大きいことによる．

6 肝　臓

　高齢になるにつれて肝臓は萎縮し，肝機能は低下する．しかし肝臓は予備力の大きい臓器であるため，肝疾患の合併がなければ老化が原因で肝機能不全になることはない．

7 消 化 管

　胃粘膜は加齢とともに萎縮が進み，腸上皮化生が目立つようになる．

　腸は高齢になっても比較的よく保たれている．しかし動脈硬化による虚血性大腸炎（ischemic colitis）は比較的多い．

8 骨

　骨粗鬆症（osteoporosis）が高齢の女性に多い．その原因としては，骨形成を促進するエストロゲンの分泌低下，消化管からのカルシウムの吸収低下のほかに，日常の筋力活動の低下も無視できない．骨の形成，維持に

図1-57 ● 腎の小葉間動脈（85歳男性）

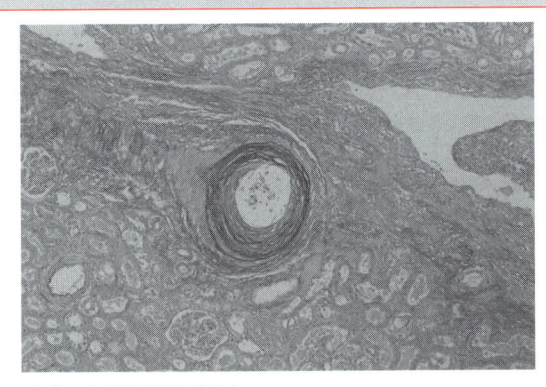

内膜の線維性肥厚が目立つ

は骨格筋を使う運動が非常に重要である．

9 骨　髄

　骨髄は加齢とともに萎縮し，脂肪化が進む．造血細胞が減少するため，高齢者では貧血が起こりやすい．

10 生殖器

　精巣は50歳以降，萎縮が進む．前立腺は，外腺は萎縮するが内腺は逆に肥大することが多い．

　卵巣は25～30歳以降，加齢とともに萎縮し，エストロゲン，プロゲステロンの産生は歳とともに低下する．

《参考文献》
- 小川鼎三：医学の歴史〈中公新書39〉，中央公論新社，1964．
- 小澤高将：老化とミトコンドリアDNAの変異，細胞工学，12(3)：191，1993．
- Kerr,J.F.R., et al.：Apoptosis ; a basic biological phenomenon with wide-ranging implications in tissue kinetics, Br. J. Cancer, 26：239, 1972.
- 菊地浩吉，吉木敬編：新病理学総論，改訂16版，南山堂，1998．
- 黒木登志夫：新版がん細胞の誕生；人は何故がんになるのか〈朝日選書384〉，朝日新聞社，1989．
- 厚生労働省大臣官房統計情報部編：悪性新生物死亡統計；人口動態統計特殊報告，厚生統計協会，2001．
- 多田富雄：免疫の意味論，青土社，1993．
- 田沼靖一編：アポトーシスと医学，羊土社，1997．
- 糖尿病診断基準検討委員会：糖尿病の分類と診断基準に関する委員会報告，糖尿病，42(5)：385，1999．
- 原満編：病理リポート；医療の最前線からの病理報告，診断と治療社，1997．

第2章

生体と微生物

1 微生物学の基礎知識

A 病原微生物研究の流れ

　有史以前から知られていた恐ろしい感染症が，肉眼で見えない小さな生物（微生物）によって引き起こされることが明らかになったのは，歴史的にはごく最近のことである．19世紀後半から20世紀の初めにかけて，ロバート・コッホが炭疽菌，結核菌を発見したのをはじめとして，ジフテリア菌（レフレル），破傷風菌（北里柴三郎），赤痢菌（志賀潔）が次々と発見された．ルイ・パスツールは滅菌・消毒法を確立し，狂犬病ワクチン開発をはじめとする微生物研究の礎を築いた．感染症の原因となる微生物が判明すると，次は，その治療薬が開発された．19世紀前半には，ドイツにおいて，サルバルサン，サルファ剤など合成化学療法薬が開発された．その後，青かびの産生する物質（ペニシリン）に細菌を殺す作用があることが発見され，1941年にペニシリンが実際に患者に使用されるようになって以来，本格的な化学療法薬の開発が急速に進み，多くの薬剤が開発されてきた．

　しかし，病原細菌は化学療法剤が臨床使用されると，まもなく，それらの薬剤の存在下でも生存できるように変化した耐性菌を生み出してきた．近年でも，新しい感染症が次々と発見されている．

　このような，治療困難な感染症，新しい感染症にどのように対処するかが，新たな問題となっている．

B 病原微生物の種類と大きさ

感染症法：1897（明治30）年に施行された伝染病予防法を改正した「感染症の予防及び感染症の患者に対する医療に関する法律」の略称．1999年4月から施行された．2003年の改正により感染症は1～5類感染症に分類され，2006年の改正では結核予防法やエイズ予防法を取り込んだ．

　表2-1に1999年に施行され，その後幾度も改正されてきた「**感染症の予防及び感染症の患者に対する医療に関する法律**」（**感染症法***）に記載された感染症とその原因となる病原微生物を示す．ここに記載したように感染症の原因となる微生物（病原微生物）は，細菌，ウイルス，リケッチア，クラミジア，真菌，原虫に分けられる．図2-1はこれらの病原微生物の大きさを比較したものである．普通カビと呼ばれている真菌や動物に分類される原虫は比較的大きく，1～50μmだが，いずれも顕微鏡では見えるが，肉眼ではまったく見えない．

　細菌の大きさは約1μmで，染色し，光学顕微鏡で1000倍に拡大することにより，その形が観察できる．ウイルスは細菌よりもさらに小さく0.01

表2-1 ● 感染症法における感染症の分類（2016年2月）

分類	原因微生物の区分	感染症名
1類感染症	ウイルス	エボラ出血熱，クリミア・コンゴ出血熱，痘そう，南米出血熱，マールブルグ病，ラッサ熱
	細菌	ペスト
2類感染症	ウイルス	急性灰白髄炎，重症急性呼吸器症候群（SARS），鳥インフルエンザ（H5N1），鳥インフルエンザ（H7N9），中東呼吸器症候群（MERS）
	細菌	結核，ジフテリア
3類感染症	細菌	コレラ，細菌性赤痢，腸管出血性大腸菌感染症，腸チフス，パラチフス
4類感染症	ウイルス	E型肝炎，A型肝炎，鳥インフルエンザ（H5N1およびH7N9を除く），黄熱，日本脳炎，ウエストナイル熱，狂犬病，ジカウイルス感染症，腎症候性出血熱，デング熱，ハンタウイルス肺症候群，Bウイルス病，ニパウイルス感染症，リッサウイルス感染症，サル痘，オムスク出血熱，キャサヌル森林病，西部ウマ脳炎，ダニ媒介脳炎，チクングニア熱，東部ウマ脳炎，ベネズエラウマ脳炎，ヘンドラウイルス感染症，リフトバレー熱，類鼻疽，重症熱性血小板減少症候群（SFTS）
	細菌	炭疽，回帰熱，ボツリヌス症，ライム病，ブルセラ症，レジオネラ症，野兎病，レプトスピラ症，鼻疽
	クラミジア	オウム病
	リケッチア	つつがむし病，日本紅斑熱，発しんチフス，Q熱，ロッキー山紅斑熱
	真菌	コクシジオイデス症
	寄生虫・原虫	エキノコックス症，マラリア
5類感染症	ウイルス	咽頭結膜熱，インフルエンザ（鳥インフルエンザ，新型インフルエンザ等感染症を除く），ウイルス性肝炎（E型肝炎，A型肝炎を除く），感染性胃腸炎（ロタウイルス），急性出血性結膜炎，急性脳炎（ウエストナイル脳炎，西部ウマ脳炎，ダニ媒介脳炎，東部ウマ脳炎，ベネズエラウマ脳炎，日本脳炎およびリフトバレー熱を除く），後天性免疫不全症候群，水痘，性器ヘルペスウイルス感染症，尖圭コンジローマ，伝染性紅斑，手足口病，ヘルパンギーナ，麻しん，無菌性髄膜炎，風しん，先天性風しん症候群，流行性耳下腺炎，クロイツフェルト・ヤコブ病*，RSウイルス感染症，流行性角結膜炎，突発性発しん
	細菌	A群溶血性レンサ球菌咽頭炎，劇症型溶血性レンサ球菌感染症，メチシリン耐性黄色ブドウ球菌感染症，百日咳，破傷風，バンコマイシン耐性腸球菌感染症，梅毒，ペニシリン耐性肺炎球菌感染症，細菌性髄膜炎，侵襲性インフルエンザ菌感染症，侵襲性肺炎球菌感染症，侵襲性髄膜炎菌感染症，薬剤耐性緑膿菌感染症，マイコプラズマ肺炎，淋菌感染症，バンコマイシン耐性黄色ブドウ球菌感染症，薬剤耐性アシネトバクター感染症，カルバペネム耐性腸内細菌科細菌感染症
	クラミジア	クラミジア肺炎（オウム病を除く），性器クラミジア感染症
	真菌	播種性クリプトコックス症
	寄生虫・原虫	アメーバ赤痢，クリプトスポリジウム症，ジアルジア症
新型インフルエンザ等感染症	ウイルス	新型インフルエンザ，再興型インフルエンザ

＊病原体はプリオンと呼ばれるたんぱくで，ウイルスとは異なる

図2-1 ● 原生微生物の大きさ

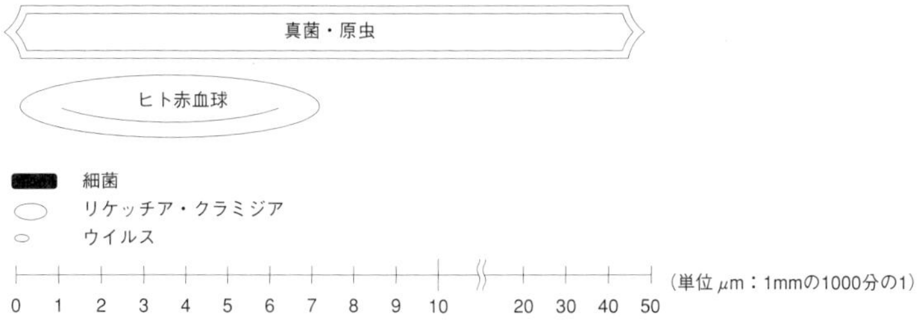

真菌・原虫

ヒト赤血球

■ 細菌
○ リケッチア・クラミジア
○ ウイルス

0　1　2　3　4　5　6　7　8　9　10　20　30　40　50　（単位μm：1mmの1000分の1）

~0.3 μmであるため電子顕微鏡でなければ見えない．大きさが小さいばかりでなく，細胞を基本単位としていない点で他の微生物とは大きく異なっている．これらの病原微生物が，どこに生息し，どのような経路で人に感染するか，人体内でどのように増殖し，病気を起こすのかを知ることは，感染症の予防と感染症患者の治療のうえでも，また，医療従事者が感染するのを防ぐうえでもたいへん重要である．以下，主要な病原微生物の性質を述べる．

C 細　菌

1 形態と構造

細菌は単細胞生物であり，分裂して増殖する．球形の細菌を**球菌**（*coccus*），細長いものを**桿菌**（*bacillus*），コンマ状のものを**ビブリオ**，ラセン状のものを**スピロヘータ**（*spirochaeta*）という（図2-2）．球菌のうち，不規則に配列しているものを**ブドウ球菌**，鎖状につながるものを**レンサ球菌**，2個ずつつながっているものを**双球菌**とよぶ．一般に細菌は菌種ごとに決まった細胞の形となるが，条件により球菌状から長いフィラメント状になるものもあり，これを多形性といっている．

細菌の染色法のなかでも，**グラム染色**は細菌の分類の基礎となる最も基本的なものである．この染色により，**細菌はグラム陽性菌とグラム陰性菌**に大別される（本章-⑤-B-1「細菌」を参照）．

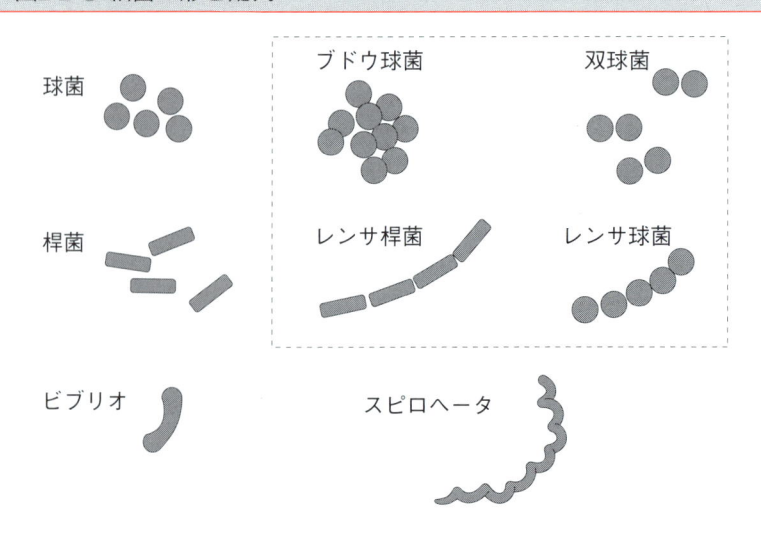

図2-3に細菌細胞の構造を模式的に示す．細菌の細胞は，動物細胞，原虫，真菌の**真核細胞**（eukaryote）と異なり，核膜，核小体，ミトコンド

図2-2 ● 細菌の形と配列

図2-3 ● 細菌細胞の構造の模式図

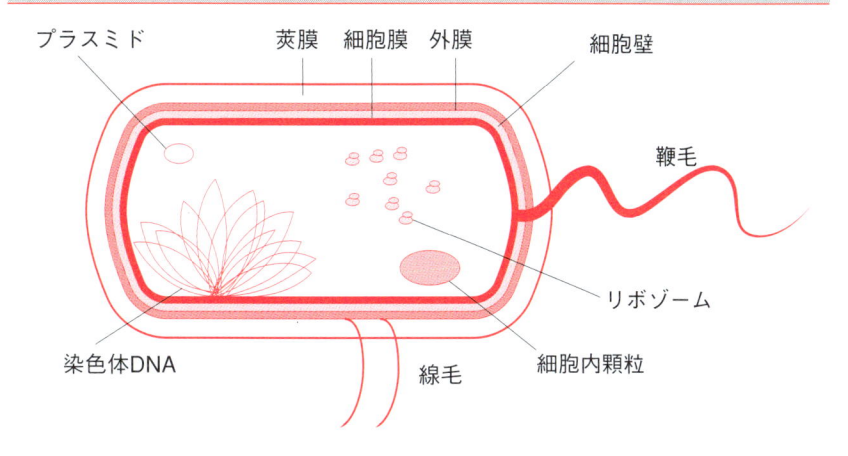

　リアがない．およそ1 mmの長さの環状染色体DNAが折りたたまれて膜に包まれずに細胞質に存在しているので，**原核細胞**（prokaryote）とよばれる．細胞膜の外側に細胞壁をもつのが細菌細胞の特徴である．細胞壁はペプチドグリカンを主成分とした強固な構造であり，細胞内の高い浸透圧を保持し，細胞の形を保つうえで重要な役割を果たしている．

　グラム陽性菌とグラム陰性菌とでは，細胞壁とその外側の構成が大きく異なっている．グラム陽性菌の場合は，厚い細胞壁をもっている．これに対してグラム陰性菌の場合は，薄い細胞壁の外側に細胞膜（外膜）をもっている．グラム陰性菌の外膜には特有のリポ多糖（lipopolysaccharide；LPS）が存在する．この細胞表層の構造上の違いは化学療法薬の有効性や病原性とも深く関係している．物質が細胞内に取り込まれるには，グラム陰性菌の場合，外膜に存在する透過孔（ポーリン）を通過することが必要であるが，分子量の大きなバンコマイシンなどは，透過孔を通過できないためグラム陰性菌にはまったく効力をもたない．細胞壁の内側には，脂質とたんぱく質からできた細胞質膜がある．細胞の中側は高い浸透圧が保持されているが，細胞質膜は，物質をこの高い浸透圧の濃度勾配に逆らって輸送する役目を果たしている．

　細胞質中にはたんぱく合成の場になる**リボゾーム**や生命活動の維持に必須な各種の酵素がある．**染色体DNA**，**プラスミドDNA**，**細胞内顆粒**も細胞質内に存在する．染色体DNA上には，細菌の生命活動に必要なすべての遺伝情報がある．プラスミドとは細胞内に存在し染色体DNAとは別に複製する環状DNAをいう．小さくて伝達されない非伝達性プラスミドと，大きなサイズで，ある菌から別の菌へ，接合伝達される伝達性プラスミドとがある．薬剤耐性遺伝子をもつプラスミド，毒素遺伝子をもつプラスミドなどが知られている．細菌はこのほかに，いくつかの特徴的な表層構造

1 微生物学の基礎知識

をもっているものがある.

鞭毛は細菌の運動に関与する器官で,スクリューのように回転して細菌を移動させる.菌の種類により,鞭毛をもたない菌(無毛菌),1本の鞭毛をもつ菌(単毛菌),片側に数本の鞭毛をもつ菌(叢毛菌),両端に鞭毛をもつ菌(双毛菌),周辺全体に鞭毛をもつ菌(周毛菌)に分けられる.**線毛**は接着に関与する器官で,菌同士の接着や,菌と宿主の細胞との接着に関与している.**莢膜**は,それをもつ菌が白血球に貪食されにくくなるなど,病原性に深く関係している表層構造で,同じ菌種のなかでも,莢膜をもつ菌ともたない菌がある.

バチルス属(炭疽菌),クロストリジウム属(破傷風菌,ボツリヌス菌,ガス壊疽菌など)の細菌は,環境条件が悪くなると,芽胞とよぶ細胞形態をとる.芽胞(spore)は染色体DNA,リボゾームRNAなど必須な生体成分が非常に丈夫な殻で包まれた,脱水状態で増殖が休止した状態にある菌である.芽胞は熱や消毒剤,乾燥にも強いので,芽胞を作る菌の消毒には特に注意が必要である.

2 細菌の増殖

細菌の増殖に必須な成分は水,有機物(ブドウ糖などの糖類),無機塩類である.菌の種類によっては,これに加えて,アミノ酸,ビタミンを必要とする.細菌を人工的に培養するために,これらの成分を含み,pHを調製したものが培地である.**培地**には,**液体培地**と寒天を加えて固形化した**固形培地**がある.適当な培地中に細菌を接種した場合,初めは菌数が増加しない時期(誘導期)があるが,やがて分裂を開始し,2分裂で次々と増殖する(対数増殖期).液体培地に植えた場合には,液体培地は最初の目に見えない状態から,多量の菌の生育した濁った状態に変化し,固形培地に植えた場合には,培地上に集落を形成して,増殖は停止する(静止期).

病原細菌のほとんどは人体の温度(36～37℃)と人体内の水素イオン濃度(pH7.2～7.4)で最もよく発育する.ヒトや動物の生育には酸素が不可欠であるが,細菌の酸素要求性は種類により異なっている.**好気性菌**は,酸素がない状態では増殖できない菌である.**嫌気性菌**は,酸素が存在すると増殖できない菌である.酸素がある状態でも,ない状態でも生育できる菌を**通性嫌気性菌**とよんでいる.

人体の中は,酸素がない状態であるため,腸管の中には嫌気性菌がたくさん生息している.嫌気性菌の培養は,酸素量を減らし,他のガス(炭酸ガス,窒素ガス)で置き換えたうえで行わなくてはならない(嫌気培養).

細菌の成分は70%の水とたんぱく質,核酸,脂質,糖などの生体高分子

である．

　生きている細菌は外からブドウ糖などの栄養分を取り込み，菌体内で分解してATPを産生してエネルギー源とするとともに，生体成分の合成に必要な低分子物質をつくる．これを**異化代謝**とよぶ．

　嫌気性菌と好気性菌とではブドウ糖を分解しエネルギーを得る方法が異なっている．嫌気性菌は，ブドウ糖を酸素を必要としない代謝系（**発酵**）で分解し，必要なエネルギーを得ている．これに対して好気性菌では，酸素を必要とする代謝系である呼吸鎖をもち，効率よくATPを産生している（**呼吸**）．

　通性嫌気性菌は呼吸と発酵の両方の経路をもっている．

　得られたエネルギーと低分子物質から，たんぱく質，多糖体，核酸などの生体高分子を合成する過程を**同化代謝**とよぶ．細菌細胞の複製に必要な生体高分子の合成ができて初めて，細菌は増殖することができる．

D クラミジア，リケッチア

1 形態と構造

　クラミジアと**リケッチア**は，単細胞で，核DNAをもち，2分裂で増殖する点では細菌と同じであるが，いくつかの合成系を欠いているので，人工培地上で増殖することができない不完全な細菌と理解されている．宿主の細胞内に侵入し，欠損している物質の供給を受け，増殖をする**偏性細胞寄生性細菌**である．

　クラミジアは直径0.3〜1.5 μmの大きさの球状の細菌である．細胞壁はもつが，その骨格はペプチドグリカンではない．

　リケッチアは大きさは0.3〜0.5×0.3 μmの球桿菌状の細菌である．ペプチドグリカンを骨格とした細胞壁をもつ点では，グラム陰性菌に類似している．

2 クラミジア，リケッチアの増殖

　クラミジアは独特の増殖環で増殖をする（図2-4）．感染力をもつ粒子は**基本小体**（elementary body）とよばれ，宿主細胞の食作用によって細胞内に取り込まれる．

　基本小体は感染6〜7時間後に増殖型粒子である**網様体**（reticulate body）に変換し，空胞内で増殖する．網様体あるいは網様体から基本小体に変換する過程の中間体がたくさん集まっている空胞を，細胞内封入体とよぶ．やがて封入体内に基本小体が充満すると，封入体は破れ，細胞外

図2-4 ● クラミジア・リケッチアの増殖

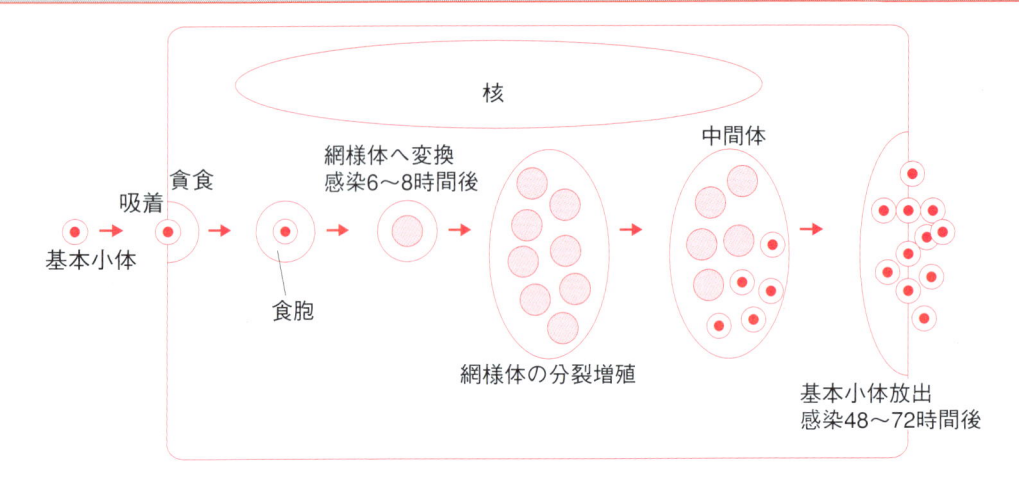

に放出され，次の細胞へと感染することを繰り返して増殖する．

　リケッチア，クラミジアの培養には生きた細胞を供給する必要がある．リケッチアの培養にはマウスを用いる方法と培養細胞を用いる方法がある．クラミジアの培養にはHL細胞やHep-2細胞などの培養細胞を用いる方法が一般的である．

E　ウイルス

1　形態と構造

　ウイルスは，基本的に遺伝物質として**核酸**（DNAあるいはRNAのいずれか一方）とこれを囲むたんぱく質の**殻**（**カプシド**）（capsid）で囲まれ

図2-5 ● ウイルスの形（球状のものと棒状のもの）

出典／Madeley CR：Virus Morphology.

た形をしている（図2-5）．ウイルス粒子の大きさは0.3 μm以下できわめて小さい．ウイルス粒子全体をビリオン（virion），カプシドを構成する一つひとつのたんぱく質をカプソメア（capsomere），中心核をコア（core）とよぶ．ウイルス核酸は2本鎖である場合，1本鎖の＋鎖である場合，1本鎖の－鎖である場合があり，ウイルス粒子の種類により違っている．ウイルス粒子の形は核酸の外側にカプソメアが立方対称性に配列した球状のものと，螺旋状に巻いた核酸の外側にカプソメアがらせん対称に配列した棒状のものがある（図2-5）．ウイルスのなかには，カプシドの外側に**外被膜（エンベロープ）**（envelope）が存在するものがある．エンベロープはたんぱくと脂質からできているので，エンベロープをもつウイルスはエーテルなどの有機溶媒で不活化＊される．

> 不活化：ウイルスの細胞に対する感染力を失わせること．

2 ウイルスの増殖

1）ウイルスの増殖

ウイルスは細胞に感染して，宿主細胞の中で増殖する．

しかし，細胞内での増え方は同じ偏性細胞寄生性であるリケッチア，クラミジアが2分裂で増殖するのとはまったく異なっている（図2-6）．ウイルスはまず，最初に細胞表面に存在するレセプターに吸着し，細胞内に侵入する．細胞の種類によりウイルスの感受性に違いがあるのは，細胞表層のウイルスレセプターの違いによっている．細胞内に侵入したウイルス粒子のカプシドは分解され，核酸が細胞内に放出される．

DNAウイルスの場合は，核内でDNA依存性DNAポリメラーゼにより複製される．RNAウイルスの場合は，いったん相補鎖が合成された後，

図2-6 ● ウイルスの増殖（麻疹ウイルスの電顕写真から）

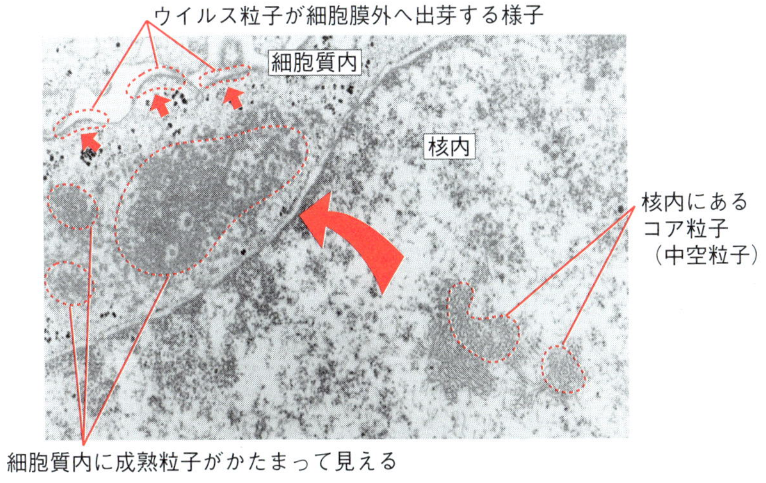

ウイルス粒子が細胞膜外へ出芽する様子
細胞質内
核内
核内にあるコア粒子（中空粒子）
細胞質内に成熟粒子がかたまって見える

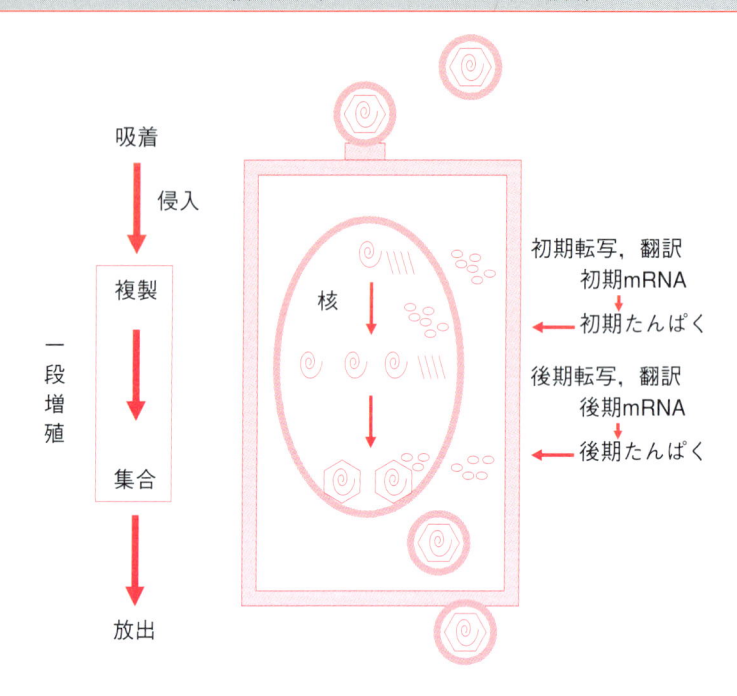

図2-7 ● ウイルス増殖の模式図（ヘルペスウイルスの場合）

吸着
↓
侵入
↓
複製　｝一段増殖
↓
集合
↓
放出

核

初期転写，翻訳
初期mRNA
↓
←初期たんぱく

後期転写，翻訳
後期mRNA
↓
←後期たんぱく

そのウイルスのRNAが合成される．

　レトロウイルスの場合は，最初にRNAを鋳型として逆転写酵素でDNAが作られ，プロウイルスの状態で染色体DNAの中に保存される．
　プロウイルスが誘発されると，そのDNAをもとにRNAが複製される．図2-7にはDNAウイルスであるヘルペスウイルス増殖の場合を示す．核内に侵入したウイルスDNAをもとに，ウイルスDNAの複製に関与する初期たんぱくが合成される．続いてウイルスDNAの複製とカプシドたんぱくの合成が行われる．ウイルスDNAとカプシドが集合した後，細胞外に放出される．一般に細胞内で増殖したウイルスが細胞外に出る場合には，細胞を壊してウイルス粒子が放出される場合と，細胞膜から出芽する形で放出される場合がある．
　ヘルペスウイルスのようにエンベロープをもつウイルスは，出芽により細胞外に放出されるが，このときに細胞膜や核膜がエンベロープとしてウイルスにコートされる．このような，細胞内で多数のウイルスDNAとウイルスたんぱくが合成された後，集合して細胞外に放出されるウイルスの増殖を一段増殖とよんでいる．

2）ウイルスの培養

　ウイルスは増殖に生きた細胞を必要とするので，実験動物，発育鶏卵，培養細胞を生きた細胞として供給して**培養**する．

（1）実験動物
　動物などの臓器に接種してウイルスを増殖させる方法である．

（2）発育鶏卵
　受精した鶏卵を用いて，発育鶏卵の羊膜腔，漿尿膜腔，卵黄嚢にウイルスを接種し，増殖させる方法である．

（3）細胞培養（組織培養）
　細胞を容器の中で培養し，その中にウイルスを加えて増殖させる方法である．動物やヒトの組織を，トリプシンなどのたんぱく分解酵素で処理して細胞を分離したのち培養する初代培養細胞と，株化細胞（cell line）を用いる場合がある．細胞は，増殖に必要な栄養分（アミノ酸，ビタミン，無機塩類，血清成分）を含んだ培養液を含んだ容器を，炭酸ガスの濃度を一定に保つ培養装置（CO_2インキュベーター）内で37℃で保温して培養する．培養した細胞上にウイルスを添加すると，ウイルスは細胞内で増殖し，多くの場合細胞を変性させる．これを**細胞変性効果**（cytopathic effect）とよんでいる．

　ウイルスの研究には株化細胞を用いた細胞培養が主に用いられる．ワクチン製造は発育鶏卵を用いる場合とサル腎臓やニワトリ胚の初代培養細胞を用いた細胞培養法が用いられている．実験動物は細胞培養法が確立されていないウイルスの増殖や感染実験に用いられる．

バクテリオファージ

　バクテリオファージとは細菌に感染するウイルスで，核酸がRNAのものとDNAのものとがあります．

　DNAファージがある細菌（A）に感染すると，Aの細胞の中で自己の成分を複製して増殖します．そのときに非常に低い頻度ですが，誤って，自己の遺伝物質の代わりに細菌（A）の染色体の一部をもったファージ粒子が形成されることがあります．このようなファージが別の菌（B）に感染した場合，誤って取り込まれた細菌（A）のDNAがBに注入されます．このDNAが菌（B）の染色体に組み込まれると，Bの性質が変化します．これを形質導入（transduction）といいます．

　バクテリオファージのなかにはそのDNA上に毒素遺伝子をもつものがあります．このようなファージが菌の染色体上に挿入されると，菌は毒素産生菌に変化します．このように，ファージが染色体上に挿入されることにより菌の性質が変化することをファージ変換とよびます．ジフテリア菌，ボツリヌス菌，腸管出血性大腸菌の毒素産生は，それぞれ特定のファージが染色体に挿入された結果起こるファージ変換です．

F 真菌

1 真菌の構造

真菌（fungi）は，いわゆるカビ，酵母，キノコなどの下等な**真核生物**（eukaryote）である．味噌，酒などの発酵に関与する麹カビなど，日常生活に深いかかわりがある真菌もあるが，ヒトや動物に感染して疾病をもたらすものも多数存在する．

真菌の細胞は原核生物である細菌細胞とは大きく異なっている．核には**核膜**を，細胞内には**ミトコンドリア**，**小胞体**を備えているなど真核生物に共通する細胞学的特徴を備えている．細胞膜の外側には細菌と同様に細胞壁を有しているが，その骨格構造はキチン（*N*-acetylglucosamine 重合体），β-グルカン（glucose，glucosamine 重合体），マンナン（mannose 重合体）で，細菌のペプチドグリカンとは異なる．このため，真菌細胞に特異的に作用する薬剤が真菌感染症の治療に用いられる．

2 増殖と形態

真菌は有機物を栄養源とする従属栄養性生物である．エネルギー源にはブドウ糖，マルトース，スクロース，窒素源にはアンモニア，硝酸塩を利用している．ビタミン類はほとんど自分で合成できるが，培養時には微量栄養素としてビオチン，チアミンが必要となる．発育至適温度は20〜30℃で，ほとんどの真菌が酸素を必要とする．

真菌は，培地上で非常に特徴的な形態を示して増殖する．培地上で，真菌の作る特徴的形態には，菌糸，胞子，酵母があり，真菌の種類により特徴があるので，真菌の同定にも利用されている．

1) 菌　糸

菌糸（hypha）は，真菌の栄養型細胞が一つの方向につながったフィラメント状の構造をしており，多くの細胞から成っている．所々で分岐して複雑に絡み合った**菌糸体**（mycelium）をつくる．大多数の真菌では，それぞれの細胞が**隔壁**（septum）で区切られている．このような菌糸を有隔菌糸とよぶ．隔壁をつくらないものを無隔菌糸をよぶ．

2) 酵　母

単細胞の状態で**出芽**（budding）とよばれる特殊な形式で増殖するものを**酵母**（yeast）という．球形または卵形であり，普通3〜4 μmの大きさ

である．酵母のなかには，出芽した細胞の分離が遅れる結果，もとの細胞に付着したままの状態で伸長し，その先にまた新たな分裂した細胞をつくるという特殊な発育をするものがある．菌糸状に見えるが，**仮性菌糸**とよび，先に述べた（真性）菌糸と区別している．

3）胞　子

真菌の増殖には**胞子**（spore）の形成が大きな役割を果たす．胞子形成には有性的，無性的の2通りがある．菌種同定のうえで重要な形態的特徴である．

（1）有性胞子

有性胞子は雄株と雌株の配偶子接合によって形成される．有性胞子は形により接合胞子，子囊胞子，単子胞子に分類される．

（2）無性胞子

無性胞子は有性生殖によらず細胞分裂によって形成される．下等真菌にみられる**内生胞子**（胞子囊胞子）と高等真菌の作る**外生胞子**（分生子ともよぶ）がある．分生子は，文節型分生子，厚膜型分生子，分芽型分生子，フィアロ型分生子，アネロ型分生子，アレウリオ型分生子に分類することができる．

生活環のすべての時期を通じて，菌糸の状態であるものを**糸状菌**とよぶ．菌糸をつくらず，出芽形式で，単細胞の状態で増殖する真菌を**酵母**あるいは**酵母様真菌**とよぶ．菌糸型と酵母型の両方の発育形態をとるものを**二形性真菌**とよぶ．多くは自然界や培地上では菌糸状で発育を，感染組織内では酵母状の形態を示す．病原真菌の中で二形性真菌の占める割合は多い．

G　原　虫

原虫（Protozoa）は原生動物に属する単細胞生物である．真核生物であり，細胞膜の中には，核，ゴルジ体，リボゾームなど動物細胞と共通な細胞内器官をもつ．大きさは細菌に比べて大きい．人体内に侵入，増殖をして各種疾患を引き起こす．多くの場合，2分裂により無性生殖で増殖するが，接合融合などの有性生殖を行う場合もある．

一定の発育環をもつものが多い．

赤痢アメーバやランブル鞭毛虫などは**栄養型**と**囊子**（シスト）の2つの形態をとることが知られている．人や動物に寄生し，その中で栄養分を吸収して，無性生殖で2分裂で増殖していく時期の原虫を栄養型とよぶ．体表が比較的丈夫な膜で覆われた球形あるいは楕円形の形態の原虫を，シストとよぶ．シストは環境条件の悪くなったときなどに原虫が被囊し，形成

表2-2 ● 病原微生物の生物学的性状の比較

比較項目		原虫 (Protozoa)	真菌 (Fungi)	細菌 (Bacteria)	リケッチア (Richettsia)	クラミジア (Chlamydia)	ウイルス (Virus)
大きさ (μm)		10〜50	3〜10	1〜5	0.3〜0.5	0.3〜1.0	0.02〜0.3
細胞体制		真核細胞	真核細胞	原核細胞	原核細胞	原核細胞	細胞骨格なし
細胞内器官	核構造	核膜・核質あり	核膜・核質あり	核膜・核質なし	核膜・核質なし	核膜・核質なし	なし
	ミトコンドリア	あり	あり	なし	なし	なし	なし
	小胞体	あり	あり	なし	なし	なし	なし
	リボゾーム	80S	80S	70S	70S	70S	なし
細胞壁骨格		なし	β-グルカン・キチン	ペプチドグリカン	ペプチドグリカン	たんぱく・脂質	なし
増殖様式		2分裂あるいは出芽	2分裂あるいは出芽	2分裂	2分裂	2分裂	一段増殖
遺伝物質		DNA	DNA	DNA	DNA	DNA	DNAまたはRNA
自立増殖		可	可	可	偏性細胞内寄生性	偏性細胞内寄生性	偏性細胞内寄生性

される．

表2-2は以上述べた病原微生物の特徴をまとめたものである．

2 感染と発病

A 感染と感染経路

1 感染とは

　病原微生物がヒトの体内に侵入増殖し**定着**している状態を**感染**（infection）といい，単に付着した状態は**汚染**という．病原微生物が体内に侵入すると，宿主の側では，これを排除し生体の恒常性を保とうとする．感染の成立は，人体（宿主）の防御力と病原微生物（寄生体）の感染を成立させる力との力関係によって決まる．この両者の関係を**宿主寄生体相関**という．感染が成立した結果，引き起こされる病気を**感染症**（infectious disease）という．病原微生物の毒力が人体の免疫力より強いと感染し，発病するが，逆であれば感染しても発病しない．これを**不顕性感染**（inapparent infection）といい，その結果排菌する人を**健康保菌者**（healthy carrier）という．これに対して感染症を起こして，治った後に菌を排出する人を**病後保菌者**（convalescent carrier）という（図2-8）．

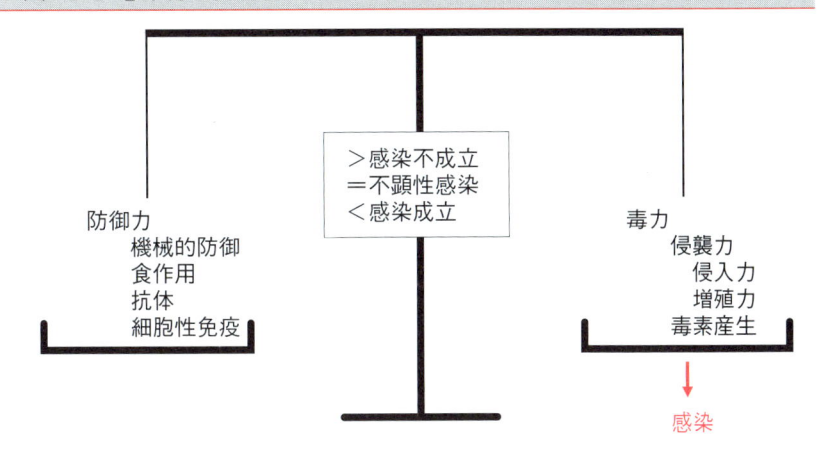

図2-8 ● 感染力と防御力

```
           >感染不成立
           =不顕性感染
           <感染成立

防御力                     毒力
  機械的防御                 侵襲力
  食作用                    侵入力
  抗体                     増殖力
  細胞性免疫                 毒素産生
                          ↓
                          感染
```

2 感染経路

病原微生物は様々な経路でヒトに伝播し，感染する．母親から子どもへ胎盤，経産道，母乳等を介して起こす感染を**垂直感染**，それ以外を**水平感染**という．水平感染は媒介とする物の有無によって，**直接感染**と**間接感染**に分けることができる．**直接感染**は，感染者の咳やくしゃみで排出された病原菌を吸い込むことによって起こす**飛沫（空気）感染**，感染者の病巣や病原体に直接接触することで起こす**接触感染**などがある．接触感染を起こす病原微生物には淋菌，梅毒トレポネーマ，ヘルペスウイルス，クラミジアなどの**性感染症の原因微生物**があり，これらは接吻や性交など性行為による接触で感染する．**間接感染**は，水，食物，病原体が付着した物等による**媒介物感染**，およびネズミ，ノミ，ダニ，カなど**媒介動物**（ベクター）によって伝播され，感染を起こす**媒介動物感染**である．

感染を起こす病原微生物の侵入門戸としては，病原体が水や食物と共に経口的に消化管に侵入する場合（**経口感染**），空中に飛散した塵埃や飛沫などと共に吸入されて気道さらには肺に侵入する場合（**経気道感染**），昆虫や動物の咬傷や刺傷などにより，病原体が皮膚をとおして侵入する場合（**経皮感染**），傷口から侵入する場合（**創傷感染**）がある（図2-9）．

B 寄生体の病原因子

病原微生物が感染症を起こす性質を**病原性**（pathogenicity），その強さを**毒力**（virulence）という．

毒力を決めている因子を病原因子といい，定着，侵入性，毒素産生の3つの因子が考えられる．

図2-9 ● 病原微生物の感染経路

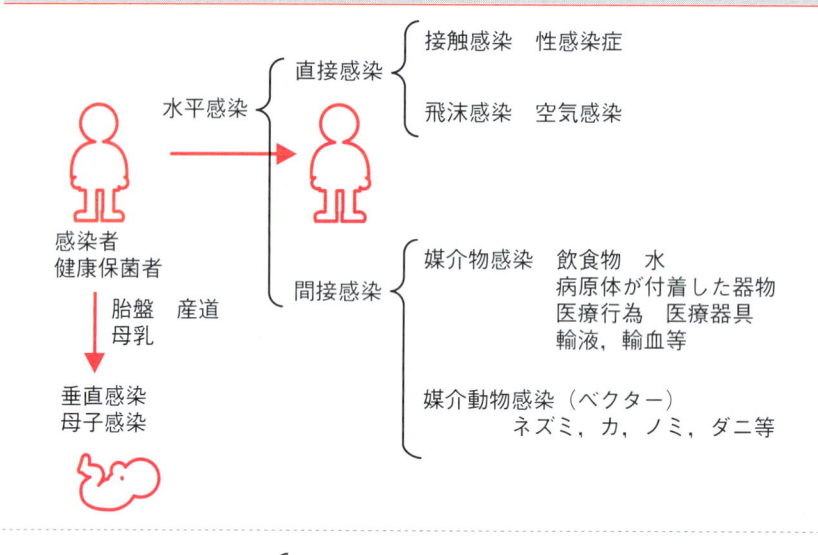

水平感染
- 直接感染
  - 接触感染　性感染症
  - 飛沫感染　空気感染
- 間接感染
  - 媒介物感染　飲食物　水
    病原体が付着した器物
    医療行為　医療器具
    輸液，輸血等
  - 媒介動物感染（ベクター）
    ネズミ，カ，ノミ，ダニ等

感染者
健康保菌者

垂直感染
母子感染
（胎盤　産道　母乳）

侵入門戸による分類
- 経口感染
- 経皮感染
- 経気道感染
- 経胎盤感染

（1）定着因子

　病原微生物が侵入するためには，宿主の組織に付着し，定着しなければならない．淋菌では線毛を使って粘膜に付着することが知られている．線毛のないグラム陽性菌では，リポタイコ酸などの物質が定着因子として働いている．ウイルス感染では，ウイルスのレセプターをもつ細胞に吸着し，侵入する．

（2）侵入因子

　定着した病原体の体内への侵入を助ける因子である．病原菌は体内の組織や細胞内に侵入するための酵素を産生したり，食細胞や抗体の殺菌作用から逃れる機構をもっている（表2-3）．

（3）毒素産生

　細菌性毒素（人体に有害に働く物質）には，菌体外に分泌される**外毒素**（exotoxin）とグラム陰性菌の外膜にある**内毒素**（endotoxin）とがある．それぞれの特徴を表2-4に示す．

① 内毒素

　グラム陰性桿菌の外膜には**リポ多糖**（リポポリサッカライド）（LPS）が存在している．LPSはlipidAとよばれる脂質に多糖が結合したものであり，内毒素の本体はlipidA部分である．その毒作用は菌の種類によっ

表2-3 ● 侵入に有利に働く病原因子

作用	機能物質，酵素名	菌
抗食菌作用	莢膜	百日咳菌，肺炎球菌，肺炎桿菌，インフルエンザ菌など
	Mたんぱく	化膿性レンサ球菌
	ムコイド物質	緑膿菌
ヒアルロン酸を分解	ヒアルロニダーゼ	黄色ブドウ球菌，化膿性レンサ球菌，ウェルシュ菌など
フィブリン分解	フィブリノリジン	黄色ブドウ球菌，化膿性レンサ球菌など
コラーゲン分解	コラゲナーゼ	ウェルシュ菌など
フィブリンの沈着	コアグラーゼ	黄色ブドウ球菌
赤血球分解	ヘモリジン	黄色ブドウ球菌，化膿性レンサ球菌など
白血球分解	ロイコシジン	黄色ブドウ球菌，緑膿菌など
ムチン分解	ムチナーゼ	大腸菌，コレラ菌など

表2-4 ● 外毒素と内毒素の違い

	外毒素	内毒素
所在	菌体外に分泌	菌体に結合
成分	菌体外たんぱく	細胞壁のリポ多糖（LPS）
産生菌	グラム陰陽問わず	グラム陰性菌
毒性	毒素ごとに特異的	共通の毒性
抗原性	抗毒素をつくれる	抗毒素をつくり難い
ホルマリン処理	トキソイド化する	トキソイド化できない

ての差はほとんどみられず特性がない．内毒素は，菌が破壊されるとき菌体から放出される．内毒素の作用としては，発熱作用，白血球活性化作用，血小板凝集作用，補体の活性化作用など多彩な生物活性を示す．高濃度のLPSでは，エンドトキシン・ショックを起こす．

表2-5 ● 外毒素の作用

毒素名	産生する細菌	作用
破傷風毒素	破傷風菌	痙性麻痺
ボツリヌス毒素	ボツリヌス菌	弛緩性麻痺
ジフテリア毒素	ジフテリア菌	たんぱく合成阻害
α毒素	ウェルシュ菌	組織の破壊，溶血毒
コレラ毒素	コレラ菌	下痢の原因
ブドウ球菌エンテロトキシン	ブドウ球菌	食中毒の原因

② 外 毒 素

内毒素は菌種が異なっても，基本構造および生物活性が共通しているのに対して，細菌が菌体外に分泌するたんぱくである外毒素は，菌種の違いにより，産生される毒素も異なり，それぞれの毒素に特有な作用を示す（表2-5）．外毒素は，たんぱく質なので，抗原性があり，抗毒素を作ることができる．ホルマリンで処理をすることにより毒性を失活させ，**無毒化毒素（トキソイド）**を作り，これをワクチンとして利用することができる．

C 宿主の防御機構

1 常在菌叢

ヒトの体表面や粘膜面には種々の微生物が存在しており，それらを**常在菌**とよび，その集団を**常在菌叢**（正常フローラ，常在微生物叢，正常微生物叢，あるいは正常菌叢）とよぶ．常在菌は長期間定着しているのに対して，数時間，数日間だけ一過性に存在するものを**通過菌**とよぶ．常在菌叢は，病原微生物の侵入・定着から宿主を守る役割を果たしている．また，宿主の排泄物を栄養源として生育する一方で，宿主にビタミン類などを合成して提供するなど，共生状態をつくっている．

常在菌叢は必ずしも安定しているわけではなく，環境，食物，年齢，性などの因子によって変化する．以下は，一般的な人体における常在菌叢である．

常在菌による感染

内的・外的要因で宿主の防御機構が破綻すると，常在菌による感染症（内因感染症）が起こったり，もともと病原性の弱い細菌によっても感染が起こります（日和見感染症）．抗生物質を投与することによって正常フローラの構成細菌が変わって耐性のものが選択されると，それにより感染が起こります．その代表的な例がデフィシール菌による偽膜性大腸炎です．このように正常フローラの構成細菌が病原菌に代わられて起こる感染症を菌交代症といいます．また，常在細菌が本来いるべきところから別の場所に移行すると，発病します．その例として大腸菌の尿路感染症や口腔常在のレンサ球菌による心内膜炎が知られており，これらを異所性感染といいます．

1）皮　　膚

　皮膚における定住菌としては表皮ブドウ球菌と嫌気性菌のプロピオニウムバクテリウム・アクネスが最も多く，ミクロコッカスやコリネバクテリウムが検出される．真菌では，カンジダなど酵母様真菌が検出される．菌数は部位によって差はあるが，顔面，頭部，頸部，腋窩（わきの下），陰部などに多く，$10^3 \sim 10^6$個/cm^{2}認められる．解剖学的に生息部をみると，皮表脂質膜内に最も多く存在し，次いで表皮，毛包管内に多く存在する．

2）口　　腔

　ヒトの唾液には約10^8個/ml，歯垢には$10^9 \sim 10^{11}$個/gの細菌が認められ，様々な菌種の菌が多数生息する．唾液の菌叢では，緑色レンサ球菌，ベーヨネラ，アクチノマイセス，ナイセリアが最も多く検出される．うがいや歯磨きなどで唾液内細菌は著しく減少するが，30分以内でほぼ元の菌数に戻る．

3）鼻 咽 腔

　鼻腔の常在菌としては表皮ブドウ球菌とナイセリア菌，モラクセリアが最も多く，ヒトによっては黄色ブドウ球菌もしばしば見られる．咽頭には緑色レンサ球菌が多いが，ストレプトコッカス，インフルエンザ菌なども認められる．

4）気管，気管支

　気管においては，活発な線毛運動の浄化作用により，菌が侵入してきても排出されるため，健康時では菌の検出は少ない．検出されても一過性のものであり，通過菌と考えられる．

5）消 化 管

　空腹時の胃の中は胃酸によってpHが3.0以下となり，酸性に強い乳酸桿菌や酵母などがわずかに存在する以外，ほとんどの菌は死滅する．小腸上部においても細菌はあまり増殖せず，小腸下部で細菌が急激に増殖する．大腸ではさらに著しく菌が増殖し，$10^{10} \sim 10^{12}$個/gの菌が生息している．主な菌種として，バクテロイデス，ビフィドバクテイウム，ユウバクテリウム，ペプトストレプトコッカスなどの嫌気性菌が多く存在する．

6）泌 尿 器

　正常な膀胱や尿路にはほとんど菌は認められない．尿道口付近では腸管

や腟の常在菌が侵入して，大腸菌，バクテロイデス，腸球菌などが存在する．正常尿中の細菌数は10³個/ml以下で，10⁴個/ml以上になると**尿路感染症**となる．

7）腟

女性ホルモンの影響によって腟の粘膜上皮細胞にグリコーゲンが貯えられ，そこに乳酸桿菌（デーデルライン桿菌）が定着すると，グリコーゲンを分解し，乳酸が産生されて腟内のpHが低下し，酸性になる．これによって外来の有害な細菌の増殖を抑えることができる．これを**腟の自浄作用**という．乳酸桿菌（デーデルライン桿菌）は女性ホルモンの影響を強く受けるため，母親のホルモンの影響で生後2～3日目に現れるが，やがて消失し，思春期にまた現れて常在するようになる．閉経後は思春期前の菌叢に戻る．

2 免 疫

病原体が体内に侵入すると，私たちのからだは，その病原体を異物として認識し，それを排除しようとする．この機能が免疫である．

病原微生物などの異物の侵入に対して，私たちのからだは大別して**自然免疫系**（自然抵抗性），**獲得（適応）免疫系**の2通りの方法で対処している．自然免疫系は，私たちのからだに備わった基本的な防御機構であり，侵入する異物の種類を選ばず，また感染した外敵に対して直ちに立ち向かうシステムである．獲得免疫系は，自然免疫ほどの迅速性はないが，個体にかつて感染した病原微生物に対する"記憶"に基づき，次に同じ病原微生物に感染した場合に，最初の感染時よりも速やかに応答し，効率的に排除することのできるシステムである．自然免疫系と獲得免疫系は，密接に連携しながら私たちのからだを病原微生物から守っている（表2-6）．

表2-6 ● ヒトの免疫系

	自然免疫系	獲得免疫系
特徴	迅速な応答 非選択的（病原体を選ばず攻撃）	やや緩慢な応答 選択的（特定の病原体を効率よく攻撃）
感染に対する障壁的な因子	物理的障壁（皮膚・粘膜上皮細胞等） 線毛運動による異物排除（気道線毛上皮） 酸による病原体排除（胃・腟） 常在菌による外来微生物の定着阻止	
関与する細胞	食細胞（マクロファージ等）	Tリンパ球，Bリンパ球など
関与する可溶性因子	補体・抗菌ペプチド（ディフェンシン等）	抗体（免疫グロブリン）

1）自然免疫系

　病原微生物を含む異物の侵入を防ぐ最前線にあるのは，皮膚や粘膜の**上皮細胞**である．

　上皮細胞は，病原微生物の侵入を物理的に防ぐ**バリア**（障壁）である一方，病原微生物を破壊するための物質を産生する．これらの物質には，たんぱく質性の**リゾチーム**や**ディフェンシン**，**ラクトフェリン**などがある．リゾチームはある種の細菌の表層にあるペプチドグリカン層を溶解し，ディフェンシンは細菌の細胞膜に穴を開け，ラクトフェリンは細菌の生育に必須な鉄を奪うことによって，それぞれ細菌を攻撃する．

　この最前線を突破された場合，上皮細胞は，後述の獲得免疫系にかかわる細胞の助けを呼んだり，**炎症**を引き起こすための物質（サイトカイン）を分泌する．また**マクロファージ**などの細胞が病原微生物を**貪食**し，排除する．炎症とは，充血や循環障害などの，一見好ましくなさそうな現象であるが，炎症によってリンパ球・白血球などの血管外への滲出が促進され，いち早く病原微生物に対抗するのに役立っている．

　私たちのからだはまた，**補体**とよばれるたんぱく質性因子をもっており，免疫反応の増強や感染した細菌の破壊に役立っている．ある補体は，病原体表層にある抗原分子と抗体分子の複合体に集合し，細菌の細胞膜に穴を開けて殺菌する作用や，獲得免疫系細胞の働きを増強するシグナルとなったりする．

2）獲得免疫系

　獲得免疫系に関与する主要な因子は，骨髄のリンパ幹細胞から発生する**リンパ球**である．リンパ球には，胸腺に入り増殖分化するもの，骨髄で増殖分化するものとがあるが，前者は**Tリンパ球**，後者は**Bリンパ球**とよばれる．いずれも病原微生物由来の異物である**抗原**による刺激を受け，それに対して応答することによって，以前感染したことのある病原微生物が，再度私たちのからだに侵入しようとする際，その"記憶"をもとに，その病原微生物に対する免疫反応を起こす中心的な役割を担う．

　Bリンパ球は，抗原刺激を受けることにより**形質細胞**へと分化する．これが**免疫グロブリン**とよばれる分泌型の**抗体**を産生し，血中に放出する．血液に入った抗体は体中に運ばれ，異物としての抗原にいち速く結合し，それを不活性化するのに役立つ．抗体としての免疫グロブリンには様々な種類がある（後述）．Bリンパ球の形質細胞への分化には，後述するTリンパ球から分化した，ある種の細胞も関与する．

　Tリンパ球は，マクロファージが**主要組織適合性複合体**（MHC）を介

してその表面に提示した貪食・分解された病原微生物の一部（特異的抗原）に結合すると，細胞表面に**抗原レセプター**とよばれる免疫グロブリンに類似した特異的結合体をもつ**感作リンパ球**へと分化する．Tリンパ球由来の細胞には様々な種類があり，そのうち**ヘルパーT細胞**とよばれるグループは，マクロファージが提示した特異的抗原を抗原レセプターを介して認識し，その結果**リンフォカイン**とよばれるたんぱく性因子を分泌する．リンフォカインは，マクロファージの活性化・Bリンパ球の形質細胞への分化促進・形質細胞やヘルパーT細胞自身の増殖促進などの様々な免疫応答反応を引き起こし，私たちのからだを感染から守る重要な働きをする（図2-10）．

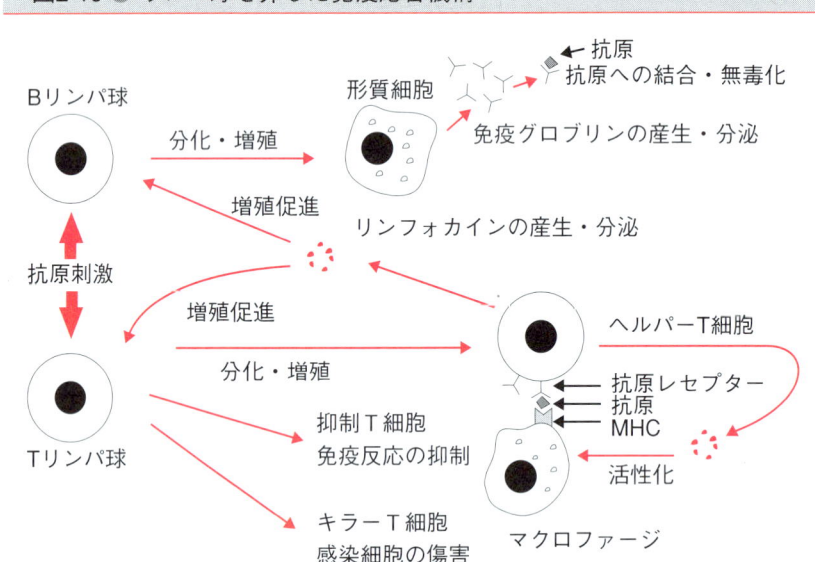

図2-10 ● リンパ球を介した免疫応答機構

抗原とその働き

　抗原とは，免疫応答を誘導し，その結果生じた抗体（すなわちB細胞由来の形質細胞が産生する免疫グロブリン）および感作リンパ球（T細胞由来）と反応する物質の総称です．私たちのからだを構成する物質は通常，自己として認識されるため，抗原としての働きはしません．しかし，私たちのからだに侵入する微生物は，私たち自身を構成する物質とは異なるものを多くもつため，抗原性をもち，種々の免疫反応を起こします．抗原分子は抗原としての働きをする固有の抗原決定基（エピトープ）をもち，これがリンパ球表面にある抗原レセプターや抗体分子上にある抗原結合部位と，まるで鍵と鍵穴のように結合します．

このヘルパーT細胞の一種を特異的に認識・感染して，私たちの免疫機構を根本から破壊するウイルスがHIVあるいはAIDSウイルスである．この感染によって引き起こされる疾患が，**後天性免疫不全症候群（AIDS）** とよばれるものである．

3）体液性免疫と細胞性免疫

上記の一連の免疫反応は，血清中に可溶成分として含まれる物質（補体・抗体など）が重要な役割を果たしている**体液性免疫**と，マクロファージやT細胞が関与する**細胞性免疫**とに区分される．ここでは，それぞれの機構に関与する因子のうち，前述しなかったものを解説する．

体液性免疫の主役である抗体，すなわち**免疫グロブリン**（immunoglobulin）は，IgG, IgM, IgA, IgDおよびIgEの5つのクラスに分けられ，構造と機能がそれぞれ異なる．図2-11はIgGの構造を示す．免疫グロブリンも遺伝情報をもとにして産生されるポリペプチドであるが，2本のH鎖（heavy chain）と2本のL鎖（light chain）の計4本のポリペプチドが組み合わされてできるY字形の分子である．L鎖とH鎖とが組み合わされている図の上部が，抗原結合部位である．それ以外の部位はC領域（constant region）とよばれ，アミノ酸配列は一定している．しかし，抗原結合部位は，V領域（可変領域）（variable region）とよばれ，ポリペプチド鎖のアミノ酸配列が多様性を示す．V領域は何億種類（あるいはそれ以上）の異種抗原と結合するために，それに相応する数の種類が用意されている．IgG以外の免疫グロブリンでは，IgGとはC領域の構造が異なるが，V領域が多様性を示すという点ではIgGと同じである．

IgMは，異物の侵入に対して最も迅速に増加するIgであるが，その増加

図2-11 ● IgGの構造

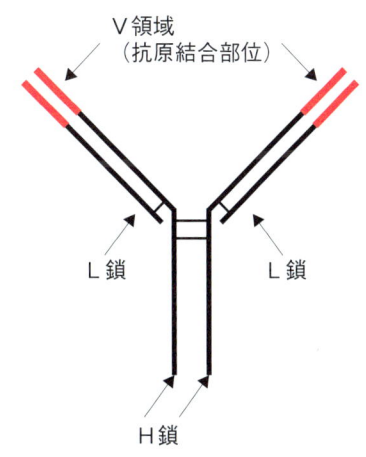

V領域
（抗原結合部位）

L鎖　　L鎖

各鎖の間を結ぶのは，
2つのシステイン残基
が介するジスルフィド
結合である

H鎖

は一過性であり，IgMに代わってIgGが増加する．**IgG**は血清中に最も多く含まれ，成人Igの約3/4を占める．また，胎盤を透過することのできる唯一の抗体であるため，新生児の免疫機構の主役は母体由来のIgGである．さらに，IgGとIgMには補体結合能があり，病原体由来の抗原と複合体を作ったIgGやIgMは補体と免疫複合体を形成するため，炎症反応，食細胞を走化させることによる異物の貪食，病原細菌の細胞膜破壊などの補体による種々の免疫反応を増強させることになる．

IgAは腸管等の粘膜から分泌され，粘膜外側での感染防御に重要である．**IgE**は本来，血清中には微量にしか存在しない．感染箇所に炎症を引き起こし，IgGや補体，白血球やリンパ球等の滲出を促すことによって生体防御に関与するが，同時にこの過剰反応がアナフィラキシー型と呼ばれるアレルギーとなることで知られる．即時型アレルギー反応を起こす傾向にある患者では，血清中のIgE濃度が高いことが知られている．**IgD**も微量存在するが，その機能についての詳細はわかっていない．

細胞性免疫に関与する因子として，マクロファージとヘルパーTリンパ球の働きの概要を述べたが，そのほかのT細胞の代表的なものが，**キラーT細胞**および**抑制T細胞**である．抑制（サプレッサー）T細胞は，免疫細胞の関与する免疫反応の抑制に関与しており，抗原刺激を受けたヘルパーT細胞がマクロファージを活性化したり，B細胞が形質細胞に分化して抗体を産生する働きを抑制したりする．キラーT細胞は細胞傷害活性をもち，ウイルスに感染された細胞や，癌細胞，移植細胞などで発現する特異抗原を認識し，これらの細胞を破壊することによって，ウイルスや癌細胞の増殖を抑える重要な働きを担う．

4）免疫記憶；抗原に対する抗体の応答性とその応用

獲得免疫機構は，一度ある病原体による感染を受けた場合，その"記憶"を保持し，次に同じ病原体が侵入してきた場合，迅速にそれを排除することができる．図2-12は，私たちのからだがある種の抗原（ここでは病原体と考えてよい）に最初に曝されたとき（一次刺激）と，2回目以降に曝されたとき（二次刺激）の，時間経過と抗体量との相関を模式的に表したものである．二次刺激の後では，一次刺激の際よりも速やかに，そして大量の抗体が作られる．

この現象を利用し，ヒトに病原体由来の抗原を接種し，獲得免疫を成立させることによって感染防御を確立させるものが**ワクチン**による**予防接種**である．ここでは，一次刺激の代替として予防接種が行われる．予防接種に用いられる病原体由来の抗原は，弱毒化あるいは死滅した菌，ウイルス，無毒化した細菌の毒素などである．これによって本来の病原微生物に曝さ

図2-12 ● 獲得免疫機構

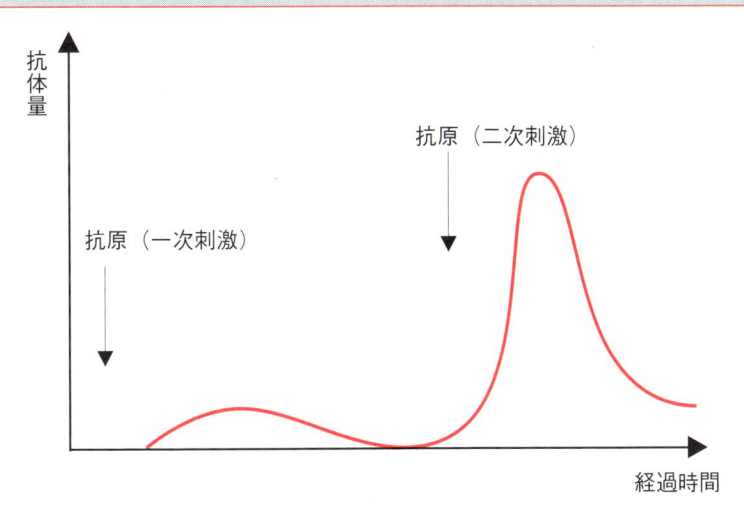

れたとき，ワクチン接種を受けた個体では，速やかに抗体量増加等の免疫反応が引き起こされ，その病原微生物による発病を防ぐのである．

3 感染の予防

A 滅菌と消毒

1 滅菌と消毒の違い

　滅菌（sterilization）とはある環境（あるいは物質）から，そこに存在している微生物をすべて殺して取り除き，まったく菌のいない状態にすることをいう．これに対して，**消毒**（disinfection）とは人に対して有害な微生物（主に病原微生物）を殺すこと，あるいは病気を起こし得ない程度まで減少させることを目的とする操作をいい，必ずしもすべての微生物を殺すことを要求していない．患者の体内に挿入する器具，医薬品は無菌であることが必要であり，また感染症患者の血液および排出物は病原体を殺してから廃棄する必要がある．患者からの感染から身を守り，院内感染を防ぐためにも，滅菌と消毒の原理と方法を修得することは看護のうえで必須である．

2 主な滅菌法

　滅菌にはいくつかの方法があり，物質の性質および状態に応じて適切な

方法で行う必要がある．

1）熱による滅菌

最も簡単な方法は**焼却**あるいは**火炎滅菌**であり，これは不要なものの処分に用いられる．

加圧（高圧）蒸気滅菌は100％水蒸気で飽和した湿熱を利用し，たんぱく質の凝固を起こさせて滅菌する方法である．オートクレーブ（高圧減菌器）を用いて121℃ 20分間処理すると芽胞まで殺すことができる．器具，試薬の滅菌や，感染性廃棄物の処理に用いられる（図2-13）．

乾熱滅菌は高温で長時間保温して滅菌する方法である．乾熱滅菌器（電気またはガスを熱源として，高温を保つ密閉した環境をつくるように考案された装置）を用いて160℃ 30分間処理することにより，酸化作用で滅菌する．耐熱性ガラス器具などの滅菌に用いられる（図2-14）．

2）加熱できないものの滅菌

エチレンオキサイドガス滅菌法はエチレンオキサイドガス（CH_2CH_2O）によりたんぱく質や核酸をアルキル化して殺菌する方法である．容器に材料を入れ，真空にした後，エチレンオキサイドガスと炭酸ガスの混液を注入し，密閉した後，湿度40％で40℃に数時間保温して滅菌する．熱に弱いプラスチック製医療器具，内視鏡など加熱が好ましくないものの滅菌に使用される．

放射線滅菌は物質への透過力の強い放射性同位元素コバルト60のγ線を

図2-13 ● 高圧滅菌器

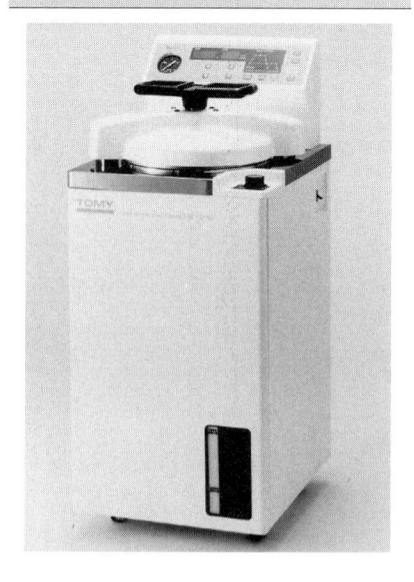

図2-14 ● 乾熱滅菌器

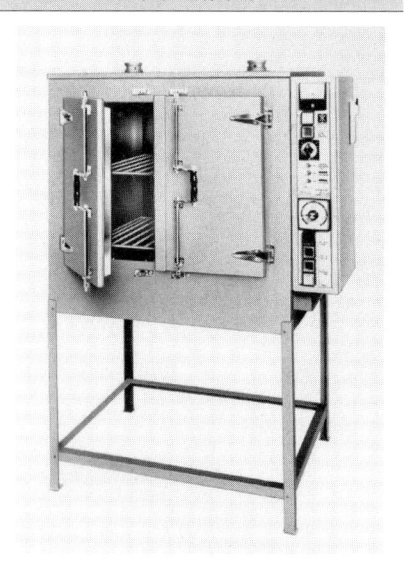

照射して殺菌する方法である．細菌細胞は放射線を吸収すると，核酸の分解を起こしたり，放射線のエネルギーでイオン化した活性酸素により殺菌される．大がかりな装置が必要であるため，どこでも行える滅菌方法ではないが，熱に弱い市販の製品（プラスチック製注射筒，注射針，チューブなど）の滅菌に使用されている．

濾過滅菌は，加熱できない液状の材料から，濾過膜を通過させて菌細胞や芽胞を取り除く方法である．実用的に使用されているものは，濾過孔のサイズが非常に小さい（0.45 μm以下）メンブレン・フィルターを使用して濾過する方法である．

3 主な消毒法

滅菌と比べて，**消毒方法**には各種のものがあり，その対象により適切な方法を選択する必要がある．

1）物理的消毒法

（1）熱による消毒

熱水や蒸気を用いて65〜100℃で加温処理を行うと，芽胞を除くほとんどの細菌，真菌，ウイルスを感染可能な水準以下に死滅させたり，不活化することができる．リネンの消毒には80℃ 10分間の熱水消毒を行うことが規定されている．煮沸法は沸騰水浴中で15分間以上加熱する方法である．このほか，100℃の流通蒸気中に30〜60分間放置する方法もある．

（2）紫外線による殺菌

核酸およびたんぱくの紫外部最大吸収波長である260〜280nm付近の波長の紫外線を照射することにより，微生物を殺滅する方法である．紫外線燈として，手術室，用具などの殺菌に使用されるが，紫外線が到達した面しか殺菌されない欠点がある．また，人体にも有害な作用を及ぼすので直視してはならない．

2）化学的消毒法

一般には**消毒薬**を用いるが，消毒薬の種類によって用途が異なるので，その特性をよく知ることが大切である．表2-7に主な消毒薬とその効力の比較，表2-8に主な消毒薬の用途を示す．

（1）アルデヒド系消毒剤

グルタールアルデヒド，**ホルマリン**（ホルムアルデヒド）などの**アルデヒド基**をもつ消毒薬は，一般細菌，芽胞をつくる菌，真菌，ウイルスなどの広範囲の微生物に対して強い**殺菌効果**を示す．しかし，皮膚粘膜に対する刺激が強く，長時間接触すると炎症などの傷害が起こるため，人体に対

表2-7 ● 主な消毒薬とその効力

消毒薬の効力に基づく分類*	消毒薬	一般細菌	結核菌	芽胞	ウイルス	真菌
高水準消毒	グルタールアルデヒド	++	++	++	++	++
	ホルムアルデヒド	++	++	++	++	++
中水準消毒	次亜塩素酸ナトリウム	++	+**	+	++	+
	ポビドンヨード	++	+	+	++	++
	ヨードチンキ	++	++	++	++	++
	消毒用アルコール	++	++	−	++	+
	クレゾール石けん	++	++	−	−	++
低水準消毒	両性界面活性剤	++	+	−	±	+
	逆性石けん	++	−	−	±	+
	グルコン酸クロルヘキシジン	++	−	−	−	+
その他	アクリノール	++	−	−	−	−
	オキシドール	++	+	−	+	+

＊：CDCガイドラインより　＊＊：0.1%以上の高濃度で有効

表2-8 ● 主な消毒薬の用途

消毒薬	人体					器具および環境			
	注射部位	皮膚の損傷部位	粘膜の損傷部位	手術部位の皮膚・粘膜	手術時手洗い	無菌的にする必要のある器具	一般器具	物品	環境
グルタールアルデヒド						○			
次亜塩素酸ナトリウム							○	○	○
ポビドンヨード		○	○	○					
ポビドンヨードアルコール液				○	○				
ヨードチンキ		○							
消毒用アルコール	○						○	○	○
両性界面活性剤							○		
逆性石けん（塩化ベンセトニウム，塩化ベンザルコニウムなど）		○					○		
グルコン酸クロルヘキシジン		○							
クロルヘキシジンアルコール液				○	○				
オキシドール		○							

して使用してはならない．グルタールアルデヒドによる消毒は滅菌できない器具の処理に使用されており，長時間作用すると，ほぼ無菌的な状態に

することができるが，厳密な意味での滅菌法には加えられていない．

ホルムアルデヒドは噴霧あるいは気化させてホルムアルデヒドガスとして使用する．カメラの滅菌，寝具の消毒などに用いられる．低濃度でも眼や呼吸器系を刺激するので，吸入に注意する必要がある．

（2）ハロゲン系消毒薬

次亜塩素酸ナトリウムは水溶液中の次亜塩素酸（HOCl）の作用で殺菌する消毒薬であり，一般細菌，真菌，ウイルスに効果がある．1～0.01％の濃度で器具の消毒に使用される．酸性洗浄剤と同時に使用すると塩素ガスを発生し，呼吸困難などの塩素中毒を起こすことがあるので，注意が必要である．

（3）ヨード化合物

一般にヨウ素は強い殺菌力をもつが，水に溶けにくい欠点がある．**ポビドンヨード**は，ヨウ素をポリビニルピロリドンをキャリアーとして複合体を形成させて水溶液としたヨードホール製剤である．強い殺菌力をもち，かつ皮膚，粘膜に対する刺激などの副作用が少ないので，手指の消毒，粘膜面，手術野の消毒に繁用されている．**ヨードチンキ**はヨウ素をヨウ化カリウム加消毒用エタノールに溶解した製剤である．殺菌力は強いが，刺激も強い欠点がある．いずれの薬剤もヨード過敏症の患者には使用できない．

（4）フェノール化合物

分子中にフェノール性水酸基を有する化合物．フェノールは1867年，リスター（Lister, Joseph）によって最初に外科手術に使用された消毒薬である．

クレゾール石けんはフェノールよりも殺菌力が強いが，水に溶けにくいクレゾールを石けん液の中に溶かしたものである．結核菌に有効であるが，特有の臭いが強い．フェノール，クレゾールは排出基準による規制があるため，近年はあまり使用されなくなっている．

（5）アルコール

消毒用エタノール（76.9～81.4％にエタノールを含む製剤）および**消毒用イソプロパノール**（50～70％にイソプロパノールを含む製剤）は微生物の細胞内に入ってたんぱくを凝固し，殺菌する．殺菌スペクトルが広く，ほとんどの微生物に対して殺菌的に作用するほかに，殺菌スピードがほかの消毒薬に比べて速く，人体に対する毒性や皮膚刺激が少ない長所がある．手指，皮膚面の消毒に単独で用いられるほか，ポビドンヨード，逆性石けん，クロルヘキシジンなどと混合し，消毒効果を高めた消毒用アルコール製剤は，幅広い抗菌スペクトルと強い殺菌力をもつ消毒薬として繁用されている．

（6） 両性界面活性剤

一つの分子の中に，陽イオン基と陰イオン基をもつ界面活性剤で，アルキル・ジアミノエチルグリシン塩酸塩が実際に使用されている．幅広い抗菌スペクトルをもち，たんぱくの混入によっても効力が落ちない長所があり，結核菌にも効力をもつので，喀痰の消毒に用いられる．

（7） グルコン酸クロルヘキシジン

皮膚刺激が少なく，無臭であるため手指をはじめとする皮膚面の消毒に用いられている消毒薬．一般細菌には効果があるが，真菌，結核菌，ウイルス，細菌芽胞には効果が少ない欠点がある．グルコン酸クロルヘキシジンに界面活性剤を加えた製剤として市販されている．

（8） 逆性石けん

逆性石けんは第4アンモニウムに属する分子中の疎水性部分が陽性に荷電し，石けんの場合の疎水性部分が陰性に荷電しているのと逆であるため，この名前がある陽性界面活性剤である．塩化ベンザルコニウム，塩化ベンゼトニウムなどが代表的なものである．有効な範囲が，一般細菌，酵母様真菌，および腟トリコモナスなどと狭いが，皮膚粘膜面に対する刺激が少なく無色無臭であるため，皮膚粘膜の消毒をはじめとして多方面で使用されている．

（9） 過酸化水素

分子（H_2O_2）中の酸素原子を放出し，酸化作用により殺菌する消毒薬．嫌気性菌には低濃度でも効果が強い．創傷面，眼科用器材などの消毒に用いられる．

（10） アクリノール

アクリジン系色素の一種で，刺激性が少なく，たんぱくの混入によっても殺菌力が落ちないので，創傷面の消毒に用いられる．ガーゼに浸しリバノールガーゼとしても使用される．

B 院内感染とその予防

1 院内感染

院内感染とは，患者，医療従事者等が，病院の中で，病院内に存在する微生物によって感染し，発症することをいう．退院後に発症しても院内感染というが，病院外で感染して入院後に発症した場合は院内感染とはいわない．病院内には感染源となる感染患者，保菌者が多数集まると同時に，何らかの基礎疾患をもった易感染患者も多数集まり，さらに，それら患者間を医療従事者が何度も行き来して感染が広がりやすい状況下にある．院

内感染は，患者自身が保有する常在のあるいは弱毒の微生物によって起こる場合（**内因性感染**）と，感染患者から非感染患者へ直接，医療器具等を介して間接的に外部から侵入して起こる場合（**外因性感染**）がある．

2 院内感染の感染経路

1）感染源

感染症患者や病後保菌者が最も重要である．患者の喀痰，血液，膿，尿などから，直接あるいは間接的に病原微生物が拡散する．注意しなければならない感染源は，医師や看護師等の医療従事者の手指や鼻腔に，感染源となる微生物を保菌している場合である．病院内の空調や水道口，床等も感染源となる場合がある．

2）感染経路

直接感染と**間接感染**の両者がある．

感染源となる患者とじかに接触したり，患者の分泌物に触れたり，飛沫を吸入して起こるのが直接感染である．

間接感染は，医療器具，医療行為，特にカテーテルや輸液等を媒介とする場合，飲食物を介しての**経口感染**，食器類やタオル，寝具等を介しての感染，病原体が付着したほこりを吸入して起こる**空気感染**などがある．医療従事者にMRSA（methicillin resistant *Staphylococcus aureus*）（メチシリン耐性黄色ブドウ球菌）が付着している場合は，感染を媒介することもある．

3 院内感染を起こしやすい病原微生物

病院内は消毒薬や抗生物質等を大量に使用しているため，それらに対して抵抗性の強い菌による感染症が発生しやすい．また，入院患者は抵抗力が低下し易感染状態にあるため，病原微生物による感染だけでなく，自然環境中に生息している微生物や人体に常在している微生物による感染も起こる．

1）細　菌

ヒト常在菌あるいは環境に存在する細菌で多剤耐性を示す菌，消毒薬に対して抵抗性の強い菌による院内感染が起こりやすく，また治療困難であるため問題となっている．

グラム陽性菌では**MRSA**，**バンコマイシン耐性腸球菌**，グラム陰性菌では**多剤耐性緑膿菌**，**肺炎球菌**，**セラチア菌**などである．医療器具や水道

水の汚染が原因となって院内感染が起こる例もある．空調用冷却水や給湯施設，加湿器から発症した例としては，**レジオネラ菌**がよく知られている．**結核菌**に感染していることに気がつかれなかった患者が感染源となった院内感染の例もある．

2）ウイルス

単純ヘルペスウイルス，水痘・帯状疱疹ウイルス，ロタウイルス，アデノウイルス，エンテロウイルス，麻疹ウイルス，B型肝炎ウイルス，AIDSウイルス，ATLウイルス，EBウイルス，サイトメガロウイルスなどによる感染が知られている．**B型肝炎ウイルス**など血液を介して感染するものでは，採血後の針刺し事故による場合が多い．発症前からウイルスを排出しているケース，空気感染を起こしやすいウイルス，感染力が強いウイルスなどがあり，予防が難しい．

3）その他の微生物

真菌では，ハトの糞の中にいるクリプトコッカス・ネオフォルマンスや，カンジダ・アルビカンスなどによる院内感染が知られている．原虫では，マラリアの針刺し事故などが知られている．

4 院内感染の予防

看護師は感染源と接する機会が多いので，自らを守るためにも病原微生物の伝播の経路を十分理解しておく必要がある．感染症患者と特定されていない場合でも，血液などには病原ウイルスが検出される場合があるので，血液，すべての体液，分泌液，排泄物等生体の湿性物質は，感染性があるとして取り扱うことが望まれる．血液から検出される主なウイルスは，肝炎ウイルス，AIDSウイルス，ATLウイルス，サイトメガロウイルスなどであり，特に**肝炎ウイルス**の感染の機会は多い．手術や分娩時には大量の血液が出るので，皮膚や粘膜に接触しないよう手袋やゴーグルを着用する必要がある．

最も多い事故は，採血時の**針刺し事故**である．血液が付いた器物は，感染性医療廃棄物＊として扱い，滅菌してから廃棄する．再生して使用する器具は消毒してから洗浄する．B型肝炎ウイルスに関しては，ワクチンが既にあるので，血液に接する機会の多い医療従事者はワクチンを接種するなど予防的措置をとる必要がある．

不注意な医療器具の取り扱いにより，院内感染の原因をつくったり，自らが院内感染の媒介となる場合もあることに注意する必要がある．病原微生物の性質をよく知り，適切な処置を取ることが望まれる．

感染性医療廃棄物：医療関係機関から排出される廃棄物のうち，病原微生物の感染を引き起こすおそれのある廃棄物をいう．血液および血液製剤，血液の付着した器具（注射針，メスなど）や器材（ガーゼ，包帯，透析器具など）をはじめとし，患者の病理組織，検査に使用した器具および培地などが含まれる．

以下，参考として米国疾病対策管理センター（Centers for Disease Control and Prevention；CDC）が，1996年に提唱した感染予防策を述べる．

感染予防策には，標準予防策と病原体ごとの感染経路対策がある．

標準予防策の基本は，血液，すべての体液，分泌液，排泄物等生体の湿性物質には，感染性があるとして取り扱うという考えである．具体的には，次のような対策が採られる．

血液，体液，分泌液，排泄物で衣服が汚染される可能性があれば，ガウンやエプロンを着用する．飛沫感染が起こる可能性がある場合は，マスクやゴーグルを着用する．血液，体液，分泌物，排泄物など感染性の物に触れた後は，手袋の着用にかかわらず，必ず手洗いをする．血液，体液，分泌物，排泄物に接触するときは，そのたびに手袋を着用し，使用後は必ず手洗いをする．使用した器具に関しては，汚染を広げないように扱い，適切な洗浄，消毒を行ってから，次の患者に使用する．使い捨て器具は，感染性廃棄物として処理する．病室やベッド，リネンなど適切な洗浄・消毒を行う．特に汚れたリネンは，できるだけ静かに扱い，埃をたてないようにする．血液や体液などは，漏れないように袋に入れて運び出す．

MRSAの院内感染対策の基本は，先に述べた標準予防策であるが，ある特定の患者がMRSA院内感染の感染源と判断された場合や，患者の気道などに感染を起こしており，咳などで菌がまき散らされるなど，疫学的，臨床的に問題がある場合は，接触予防策を適用する．接触予防策では，以下の対策が採られる．

患者は個室に入室させ，入室時には手袋を着用し，退出する前に手袋をはずして，抗菌剤を含んだ石けんや，消毒薬で手を洗う．また，入室時にガウンを着用し，退出する前にガウンをはずす．聴診器や体温計などは患者一人に使用するか，同じ微生物による感染症をもった患者集団用とする．

C ワクチンと血清療法

1 ワクチンによる感染予防

ヒトに病原体由来の抗原（免疫原）を接種すると**獲得免疫**が成立し，以降その病原体に感染しても，発症しないか発症しても軽く済む．この接種抗原を**ワクチン**といい，ワクチンをヒトに与えることを**予防接種**という．

ワクチンには様々な種類がある（表2-9）．免疫原性を失わせることなく，精製した細菌の菌体やウイルスを加熱したりホルムアルデヒド処理したも

表2-9 ● ワクチンの種類

ワクチンの種類	微生物の種類	
	細菌	ウイルス
弱毒生菌ワクチン・生ワクチン	結核（BCG）	流行性耳下腺炎（おたふくかぜ），ポリオ，麻疹（はしか），風疹，水痘（みずぼうそう），痘瘡（天然痘）
死菌・不活化ワクチン	肺炎球菌，コレラ	日本脳炎，B型肝炎，インフルエンザ，狂犬病
成分ワクチン	百日咳	
無毒化毒素（トキソイド）	ジフテリア，破傷風	

の（**死菌・不活化ワクチン**），病原性のもととなる細菌の毒素だけを精製し，それを不活化処理したもの（**無毒化毒素・トキソイド**），菌体中の病原性に関与する主要な成分だけを精製したもの（**成分ワクチン**，あるいは**コンポーネントワクチン**）も用いられる．これらの処理がワクチンとして有効に機能しない場合，発病はさせないが軽い感染を起こすように病原性を弱めた弱毒変異体を免疫原とする，生ワクチンも用いられる．

2 血清療法

ワクチンは，対象となっている感染症に対する獲得免疫の確立を目的としているが，その感染症に対する十分な抵抗性を接種者が獲得するまでには，ある程度の時間が必要である．したがって，すでに重篤な症状を起こす病原体に感染している疑いがあったり，毒蛇やサソリによる咬傷を受けた場合，ワクチンの接種では発病を防ぐのには間に合わない．このような場合には，すでにその病原体やそれ由来の毒素，あるいは蛇毒に対する抗体を大量に含む血清を注射する．これを受動免疫による**血清療法**とよぶ．蛇やサソリ毒による障害が起きるのを防止したりするほか，B型肝炎ウイルスや破傷風，ジフテリア，ボツリヌス菌感染による発症予防に用いられる．

血清療法に用いる抗体として以前はウマ由来のものが多用されたが，異種動物の抗体は，それ自体が異物として認識されることにより蕁麻疹や発熱，ショックなどを呈する**血清病**を引き起こすおそれがある．そこで現在では，B型肝炎，破傷風などの発病予防にはヒトの血清が使用されるようになった．しかし蛇毒抗体などではまだヒト血清が使えないため，血清療法には十分な注意が必要である．また受動免疫の持続期間はわずか数週間であることにも留意しなければならない．

4 感染症の治療；化学療法

A 化学療法とは

　感染症の治療として，化学物質を患者の全身に投与することを**化学療法**という．

　現在，細菌に対する**抗生物質**（抗菌薬ともいう），真菌に対する**抗真菌薬**などが化学療法薬として用いられる．ウイルスに対する化学療法薬も開発されているが，それは本章-⑥-C-3「ウイルス感染症の治療」に譲る．化学療法薬となりうる化学物質の条件は，高い"選択毒性"をもつことである．**選択毒性**とは，ヒトの細胞に対しては毒性がなく，病原微生物にのみ毒性を発揮するという意味である．

　抗生物質という言葉は，いろいろな微生物が互いに栄養を求めてなわばり争いをする際に，他種の微生物を殺傷したり，その増殖を抑制したりするために生産する，天然の化学物質を意味する．ただし現在では，人工的に合成した抗菌薬も含めて抗生物質とよぶことが多い．抗生物質の抗菌活性には大きく分けて2つの種類がある．"殺菌的"効果と"静菌的"効果である．**殺菌的効果**とは菌を直接傷害して殺菌する効果であり，**静菌的効果**とは，菌を殺すことはできないが，その増殖を阻止する働きである．したがって後者の場合，抗生物質の投与をやめると，再び菌が増殖し感染は再燃する．しかし，菌の増殖が抑制されている間に白血球などがその菌を貪食し殺菌するため，回復するのである．つまり，殺菌的効果をもつ抗生物質は，白血球，抗体，補体といった身体を守る非特異免疫の低下した"易感染患者"の感染症でも効果を発揮するが，静菌的な抗生物質は，患者の白血球がしっかり機能していないと感染の治療効果が十分現れない．したがって，患者の防御力が十分かどうかで，殺菌的抗生物質と静菌的抗生物質を使い分ける必要がある．

　看護師は化学療法薬の処方を担当するわけではないので，個々の薬剤の詳細な性能，適応（どのような感染症，病原微生物に用いられるか）を知る必要はないが，よく用いられている化学療法薬の大まかな分類とその性質，副作用については，知っておく必要がある．

B 抗生物質

1）細胞壁合成阻害薬

図2-15に示すように，細菌は細胞壁という構造を細胞質膜の外にもっている．細胞壁は，菌細胞がもつ高い浸透圧によって破裂することから細胞を守っている．したがって，菌が細胞壁をつくるのを阻害する化学物質は，効率よく菌を殺すことができる．幸い，細胞壁はヒトの細胞にはないので，このような化学物質は選択毒性が強いことになる．

（1）ペニシリン・セフェム系薬

β-ラクタムと総称される抗生物質のグループで，最も重要な抗生物質である．細胞壁合成阻害薬の代表的な抗生物質のグループである．殺菌力が強く，選択毒性が高く，また安全性も高い．現在，医師が用いる抗生物質の80％以上が**ペニシリン・セフェム系薬**である．セフェム系薬は，1950年代から10年おきに，第1世代，第2世代，第3世代，第4世代と，次々と"**抗菌スペクトラム**"の拡大した新薬が開発されてきた．抗菌スペクトラムとは，図2-16に示すように，グラム陽性菌の黄色ブドウ球菌からグラム陰性菌の諸菌種，マイコプラズマ，結核菌などを経てクラミジアに至る様々な菌種に対して，その抗生物質が有効な範囲を表したものである．

第3世代セフェム，**第4世代セフェム**は，"広域スペクトラム抗生物質"の代表的存在である．**カルバペネム**（チエナム，メロペン，カルベニン）は，ペニシリン系の広域スペクトラム抗生物質で，強力な殺菌力をもつ．頻度は低いが，ペニシリン・セフェム系薬の副作用として**アナフィラキシ**

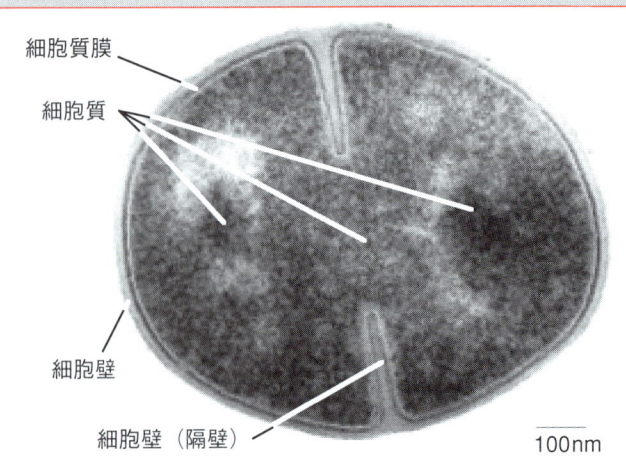

図2-15 ● 黄色ブドウ球菌の断面（透過電子顕微鏡写真）

図2-16 ● 代表的な抗生物質の抗菌スペクトラム

	グラム陽性菌	グラム陰性菌	その他
	黄色ブドウ球菌(MRSA) / 黄色ブドウ球菌(MSSA) / レンサ球菌 / 腸球菌 / 肺炎球菌 / ジフテリア菌 / 炭疽菌 / 破傷風菌 / 淋菌 / 髄膜炎菌 / モラクセラ / 大腸菌 / 肺炎桿菌 / インフルエンザ菌 / 緑膿菌 / セラチア / プロテウス(インドール陰性) / プロテウス(インドール陽性) / シトロバクター / エンテロバクター / 赤痢菌 / サルモネラ / バクテロイデス	結核菌 / スピロヘータ / マイコプラズマ / リケッチア / クラミジア

薬剤	抗菌スペクトラム
ペニシリンG	グラム陽性菌（黄色ブドウ球菌MSSA〜ジフテリア菌、破傷風菌）、淋菌、スピロヘータ
アンピシリン	グラム陽性菌、淋菌、大腸菌、インフルエンザ菌、プロテウス（インドール陰性）、赤痢菌、サルモネラ、スピロヘータ
スルバクタム/アンピシリン	広範囲
セファゾリン（第1世代セフェム）	グラム陽性菌、大腸菌、肺炎桿菌、プロテウス（インドール陰性）、結核菌
セフォチアム（第2世代セフェム）	グラム陽性菌、モラクセラ、大腸菌、肺炎桿菌、インフルエンザ菌、プロテウス、結核菌
セフォペラゾン（第3世代セフェム）	グラム陽性・陰性菌広範囲
セフピロム（第4世代セフェム）	グラム陽性・陰性菌広範囲
イミペネム（カルバペネム）	広範囲
バンコマイシン	黄色ブドウ球菌MRSA、MSSA、腸球菌
ゲンタマイシン（アミノ配糖体）	グラム陽性菌一部、グラム陰性菌広範囲、結核菌
エリスロマイシン（マクロライド）	グラム陽性菌、淋菌、モラクセラ、インフルエンザ菌など
テトラサイクリン	広範囲
レボフロキサシン（キノロン）	広範囲、マイコプラズマ
リネゾリド	MRSA、MSSA、腸球菌など

―ショックがあるので，患者のアレルギーの既往歴を問診することが必要である．日本では，ペニシリンGやアンピシリンなど，グラム陽性菌に強い抗菌力をもったペニシリン系薬の使用頻度が少なく，そうでないセフェム系薬が頻用されるため，グラム陽性菌由来の耐性菌が増えやすい状況となっている．

（2）グリコペプチド系薬

これもペニシリン・セフェム系薬とは異なる方法ではあるが，細胞壁の合成を阻害する．現在，**バンコマイシン・テイコプラニン**（タゴシッド）があるが，これらはMRSAの治療薬である．ただ，これらグリコペプチドと総称される抗生物質のMRSAに対する殺菌力は弱いため，感染症を治療できても，患者のからだからMRSAを完全に除菌することを期待できない．また，グリコペプチドを多用すると，バンコマイシン耐性のMRSAや，バンコマイシン耐性腸球菌が増える危険性があるため，使用は慎重に行う必

4 感染症の治療；化学療法

要がある．副作用はアナフィラキシーショック，腎不全などに注意する．

2）たんぱく合成阻害薬

アミノ配糖体系薬，**テトラサイクリン系薬**，**マクロライド系薬**，**リネゾリド**（ザイボックス）などがあるが，アミノ配糖体以外は静菌的な抗生物質なので，外来などで経口薬として用いられることが多い．アミノ配糖体は静注薬として病院内でもよく用いられる．**アルベカシン**（ハベカシン）はMRSAに用いられる．**リネゾリド**は，日本ではバンコマイシン耐性腸球菌（VRE）に用いられる（MRSAにも有効）．アミノ配糖体の副作用は腎障害，第8神経障害（めまい，耳鳴，難聴，平衡傷害を起こす）などに注意する．テトラサイクリン系薬は骨形成に悪影響があるので，小児，妊婦，授乳中の母親には使用しない．

3）核酸合成阻害薬

リファンピシン（リファジン）は殺菌力の強い薬剤で，主に結核治療に用いるが，副作用として消化器障害，肝障害などがある．**キノロン系薬**は経口薬として外来で用いられることが多いが，殺菌力のある薬剤なので，重症感染の治療薬としての静注薬としても使われはじめた．日本で最初に開発されたため，多くの種類が市販されている．副作用として痙攣発作や，光過敏症などがある．

4）葉酸代謝系阻害薬

ST合剤（バクタ，バクトラミン）は，大腸菌による尿路感染やニューモシスチスカリニによる肺炎などに用いる．長期に用いた場合の副作用として白血球減少などの骨髄抑制がある．腎毒性にも注意する．

C 抗真菌薬

アムフォテリシンB（ファンギゾン）は細胞膜ステロールに結合して膜生理活性を変化させる．注射薬で重症の真菌症（深在性真菌症）に用いるが，副作用として腎障害があるため，腎機能の低下がないかよく観察する必要がある．**フルシトシン**（5－FC）（アンコチル）は核酸の合成を阻害する薬剤であり，アムフォテリシンBと併用するとよい．最近は，副作用が少ないため，真菌の細胞膜成分であるエルゴステロールを特異的に合成阻害する**フルコナゾール**（ジフルカン）がカンジダ症やクリプトコッカス症によく用いられるが，アスペルギルス症にはアンフォテリシンBが優れている．

D 耐性菌による院内感染の問題

　病院には抗生物質の効かない細菌が多く潜んでいる．現在では，これら抗生物質の効かない菌は，ほとんどすべての病原菌種から生じている．抗生物質のうち，特に広域スペクトラムの抗生物質は，易感染状態の患者の治療に不可欠な大切な抗生物質であるが，これら切り札ともいえる抗生物質を感染症の重篤度を考慮せず安易に使い過ぎると，院内でMRSAや耐性緑膿菌が増えてくるので，効果的な院内感染対策ができなくなる．できるだけ使用頻度を減らす必要がある．また一般的に，ペニシリン系薬はグラム陽性菌に対して強く，セフェム系薬はグラム陰性菌に対する力が強いので，感染症起因菌に合わせて使い分けをする必要があるが，日本ではセフェム系の使用のみに偏りがちであるため，MRSAやVREなどのグラム陽性の耐性菌が出現しやすい病院内環境となっている．院内感染を減らすためには，院内感染対策とともに，抗生物質の使用を半減させるような努力が必要である．

5 感染症の検査

A 検査の手順

　感染症の検査法には，原因となる微生物を検出する方法と，微生物の感染により引き起こされた人体内の獲得免疫の変化を検出する方法がある．
　原因微生物の検出は感染症患者由来の検査材料を用いて，①顕微鏡観察，②培養検査，③迅速検査により行われる．検査材料の種類，検出を目的とする病原微生物の種類により具体的な方法は異なる．人体内の獲得免疫の変化から診断する方法には，血中の抗体価を測定し抗体価の変動から判断する方法と，遅延型アレルギー反応を利用する方法がある（図2-17）．

B 顕微鏡観察

　顕微鏡観察は検査材料を直接塗沫し，染色後，顕微鏡観察して，細菌，真菌，原虫などの有無を確認するものである．

1 細　菌

　グラム染色が最も基本である．結核菌など抗酸菌には抗酸染色を行う．

図2-17 ● 感染症の診断に用いられる検査

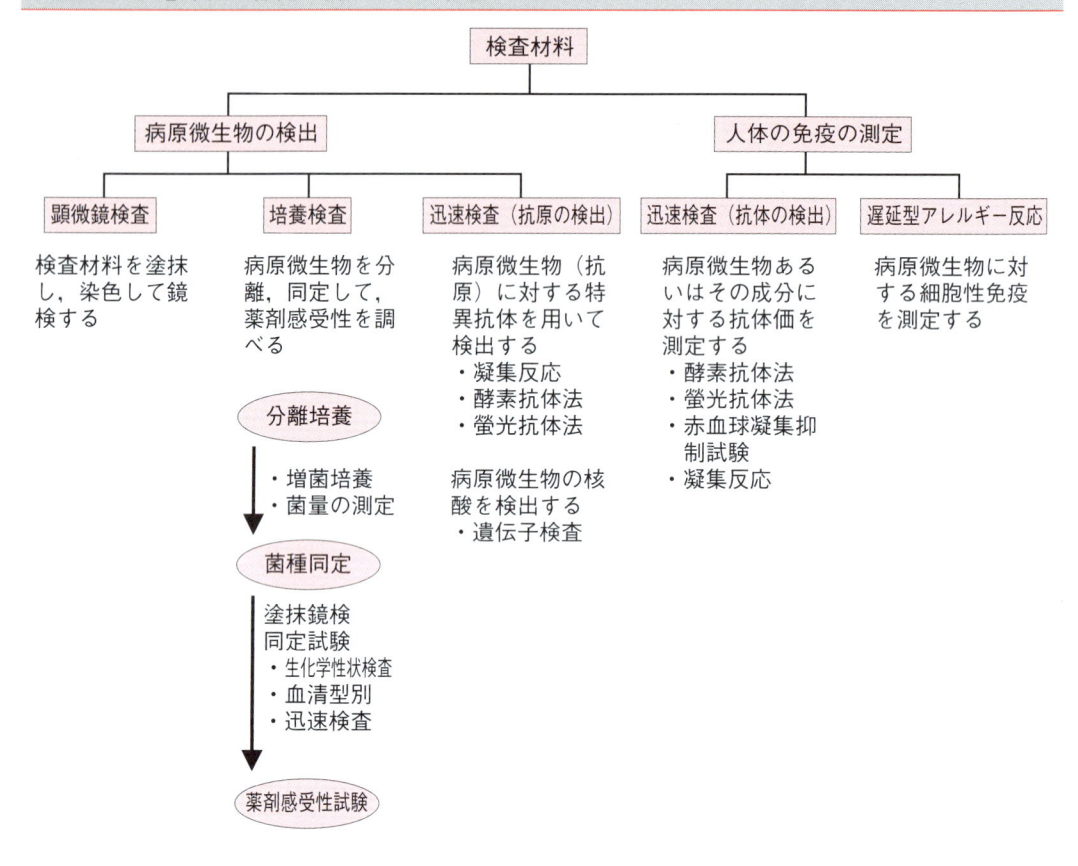

```
                          検査材料
            ┌───────────────┴───────────────┐
       病原微生物の検出                    人体の免疫の測定
    ┌──────┼──────┐                  ┌──────┴──────┐
顕微鏡検査  培養検査  迅速検査（抗原の検出）  迅速検査（抗体の検出）  遅延型アレルギー反応
```

顕微鏡検査	培養検査	迅速検査（抗原の検出）	迅速検査（抗体の検出）	遅延型アレルギー反応
検査材料を塗抹し，染色して鏡検する	病原微生物を分離，同定して，薬剤感受性を調べる	病原微生物（抗原）に対する特異抗体を用いて検出する ・凝集反応 ・酵素抗体法 ・螢光抗体法 病原微生物の核酸を検出する ・遺伝子検査	病原微生物あるいはその成分に対する抗体価を測定する ・酵素抗体法 ・螢光抗体法 ・赤血球凝集抑制試験 ・凝集反応	病原微生物に対する細胞性免疫を測定する

分離培養
↓
・増菌培養
・菌量の測定

菌種同定
↓
塗抹鏡検
同定試験
　・生化学性状検査
　・血清型別
　・迅速検査
↓
薬剤感受性試験

1）グラム染色（図2-18）

　菌を2種類に染め分ける細菌の分類上でも重要な染色法．スライドグラスに菌を塗布し，熱固定した後，グラム染色液で染色し，ルゴール液でヨ

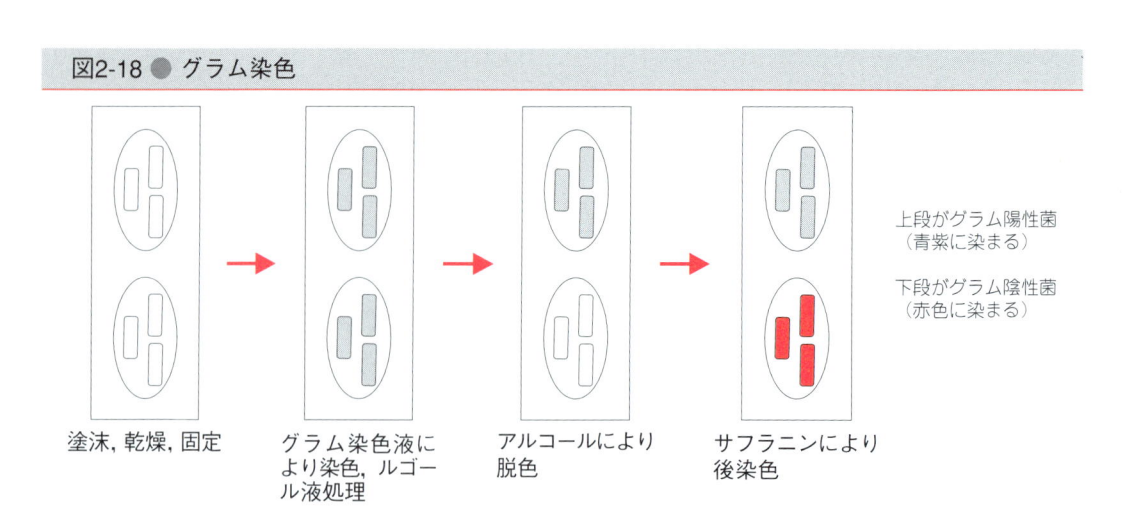

図2-18 ● グラム染色

塗沫, 乾燥, 固定 → グラム染色液により染色, ルゴール液処理 → アルコールにより脱色 → サフラニンにより後染色

上段がグラム陽性菌（青紫に染まる）
下段がグラム陰性菌（赤色に染まる）

ード化した後，純エタノールで脱色すると，細菌は脱色されやすい菌と脱色されにくい菌に分けられる．

その後，サフラニン液で後染色をすると脱色された菌が赤色に染まる．アルコールで脱色されにくく，クリスタル紫により青紫に染まった菌をグラム陽性菌，アルコールで脱色され，後染色で赤く染まるものをグラム陰性菌とよぶ．

グラム染色の手順は次のとおり．
① 塗沫，乾燥，固定．
② グラム染色液（10％クリスタル紫アルコール液1と1％シュウ酸アンモニウム水溶液4の混液）にて1分間染色する．
③ 水洗後，ルゴール液処理．30秒を2回繰り返す．
④ 水洗後，アルコールで脱色．
⑤ 水洗後，0.25％サフラニンで染色．
⑥ 水洗，乾燥後，検鏡．

2）抗酸染色（図2-19）

結核菌，非定型抗酸菌の検出に用いられる染色法．マイコバクテリウム属の菌は，多量の蠟脂質を含む厚い細胞壁をもつため，色素が透過しにくいので，媒染剤として石炭酸を加えたフクシン液を用いて加温するなど強力な染色方法を必要とする．しかし，いったん石炭酸フクシン液により赤色に染色されると，酸，アルコールなどを用いて脱色しても，脱色されにくい．これに対して細胞や一般細菌は脱色されやすいため，後染色のメチレンブルーで青く染まって見える．結核菌や非定型抗酸菌は顕微鏡下で赤色に観察される．チール-ネルゼン法ともいう．

抗酸染色の手順は次のとおり．
① 塗沫，乾燥，固定．

図2-19 ● 抗酸染色

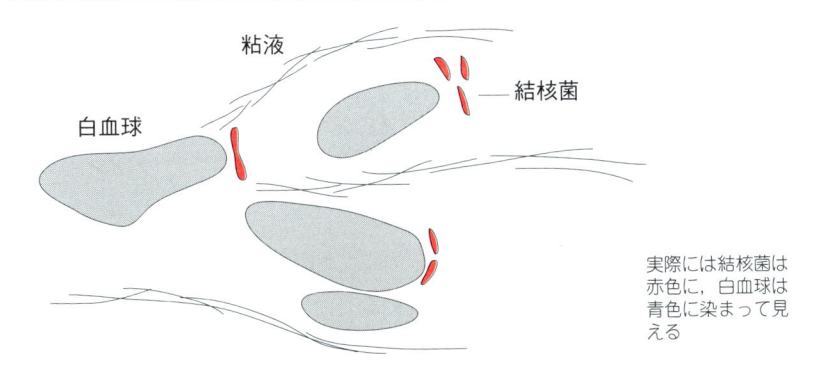

実際には結核菌は赤色に，白血球は青色に染まって見える

図2-20 ● 芽胞染色

実際は芽胞は赤色，菌体は青色に染色される

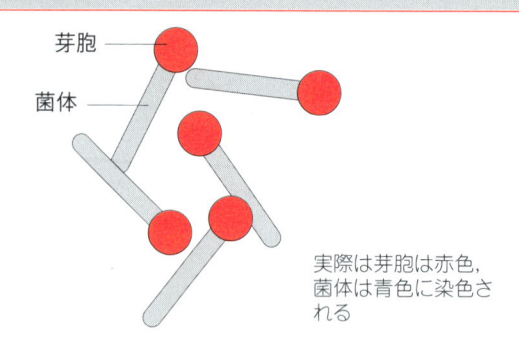

②チール石炭酸フクシン液を塗抹表面に重層して下からガスバーナーの弱火で湯気が立ち上がる程度に5分間加温染色する．
③3％塩酸アルコールで脱色し，水洗．
④4倍希釈レフレルメチレンブルーで20〜30秒染色．
⑤水洗，乾燥後，検鏡．

3）芽胞染色（図2-20）

破傷風菌や枯草菌など有芽胞菌の芽胞の検出に用いる．Möllerの方法では芽胞は赤色に菌体は青色に染色される．

芽胞染色の手順は次のとおり．
①塗沫標本作製．
②5％クロム酸水溶液を10分間作用させる．
③水洗後，チール石炭酸フクシン液で2〜3分加温染色．
④水洗後1〜3％硫酸水で5秒間脱色する．
⑤直ちに水洗し，4倍希釈のLöfflerメチレン青液で1分間染色する．
⑥水洗，乾燥後検鏡．

2 真　菌

毛髪，爪，嚢，喀痰などの検体を10％ KOHで処理してケラチン分解し観察する．喀痰，膿，分泌液，尿などの酵母様真菌はグラム染色後，検鏡する．

C 培養検査

人工培地で培養可能な細菌と真菌については培養検査を行う．増殖に生きた細胞を必要とするリケッチア，クラミジア，ウイルスに関しては，D項に述べる迅速検査が一般的である．

1 | 細菌の培養検査

　培養検査は原因菌を分離するために，各種の平板を用いて分離培養を行う．培地の種類は菌種により異なるが，特定の菌だけが増殖できる**選択平板**と多くの菌が増殖できる**非選択平板**の2系統を用いるのが一般的である（表2-10）．通性嫌気性菌，好気性菌は37℃でそのまま培養するが，嫌気性菌の場合は嫌気培養を行う．また，同時に増菌培養を行った後，分離培養を行う場合もある．分離された平板上の1つのコロニーを用いて糖の発酵経路，アミノ酸利用能，ウレアーゼなどの分解酵素の産生性，炭素源利用各種の生物性状検査を行い菌種を同定する．同定キットも市販されてい

表2-10 ● 代表的な細菌の分離培地

菌名	選択培地	非選択培地
ブドウ球菌	マンニット食塩寒天培地，ブドウ球菌NO.110培地	ＢＴＢ培地
レンサ球菌		血液寒天培地
ジフテリア菌	荒川寒天培地	レフレル培地，血液寒天培地
赤痢菌，サルモネラ菌	SS寒天培地，DHL培地	マッコンキー寒天培地，ＢＴＢ培地
大腸菌，セラチア菌		マッコンキー寒天培地，ＢＴＢ培地
コレラ菌，腸炎ビブリオ	TCBS寒天培地，ビブリオ寒天培地	
淋菌		チョコレート寒天培地，サイヤー-マーチン寒天培地
結核菌，非定型抗酸菌	小川培地	
ウェルシュ菌		GAM寒天培地，CW寒天培地

最小発育阻止濃度

　最小発育阻止濃度（minimal growth inhibitory concentration；MIC）とは菌の発育を阻止する薬剤の最小濃度をいいます．日本化学療法学会やNCCLS（National Committee for Clinical Laboratory Standards）（米国臨床検査標準化委員会）により標準法が設定されており，それに基づいて測定されます．段階的に希釈した薬剤を含む液体培地に一定量の菌を接種し，37℃で20～24時間培養後，その濁度より最小発育阻止濃度を判定するのが液体法です．また，段階的に希釈した薬剤を含む寒天平板に一定量の菌を接種し，37℃で20～24時間培養後，平板上の菌の生育状況から最小発育阻止濃度を判定するのが平板法です．化学療法剤の評価に用いられるもので，MIC値が小さいものほど有効な薬剤です．

る．

菌種の同定により推定された原因菌を用いて，**薬剤感受性試験**を行う．現在，ほとんどすべての菌種に耐性菌が出現しているので，薬剤感受性試験の結果は治療上重要なデータとなる．

薬剤感受性試験の方法には**ディスク法**と**希釈法**がある．ディスク法は一定濃度の薬剤を含んだペーパーディスクを菌液を塗布した平板上に置き，一夜培養後，ディスク周辺の阻止円を測定して感受性を判定する方法である．希釈法は最小発育濃度を求める方法であり，液体希釈法と平板希釈法がある．

2 | 真菌の培養検査

真菌の分離培地としては酵母様真菌も糸状菌も発育するサブロー寒天，ポテト・デキストロース寒天培地がよく用いられる．酵母様真菌は35〜37℃，糸状菌は25〜27℃で培養する．酵母様真菌の場合，糖の発酵，尿素試験，炭素源利用などの生化学的性状から菌種を同定する同定キットも市販されている．

D 迅速検査

従来，免疫反応を応用した診断法が使用されてきたが，近年では培養が簡単ではない病原微生物（ウイルス，リケッチア，クラミジアなど）および培養に長時間を要する細菌（結核菌など）に関して，培養によらない迅速診断法が開発され，臨床応用されている．迅速診断法には，抗原抗体反応や遅延型アレルギー反応など免疫反応を応用したもの，および菌やウイルスの遺伝子を用いる遺伝子診断法がある．

1 | 凝集反応（抗原抗体反応の応用）

1）血清型による分類

細菌の表層物質はヒトや動物の体内に入ると抗原として働き抗体を作らせる．グラム陰性菌の場合には表層に存在するLPSの多糖体部分（O抗原）や鞭毛（H抗原）が抗原として働く．菌を動物に注射すると，動物は糖鎖の構造が少しでも異なると，それぞれの異なった糖鎖部分に対して抗体を作るので，動物から採取したそれぞれの型に対応する血清を用いた凝集反応を行うと，O抗原の違いにより分類することができる．腸管出血性大腸菌O157：H7とは，O抗原が157型でありH抗原が7型であることを意味している．サルモネラ菌，赤痢菌，コレラ菌においても，血清型による分類

図2-21 ● ラテックス凝集反応

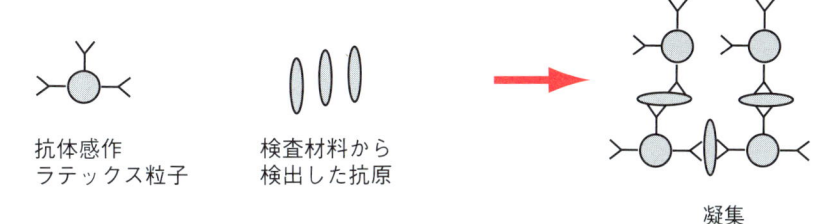

抗体感作ラテックス粒子　検査材料から検出した抗原　凝集

同定：A群溶血性レンサ球菌（咽頭粘液）
　　　ロタウイルス（便）
　　　N.meningitidis（髄液）
毒素の検出：ベロ毒素（志賀毒素）の検出
　　　C.difficile enterotoxinの検出
　　　ブドウ球菌エンテロトキシン，TSST-1の検出

がよく使用されている．

2）ラテックス凝集反応

　ポリスチレンラテックスの微細粒子の表面に抗体（あるいは抗原）を結合させた粒子を作成し，検査材料を混合して，ラテックス粒子の凝集の有無を肉眼で判定する方法．検査材料中に目的とする抗原（あるいは抗体）があるとラテックス粒子の凝集が速やかに起こる．
　毒素の検出，特定の血清型のレンサ球菌の検出，ロタウイルスの検出などに多用されている（図2-21）．

3）凝集反応による血清学的診断

　Widal反応は患者非働化血清の希釈系列液とホルマリン不活化したチフス菌とで抗原抗体反応を行うもので，凝集反応が見られた濃度の希釈倍数を凝集価として算定し，160倍以上を陽性とし，チフス菌の感染と判断する．
　ワイル-フェリックス反応はプロテウス属の菌株を使用して行う凝集反応である．リケッチア症の種類により，患者血清中の抗体が凝集反応を起こすプロテウス属の菌株が異なることを利用した，リケッチアの血清学的診断法である．
　これらの方法は，現在ではあまり使用されない．

2　酵素抗体法・螢光抗体法（抗原抗体反応の応用）

　検体中に，ある病原微生物の特異的抗体が存在すれば，それに対する抗体はその抗原と反応し，結合するはずである．その抗体にアルカリ性フォ

図2-22 ● 酵素抗体法（左）と螢光抗体法（右）による病原体由来抗原（▲）の検出

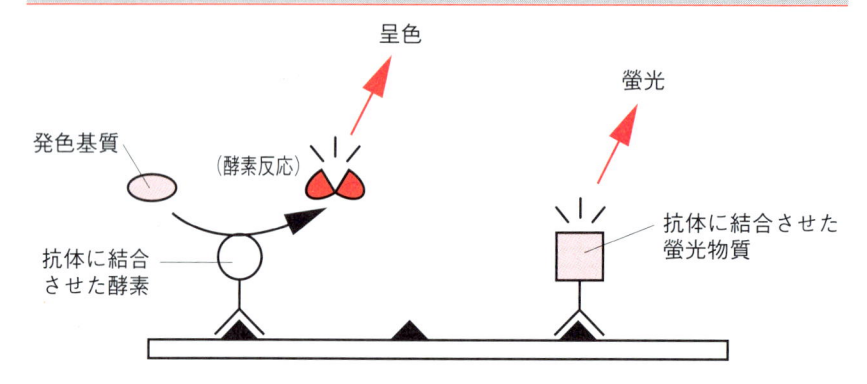

スファターゼ・ペルオキシダーゼなどの酵素を重合させておき，さらにその酵素の発色基質を加えて，酵素反応の有無で抗体に結合した抗原を定量し，検体中の微生物の有無を判定するのが酵素抗体法である．検出には，酵素基質の発色を定量するための分光光度計が必要である．一方，その抗体に螢光物質を結合させておけば，塗沫標本上に病原体由来の特異抗原がある場合，抗体と結合して螢光を発するため，螢光顕微鏡下で直接病原体の有無を観察することができる．

酵素抗体法・螢光抗体法のいずれも，検体中の病原体が死んでいても観察できる利点があり，多くのウイルスやクラミジアなどの検出に用いられている（図2-22）．

3│赤血球凝集抑制試験

赤血球凝集抑制試験（hemagglutination inhibition test；HI test）とはウイルス抗体価の測定法の一つである．赤血球凝集能のあるウイルス粒子と血清を混和し，ウイルスの赤血球凝集能の低下を見る．この方法は比較的簡便で感度もよい．ただし赤血球凝集能をもたないウイルスには適応されない．対象となるウイルスにはインフルエンザウイルス，ムンプスウイルス（ニワトリ血球），麻疹ウイルス（サル血球），風疹ウイルス（ガチョウ血球，1日齢ヒヨコ血球）などがある．

4│遺伝子診断

遺伝子診断は，原因微生物の遺伝子（DNA・RNA）を検出する方法である．きわめて感度がよく，短時間で結果が出るのが特徴である．したがって，培養が困難・不可能な微生物（らい菌・梅毒トレポネーマ）や，培養に長時間かかったり，培養法が複雑で検査室で日常的に行うのが困難なもの（多くのウイルスや結核菌，マイコプラズマ，リケッチア，レジオネ

ラ，クラミジアなど），検体中の病原体が少量しか期待できないものなどに用いられる．従来高価であったが，次第に普及しつつある方法である．

DNAが二重鎖を作る性質を利用して，ある病原体に特異的な遺伝子配列と類似なものを検出する**DNAハイブリダイゼーション法**，そして，特異的遺伝子を増幅して検出するために，きわめて感度の良い**PCR法**がある．

E 遅延型アレルギー反応

ヒトは，ある微生物感染によってその抗原に対する免疫記憶を獲得するが，再度同じ抗原に曝された場合，感作リンパ球による遅延型アレルギー反応が起きる場合がある．遅延型アレルギー反応では，皮内に抗原を注射すると発赤や硬結が現れる．これは，その個体がかつて，その抗原が由来した病原体に感染したことがあり，その病原体に対する免疫をもっていることを示している．この反応を利用した代表例が結核感染の有無を調べる**ツベルクリン反応**である．そのほか，ハンセン病（レプロミン－光田反応），ジフテリア（モロニー試験）やある種の真菌，ウイルス感染の往歴を知ることができる．しかし，まれに感染したことがあっても陽性にならないこともあるので，注意が必要である．

6 主な病原微生物

A 細　菌

1 分類の基準

細菌は原生生物界に属し，**科**，**属**，**種**の順に細かく分類されている．細菌の分類においては**グラム染色性**と**形態**，**酸素要求性**，**芽胞の有無**が大まかな指標となっている．一つの属の中の菌種の同定は，生化学的性状をもとに行われる．細菌の名前は，**国際動植物命名規約**による属名と種名をラテン語で並べる**学名**でよぶのが正式であるが，日本語の名前（**和名**）も日常的にはよく使用されている．

2 病原細菌の種類

1）グラム陽性球菌

（1）**ブドウ球菌属**　genus *Staphylococcus*

特徴：グラム陽性球菌で不規則な配列を示す．芽胞，鞭毛はない．通性嫌気性で普通寒天培地に生育する．耐塩性であるため，高濃度に食塩を含む培地（マンニット食塩培地）が分離培地として使用される．自然界（土壌，空中）に広く分布し，温血動物の皮膚，皮脂腺，粘膜（鼻腔，咽頭，直腸）に生息している常在菌である．

〈黄色ブドウ球菌〉*Staphylococcus aureus*（図2-23，口絵①）

病原性：化膿性疾患および産生する毒素による疾患を起こす．

皮膚における化膿の場合には菌の侵襲が表皮である場合（毛包炎，汗口炎，伝染性膿痂疹）と真皮に至る場合（癤〔furuncles〕：菌の侵襲が毛包を通じて，さらに深層に至るもの．癰〔carbuncles〕：隣接する数か所の毛包で進展した癤が，集合して一つの膿瘍となったもの）がある．体内に入って，ブドウ球菌性骨髄炎，肺炎，腸炎，敗血症などを起こす．

黄色ブドウ球菌の産生する毒素による疾患には，食中毒，毒素性ショック症候群，表皮剝奪性皮膚炎がある．

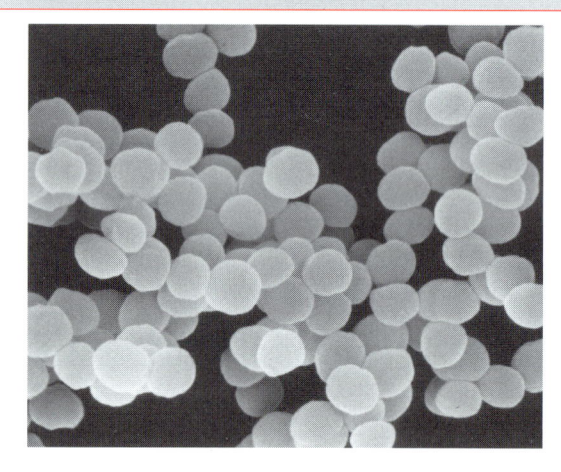

図2-23 ● 黄色ブドウ球菌（電子顕微鏡写真）

細菌の命名

　学名はそれぞれの細菌の属の名前の最初に，次に種名をイタリック体で書くのが決まりです．立体で書くときは文字の下に下線を引きます．属名を省略する場合は最初の一文字だけを残します．たとえば和名の黄色ブドウ球菌は*Staphylococcus aureus* あるいは Staphylococcus aureus が正式な学名であり，*S. aureus* あるいは S. aureus が省略した書き方となります．

　クラミジア，リケッチア，真菌，原虫でも同様です．

細菌が原因となる**食中毒**には，食品中で菌が産生した毒素を食べて起こる毒素型食中毒と，食品中に付着した菌を摂取し，それが体内で増殖した結果起こる感染型食中毒に大別される．ブドウ球菌性食中毒は，黄色ブドウ球菌が，食品中でエンテロトキシン（enterotoxin）を産生し，それを食べることにより起こる毒素型食中毒である．エンテロトキシンはリンパ球活性化作用をもつ分子量約2万8000のたんぱくで，アミノ酸組成，抗原性の違いによりA〜P型に分類されている．この毒素で汚染した食物を摂取すると，短時間（2〜3時間）で，嘔吐を特徴とした食中毒症状を引き起こす．ブドウ球菌エンテロトキシンは耐熱性で100℃30分の加熱によっても活性が失われない．

表皮剥脱性皮膚炎は表皮剥脱毒素（exfoliative toxin）をつくる黄色ブドウ球菌によって起こされる皮膚炎であり，顆粒層での皮膚表皮の断裂，剥離を特徴とする．新生児剥脱性皮膚炎（dermatitis exfoliative neonatorum）（リッテル〔Ritter〕病ともいう），伝染性膿痂疹（とびひ）などがある．

毒素性ショック症候群（TSS）は，突発的な，発熱，発疹，低血圧などの臨床症状を特徴とする疾患である．毒素性ショック症候群毒素（toxic shock syndrome toxin；TSST-1）を産生する黄色ブドウ球菌の感染により起こる．TSST-1の生物学的活性は，ウサギに接種すると発熱を起こすこと，内毒素の致死作用を著しく増強すること，免疫抑制作用があることなどが報告されているが，それは，この毒素がスーパー抗原としてTリンパ球を非特異的に活性化することによっている．

黄色ブドウ球菌は感染に役立つ表層構造をもつ．また，赤血球溶解酵素（ヘモリジン），白血球溶解酵素（ロイコシジン），脂質分解酵素（リパーゼ），核酸分解酵素（ヌクレアーゼ），ヒアルロニダーゼ，スタフィロキナーゼ，コアグラーゼなどの感染に役立つ各種の酵素を産生する．

コアグラーゼ（coagulase）は血漿を凝固させる酵素であり，黄色ブドウ球菌の同定のうえで最も重要な酵素である．

予防・治療：黄色ブドウ球菌は新しい化学療法剤が開発されると，すぐにそれに対する耐性を獲得している．

MRSA（methicillin-resistant *Staphylococcus aureus*）は黄色ブドウ球菌本来のペニシリン結合たんぱくに加えて，特有のβ-ラクタム系薬に親和性の低いペニシリン結合たんぱくPBP2′をつくり，メチシリンおよびセフェム系薬剤に耐性となった菌である．多くのMRSAはこれに加えてペニシリンを分解する酵素ペニシリナーゼを産生し，テトラサイクリン系薬，アミノ配糖体系薬，マクロライド系薬，キノロン系薬に耐性を示す多剤耐性菌である．MRSA治療薬としてはアルベカシン，バンコマイシンが用い

られているが，バンコマイシン耐性MRSAも分離されはじめているので，注意が必要である．MRSAは病院内で多く分離されるが，近年市中でも分離されるようになっている．黄色ブドウ球菌の病原性に加えて，多くの薬剤に耐性を示すMRSAは，難治性で重篤な感染症を引き起こすので，院内感染対策が重要である．

病院では手洗いの励行と適切な消毒が必要である．MRSAのなかには逆性石けん，クロルヘキシジンなどに抵抗性のものも存在するので，手指の消毒には塩化ベンザルコニウム配合の消毒用エタノール製剤が勧められている．

〈コアグラーゼ陰性ブドウ球菌〉

分類・特徴：黄色ブドウ球菌以外のほとんどのブドウ球菌属は，コアグラーゼを産生しないのでコアグラーゼ陰性ブドウ球菌（coagulase-negative staphylococci；C-NS）とよばれている．C-NSには*S. epidermidis*, *S. haemolyticus*など38菌種以上ある．病原性は黄色ブドウ球菌に比べて弱いが，留置カテーテルからの感染など院内感染の起因菌として問題になる．

（2）レンサ球菌属　genus *Streptococcus*

特徴：レンサ球菌属はグラム陽性球菌で，通性嫌気性である．栄養要求性があるため，通常血液寒天培地で培養する．レンサ球菌は血液寒天平板上の集落の周りの溶血性はβ溶血（完全溶血）とα溶血（不完全溶血）がある．同定は生化学的検査および血清学的検査により行われるが，血清型に基づく分類（**ランスフィールドの分類**）は，レンサ球菌の簡易同定法としてよく使用されている．

〈化膿レンサ球菌〉*Streptococcus pyogenes*

特徴：上咽頭の常在菌で，健康人の数％が保有する．図2-24に示すように，特徴的な連鎖状の配列を示す．ランスフィールドの分類でA群に属し，

図2-24 ● 化膿レンサ球菌

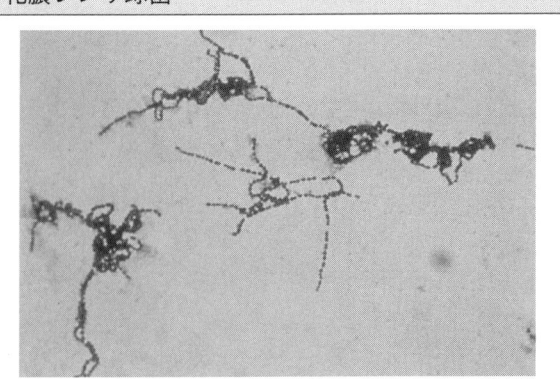

β溶血を示すので，A群溶血性レンサ球菌（A群溶連菌）ともよばれる．表層にMたんぱく（白血球による貪食を妨げるたんぱく）をもつ．2種類のヘモリジン（Streptolysin OとStreptolysin S）を産生する．

病原性：ブドウ球菌の場合と同じくその疾患は化膿性疾患と産生する毒素による疾患に大別される．化膿性疾患の場合，咽頭に感染すると咽頭炎，扁桃炎を起こし，皮膚に感染した場合，膿痂疹，丹毒，蜂巣炎，壊死性筋膜炎を起こす．発熱毒素（pyrogenic toxin）を産生するレンサ球菌に感染すると猩紅熱を起こす．猩紅熱は本質的には急性咽頭炎の亜型であり，発熱毒素を産生するレンサ球菌が咽頭に感染した場合に起こる疾患である．高熱と咽頭痛の後，全身に発疹ができる．

化膿レンサ球菌に感染すると，人体は菌体や菌の産生するたんぱくに対して抗体を作るなどの免疫応答を起こす．ストレプトリジンOに対する抗体価（anti-streptolycin O；ASO）の測定はレンサ球菌感染症の診断に用いられる．急性糸球体腎炎，リウマチ熱などの続発症を伴うことがあるのが，この菌の感染症の特徴である．

劇症型レンサ球菌感染症とはレンサ球菌性トキシックショック症候群（突発的な発熱，発疹，低血圧，粘膜の充血などの臨床症状を特徴とする症候群）を伴う化膿性レンサ球菌感染症である．発熱毒素（pyrogenic toxin）の産生との関係が疑われている．

治療：ペニシリンG，アンピシリンが有効．またこれら薬剤とアミノ配糖体系薬との併用も行われる．

〈ストレプトコッカス・アガラクチアエ〉 *Streptococcus agalactiae*

病原性：ランスフィールドの分類でB群に分類されるβ溶血を示すレンサ球菌で，膀胱炎，敗血症，髄膜炎の原因となる．出産時に母親から新生児に感染すると，新生児の肺炎，敗血症，髄膜炎などを引き起こすことがある．

治療：ペニシリンG，アンピシリンおよびクリンダマイシンが有効．

〈肺炎球菌〉 *Streptococcus pneumoniae*（口絵②）

病原性：α溶血を示すグラム陽性の双球菌で，咽頭の常在菌で健康人からも分離される．市中肺炎の代表的な原因菌であるが，ほかにも副鼻腔炎，髄膜炎の原因となる．治療薬としてペニシリン，セフェム系薬が使用されてきたが，近年ペニシリン耐性肺炎球菌（penicillin-resistant *S. pneumoniae*；PRSP）の割合が増加している．PRSPは，ペニシリン結合たんぱくを変化させペニシリン，セフェム系薬に対して耐性を示す．

治療：アモキシシリン，アンピシリン，セフェム系薬が有効．PRSPの場合にはアモキシシリン，アンピシリン，セフェム系薬（セフジトレンなど）を常用量の倍量投与する．カルバペネム系薬，クリンダマイシン，

ST 合剤も有効.

〈緑色レンサ球菌群〉viridance group

病原性：口腔内に常在している α 溶血を示すレンサ球菌群の総称で，う歯，亜急性心内膜炎の原因となる．

（3） 腸球菌属　genus *Enterococcus*

病原性：腸管内に常在するグラム陽性球菌である．通常非病原性だが，各種薬剤に耐性を示すため，バンコマイシンがその治療薬として使用されてきた．しかし，1990年代には菌の細胞壁合成系を変化させ，バンコマイシンに対して高度耐性を示す腸球菌（vancomycin-resistant enterococci；VRE）が出現し，新たな院内感染の起因菌として問題となっている．

治療：VREの治療にはリネゾリド，シナシッドを用いる．

2）グラム陽性桿菌

（1） コリネバクテリウム属　genus *Corynebacterium*

〈ジフテリア菌〉*Corynebacterium diphtheriae*

特徴：グラム陽性の多形態性の細長い桿菌で，好気性菌．芽胞非形成，非運動性（鞭毛なし）で莢膜をもたない．特有のL，V，W，Y字状配列を取っている．リン酸化合物の集合粒子がナイセル染色によって異染小体として菌の一端または両端に観察される．血清，血液添加培地（レフレル血清凝固培地）によく発育する．鑑別培地としては他の菌が発育できない亜テルル酸カリウム血液寒天培地（荒川培地）を用いる．ジフテリア菌は亜テルル酸カリウムを還元して黒い集落を形成する（図2-25）．

病原性：ヒト特有の疾患で動物には自然感染しない．菌型は3つ（重症型，軽症型，中間型）に分類される．咽頭粘膜，鼻粘膜で増殖し，ジフテリア毒素を産生する．ジフテリア毒素は宿主細胞のたんぱく合成を阻害す

図2-25 ● ジフテリア菌

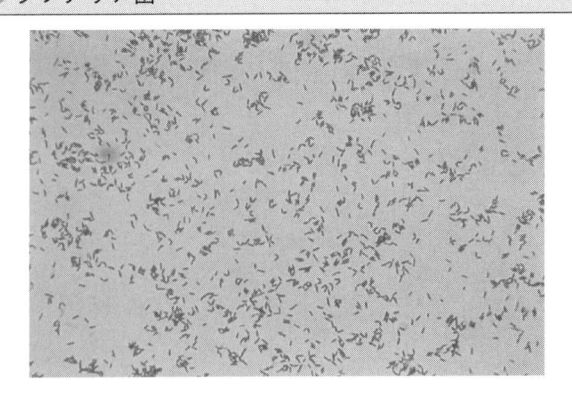

るため局所組織障害を引き起こす．扁桃でジフテリア菌が増殖した場合，灰白色の偽膜を形成し，気道閉塞を起こすことがある．血中に毒素が入ると全身性毒素障害を起こす．末梢神経に毒素が固定されると抗毒素を投与しても有効でなく，最終的に心筋が侵され，心臓麻痺，末梢血管運動麻痺で死亡する．

予防・治療：ジフテリア毒素をホルマリンで無毒化したトキソイドを使用する．百日咳，破傷風のワクチンと混合したDPTワクチンが主流である．最初の接種は生後3〜90か月に行う．

自然感染では終生免疫が得られるが，予防接種による免疫は持続期間がそれほど長くないため，成人の追加免疫が必要である．

- **シック試験**；血中抗毒素の有無（ジフテリアに対する免疫の有無）を調べる方法．ジフテリア毒素を皮内注射して96時間までの反応を見る．発赤，硬結がみられた場合，抗毒素をもっていないので予防接種を行う．
- **モロニー反応**；年長者の予防接種によるアレルギー副作用の有無を調べる方法．予防接種を1/20〜1/100に希釈したトキソイドを皮下注射して24時間後に判定する．発赤，硬結が見られた場合，副作用を起こしやすいことがわかる．

治療には血清療法としてジフテリア毒素を馬に接種して得た抗血清を用いる．ウマの血清によるアレルギーが起こる場合もある（血清病）．抗菌剤としては，ペニシリンG，アンピシリン，マクロライド系薬を用いる．

（2）リステリア属　genus *Lysteria*

〈リステリア菌〉*Lysteria monocytogenes*

特徴：通性嫌気性のグラム陽性桿菌で，芽胞非形成．鞭毛による運動性がある．感染後，マクロファージ内で増殖する細胞内寄生菌である．

病原性：自然界に広く分布し，家畜の糞，食肉，乳製品などを介する**人獣共通感染症**である．成人の場合，髄膜炎，敗血症が主となる．妊婦への感染では胎児敗血症性肉芽腫症を引き起こし流産する．分娩時に感染すると新生児感染症（周産期リステリア症）を引き起こす可能性がある．

治療：ペニシリン系薬，ニューキノロン系薬，アミノ配糖体系薬を用いる．

（3）バチルス属　genus *Bacillus*

分類・特徴：バチルス属は好気性グラム陽性有芽胞桿菌である．環境の悪化により芽胞を形成し，数年生存することができる．病原性のきわめて強い炭疽菌（*B. anthracis*），食中毒や日和見感染を起こすセレウス菌（*B. cereus*），ほとんど病原性のない枯草菌（*B. subtilis*）などがある．

〈炭疽菌〉*Bacillus anthracis*

特徴：非運動性（鞭毛なし）で，生体内で長い連鎖（竹の節様）を形成する．ポリ-D-グルタミン酸からできた莢膜をつくる．

病原性：汚染された草や飼料を食べた家畜からの二次感染が多いため，動物に接する機会が多い人が感染しやすい．菌は感染防御抗原，浮腫因子，致死因子の3種類の毒素を産生する．ヒトへの感染は主として創傷部位から起こり，感染後24時間以内に悪性膿疱が出現し，リンパ行性に移行して敗血症となる．ほこりとともに芽胞を吸い込んで起こる肺炭疽は急激な進行で致死的である．まれに食物から腸管感染を起こすこともある．

予防・治療：ニューキノロン系薬，テトラサイクリン系薬を用いる．動物，家畜の予防にはワクチンが使用される．

3）グラム陰性桿菌

■ 腸内細菌群

特徴：グラム陰性桿菌で赤痢菌以外は周毛性鞭毛をもつ．芽胞は作らず，普通寒天培地によく発育する通性嫌気性菌である．分離平板上の集落の観察および生化学性状の検査（ブドウ糖の分解経路の違い，乳糖をはじめとする各種の糖の分解性，アミノ酸の利用など）に基づいて菌種の同定を行う（表2-11）．

（1）大腸菌属 genus *Escherichia*

表2-11 ● 腸内細菌群の性状

		大腸菌	サルモネラ菌	チフス菌	パラチフス菌	赤痢菌	肺炎桿菌	セラチア菌	プロテウス菌	ペスト菌
〈性状〉	インドール産生	＋	－	－	－	－	－	－	－	－
	VP反応	－	－	－	－	－	＋	＋	(－)	－
	クエン酸利用	－	＋	－	－	－	＋	＋	＋－	－
	硫化水素産生	－	＋	＋	－	－	－	－	＋	－
	ウレアーゼ	－	－	－	－	－	＋	(－)	＋	－
	リジン脱炭酸	(＋)	＋	＋	＋	＋	＋	(－)	－	(＋)
	アルギニン分解	(－)	(－)	－	(－)	－	－	－	－	－
	オルニチン脱炭酸	＋－	＋	－	＋	＋	－	＋	－	－
	運動性	(＋)	＋	＋	＋	－	－	＋	＋	－
	乳糖分解	＋	－	－	－	－	＋	－	－	－
	DNase	－	－	－	－	－	－	＋	－	－
〈分離培地〉	マッコンキー	赤または白色	無色集落	無色集落	無色集落	無色集落	赤または白色	白色集落	白色集落	無色集落**
	ドリガルスキー	黄または白色	無色集落	無色集落	無色集落	無色集落	黄または白色	白色集落	白色集落	無色集落**
	SS寒天	－または白色	無色(中心黒)	無色集落*	無色集落	無色集落	－または白色	－または白色	－または白色	無色集落**

（＋）：76〜90％陽性，（－）：11〜25％陽性，＋－：26〜75％陽性
＊ 長時間経つと中心が黒くなる　＊＊ 48時間後

〈大腸菌〉*Escherichia coli*（図2-26，口絵③）

病原性：腸管内常在菌であり，特に結腸に大量に生息する．腸管内に生息している場合は非病原性であるが，尿道を逆行して膀胱や腎に至ると膀胱炎，急性腎盂腎炎などの尿路感染症を起こす．また，胆道，腹腔内，血中など，本来無菌的である場所で増殖した場合も疾患を起こす（異所性感染）．

大腸菌が外から病原因子をつくる遺伝子を獲得して下痢や胃腸炎を引き起こす菌に変化したものが，**下痢原性大腸菌**である．表2-12に示すように，病原性をもとに5つに分類されている．

毒素原性大腸菌はコレラ毒素と同じ作用をもつ易熱性毒素（LT）および100℃30分の加熱に耐える耐熱性毒素（ST）を産生する菌である．アフリカ，東南アジアでの乳幼児の下痢症の主な原因菌であり，わが国では旅行者下痢症の原因菌として扱われてきた．**腸管出血性大腸菌**は赤痢菌と同

図2-26 ● 大　腸　菌

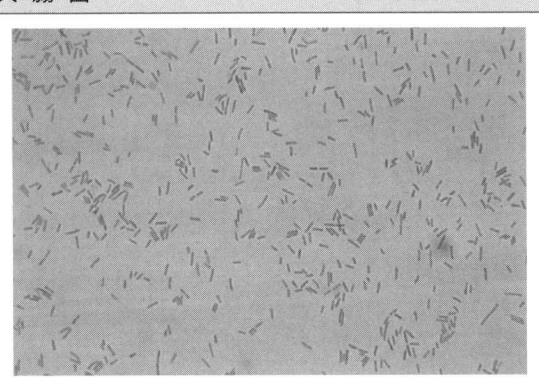

表2-12 ● 下痢原性大腸菌の種類

分類	主要症状	主な病原因子と発症機序
腸管病原性大腸菌 (enteropathogenic *E. coli*；EPEC)	サルモネラ様症状（下痢，腹痛，悪心，嘔吐，発熱）	細胞表面脱落現象（attaching and effacing effect）による付着
腸管侵入性大腸菌 (enteroinvasive *E. coli*；EIEC)	赤痢様粘血便，発熱，腹痛，嘔吐	赤痢菌と同じように腸管粘膜上皮細胞へ侵入，増殖し，細胞を破壊する．赤痢様症状を示す
毒素原性大腸菌 (enterotoxigenic *E. coli*；ETEC)	コレラ様症状（水様便または軟便），腹痛	易熱性毒素（LT）および耐熱性毒素（ST）を産生する．LTはコレラ毒素と類似の作用をもち，アデニレートサイクラーゼを活性化して腸管内に水分の流出をもたらす．STは分子量約2000のたんぱくで，グアニレートサイクラーゼを活性化する
腸管出血性大腸菌 (enterohemorrhagic *E. coli*；EHEC)	鮮血便，激しい腹痛，嘔吐，発熱	シガ毒素（Stx）を産生する．シガ毒素はたんぱく合成阻害作用をもち，ベロ細胞へ細胞致死作用を示すので，ベロ毒素とも呼ばれる．EPECと同じくA/E付着をする．
腸管凝集付着性大腸菌 (enteroaggregative *E. coli*；EAggEC)	水様下痢，嘔吐，脱水症状	自発凝集して細胞に付着凝集

じ**志賀毒素**（ベロ細胞に毒性を示すので，**ベロ毒素**ともよばれる）を産生する．志賀毒素は宿主細胞内に入り，細胞のたんぱく合成を阻害するので，細胞は殺される．腸管出血性大腸菌は，水，食物とともに経口感染すると，胃，小腸を通過して大腸で増殖する．腸管内で増殖した菌が志賀毒素を産生し，産生された毒素が腸管の上皮細胞に作用するので腹痛と下痢が起こる．下痢は血便であることが多い．患者のうち，数％ではあるが，溶血性尿毒症症候群や脳症などの重篤な合併症を引き起こすことがあるので，感染症法では3類に分類されている．**腸管侵入性大腸菌**は，赤痢菌と同じような細胞内への侵入能をもつ菌である．

大腸菌は外膜多糖（O抗原）および鞭毛（H抗原）の抗原性で菌の型別ができ，腸管出血性大腸菌O157：H7のように表記される．しかし特定のO抗原をもつ菌が病原菌と判定することはできず，下痢原性大腸菌の特定には，あくまで毒素などの病原因子の検出が必要とされている．

治療：広領域のペニシリン系薬とβ-ラクタマーゼ阻害剤との合剤，カルバペネム系薬，ニューキノロン系薬，アミノ配糖体系薬などが有効である．EHECにはホスホマイシン，カナマイシンを使用する．

（2） **サルモネラ属**　genus *Salmonella*（口絵③）

特徴：以前は血清型により1700以上の菌種が存在したが，現在はDNA相同性と生化学的性状に基づき，1菌種のみ（*Salmonella enterica*）とし，従来の血清型を併記して用いている．

サルモネラ属は両生類から哺乳類に至る広範な動物の消化管に存在している．経口感染によりヒトに感染する．細胞内寄生性細菌であり，白血球，マクロファージ内で増殖できる特徴をもつ．

病原性：**チフス菌**（*S.* Typhi）（注：血清型は最初を大文字にして記載する），**パラチフス菌**（*S.* Paratyphi A）は，それぞれ2類感染症であるチフス，パラチフスの原因菌である．保菌者の糞便や尿から経口感染した後，小腸回盲部リンパ節のマクロファージ内で増殖し，マクロファージとともに血中に入り（菌血症），全身に広がる．40℃付近の高熱が持続する熱型と皮膚のばら疹が特徴的である．発熱後，10日くらいたつと血中に抗体ができる．この抗体価はWidal反応により測定することができる．不完全な治療チフス菌は胆嚢に保菌されるため，胆石保有者は除菌が困難である．回復後3～6か月間にわたり菌を排出する患者を一時保菌者，1年以上排出する患者を永久保菌者という．パラチフスは腸チフスよりも症状は軽い．

他のサルモネラ属の菌は急性胃腸炎として発症する感染型食中毒の原因菌である．腸炎菌（*S.* Enteritidis），ネズミチフス菌（*S.* Typhimurium）などが多く分離される．感染源は鶏卵，肉，乳が多いが，ペットのイヌや

カメなどに保菌されていることもある．発熱，頭痛，下痢，嘔吐が主な症状であるが，まれに菌血症を起こし，全身に広がる場合もある．

治療：細胞内への移行性のよいクロラムフェニコールが第一選択薬であったが，副作用と耐性菌の出現などを考慮してニューキノロン系薬が使用される機会が多くなった．ホスホマイシンも使用される．

（3） **赤痢菌属** genus *Shigella*

病原性：井戸水使用や上下水道不完備な地域で経口感染する．潜伏期間は2〜3日間．赤痢菌は細胞内への侵入能をもつのが特徴であり，粘膜細胞内へ侵入し，細胞を破壊して脱落壊死を招き潰瘍をつくる．生化学的性状と血清型からA群（シガ赤痢菌 *S. dysenteriae*），B群（フレキシネル赤痢菌 *S. flexneri*），C群（ボイド赤痢菌 *S. boydii*），D群（ソンネ赤痢菌 *S. sonnei*）に分類される．シガ赤痢菌はシガ毒素を産生する．先に腸管出血性大腸菌のところで述べたように，この毒素はたんぱく合成を阻害し，細胞死を起こすので，この菌が感染した場合には血性下痢になる．わが国ではソンネ赤痢菌による場合が多い．この場合には粘性血便の症状が見られず，比較的軽症である．小児の場合，神経障害，循環器障害を伴った疫痢になる場合があり，この場合死亡率も高い．

治療：ニューキノロン系薬，ホスホマイシン，カナマイシンが使用される．近年，多剤耐性菌が報告されているので，感受性試験を行う必要がある．

（4） **クレブシエラ属** genus *Klebsiella*

〈肺炎桿菌〉*Klebsiella pneumoniae*

特徴：口腔，上気道，腸管内常在菌で，尿路感染，髄膜炎，敗血症，腹膜炎，胆道感染の原因になることがある（**日和見感染**）．ペニシリン耐性のため菌交代症を起こすこともある．

治療：第3世代セフェム系薬，ニューキノロン系薬を用いる．基質拡張型β-ラクタマーゼ（ペニシリン系薬を分解する機能をもったβ-ラクタマーゼがセファマイシン系薬，オキサセフェム系薬を除く第3世代セフェム系薬を分解するように変化したもの）を産生する肺炎桿菌にはセファマイシン系薬，オキサセフェム系薬，カルバペネム系薬，ニューキノロン系薬，アミノ配糖体系薬を用いる．

（5） **セラチア属** genus *Serratia*

〈セラチア菌〉*Serratia marcescens*（口絵④）

特徴：典型的な菌株はプロジギオシンという赤色色素を産生するが，最近臨床材料から分離される株は色素非産生のものが多い．各種抗菌剤に耐性を示し，消毒剤に低感受性の菌が多いため，院内感染菌として重要である．

病原性：土壌，水中など環境中に広く存在する自由生活菌である．日和見感染，抗生物質投与後の菌交代症で検出される院内感染の原因菌である．尿路感染症，気道感染症，胆道感染症，敗血症を引き起こす．心臓や尿管のカテーテル使用後に内膜炎，尿路感染が多発する．腹腔ドレナージ実施後の感染で敗血症，髄膜炎に至ることがある．

治療：第3世代セフェム系薬，カルバペネム系薬，アミノ配糖体系薬，ニューキノロン系薬を用いるが，耐性菌が出現しているので，感受性の確認が必要である．

（6）プロテウス属　genus *Proteus*（口絵⑤）

病原性：腸管内常在菌で日和見感染の原因となる．敗血症，呼吸器感染を起こすが，尿路感染が主である．尿素分解酵素を産生し，尿からアンモニアを産生する．

治療：アンピシリン，第3世代セフェム系薬，カルバペネム系薬，アミノ配糖体系薬，ニューキノロン系薬を用いる．

（7）エルシニア属　genus *Yersinia*

〈ペスト菌〉*Yersinia pestis*

病原性：現在，日本には存在しない．感染した齧歯類からノミによる吸血媒介で感染する．ノミによる刺し傷から感染した菌はリンパ節に移行してリンパ節腫脹と出血性炎症を引き起こす（**腺ペスト**）．腺ペストで肺に炎症を起こすと出血性気管支肺炎を引き起こし深刻な病状となる（**肺ペスト**）．腺ペストのヒトからヒトへの感染はないが，肺炎に発展した場合，咳による飛沫感染で伝染する．

治療：ストレプトマイシン，テトラサイクリン，クロラムフェニコールが有効．

〈腸炎エルシニア〉*Yersinia enterocolitica*

病原性：野生動物や家畜などが保有しており，汚染した食品の経口摂取や感染した動物との接触により体内に入る．食中毒の原因菌の一つで，出血性大腸炎，回腸末端炎，虫垂炎様症状などの腸炎を起こす．

治療：ニューキノロン系薬を用いる．

■ グラム陰性短桿菌

（1）ブルセラ属　genus *Brucella*

特徴：グラム陰性の短桿菌で，偏性好気性である．鞭毛，芽胞はない．

ヒトに病原性を示す菌としては，ヤギやヒツジが自然宿主のマルタ菌（メリテンシス菌 *B. melitensis*），ウシが自然宿主のウシ流産菌（バング菌 *B. abortus*），ブタが自然宿主のブタ流産菌（*B. suis*）の3種がある．

病原性：人獣共通感染症の一つであるブルセラ症（波状熱）の原因菌で

ある.

　数日から数か月の潜伏期を経て，倦怠感，頭痛等の前駆症状を経た後，発熱と疼痛が2～3週間続く．この発熱期の後，無熱期がしばらく続き，再び発熱するという状態を長期にわたって繰り返す．不規則な発熱を示すので波状熱ともよばれる.

　治療：アミノ配糖体系薬とテトラサイクリン系薬の併用が有効である.

（2）ボルデテラ属　genus *Bordetella*

〈百日咳菌〉*Bordetella pertussis*

　特徴：グラム陰性の短桿菌で，鞭毛，芽胞はない．偏性好気性菌で，ブドウ糖非発酵菌である．培養にはボルデージャング（Bordet-Gengou）培地を用いる．集落形成まで3～4日かかる.

　病原性：百日咳菌は気管支粘膜上皮細胞に定着し，百日咳毒素を産生し上皮細胞の壊死や粘膜下組織の炎症の原因となる．臨床から分離された菌は，莢膜をもち，病原性が強い．継代培養すると，莢膜がなく，病原性もない菌へと移行する．病原性が強く，毒素を産生し，溶血性を示す菌を第Ⅰ相菌，病原性のない菌を第Ⅲ相菌，移行型を第Ⅱ相菌とよぶ．百日咳毒素は5種類のサブユニットからなるたんぱく質毒素で，アデニル酸サイクラーゼを活性化する．それによって，様々な生物活性を示し，白血球増多作用，ヒスタミン増強作用，アジュバンド因子などの作用が起こる.

　感染症：感染後5～20日の潜伏期の後，10日以内に発病する．3つの期に分けられ，初期をカタル期とよび，風邪のような症状を示し，菌を排出して伝染力の強い時期である．続いて，百日咳特有の咳が発作的に続くけい咳期となり，回復期に入ると，しばらく咳が続くが，徐々に回復する.

　予防・治療：マクロライド系薬が有効である．ジフテリア，百日咳，破傷風の予防ワクチンを混合した3種混合ワクチン（DPTワクチン）の予防接種が有効である.

（3）ヘモフィルス属　genus *Haemophilus*

　特徴：ヘモフィルス属の菌は，発育因子として，X因子（ヘミン），V因子（ニコチンアミドアデニンジヌクレオチド〔NAD〕またはニコチンアミドアデニンジヌクレオチドリン酸〔NADP〕）のいずれか一方，または両方を要求する通性嫌気性菌である．インフルエンザ菌，軟性下疳菌などが属する.

〈インフルエンザ菌〉*Haemophilus influenzae*

　特徴：グラム陰性の短桿菌で，鞭毛，芽胞はないが，莢膜はある．増殖には血液成分のX因子（ヘミン）とV因子（NAD，NADP）が必要である．培養には血液寒天培地またはチョコレート寒天培地を用いる．菌の抵抗性は弱く，55℃，30分で死滅し，低温や乾燥にも弱い.

病原性：インフルエンザ菌はヒトの鼻腔に常在する菌で，経気道感染によって慢性気道感染症などを起こし，次いで菌が全身に回って，急性細菌性髄膜炎，肺炎，副鼻腔炎，中耳炎，亜急性心内膜炎などを起こす．莢膜多糖体抗原性によりa～f型に分類される．そのうち，特に3歳以下の小児ではb型による感染症がほとんどであり，髄膜炎の場合は死亡率も高い．

治療：アンピシリンあるいはアモキシシリンとβ-ラクタマーゼ阻害剤との併用が第一選択薬である．

〈軟性下疳菌〉 *Haemophilus ducrei*

特徴：グラム陰性桿菌である．時に連鎖状に配列する．増殖には血液成分のX因子（ヘミン）が必要である．

病原性：性病の軟性下疳の病原菌である．接触感染により外陰部に有痛性の小膿疱を生じ，潰瘍（下疳）となる．患部が梅毒に比べ柔らかいことから軟性下疳とよぶ．

治療：マクロライド系薬，ニューキノロン系薬が有効である．

(4) **シュードモナス属** genus *Pseudomonas*

〈緑膿菌〉 *Pseudomonas aeruginosa*（口絵⑥）

特徴：細長い桿菌で，極単毛をもち活発に運動する．グラム陰性で，莢膜，芽胞はない．偏性好気性で普通の培地によく生育し，ピオシアニンや蛍光色素のフルオレセインなどの色素を産生する．自然界に広く分布し，水分にわずかなイオンがあれば長期間生息することができる．

抵抗性：55℃，1時間の加熱で死滅するが，フェノール，逆性石けん，クロルヘキシジンなどの消毒薬や紫外線に対して，抵抗性が強い．

病原性：病原性因子として，エキソトキシンA，エステラーゼ，プロテアーゼ，レシチナーゼなどのたんぱく質毒素を産生する．宿主細胞のたんぱく質合成を阻害するエキソトキシンAは，病原性と密接な関係があるとされている．生体内ではしばしばバイオフィルムが形成される．化学療法剤や消毒薬に対してほとんど感受性がないため，菌交代現象が起こりやすく，日和見感染，院内感染の原因菌となる．

感染症：呼吸器感染症，尿路感染症，慢性中耳炎，結膜炎，腸管感染症，敗血症と，ヒトのあらゆるところで感染症を起こし，難治性の慢性感染症を起こす．

治療：抗緑膿菌用アミノ配糖体系薬（ゲンタミシン，ジベカシン），緑膿菌に有効なペニシリン（カルベニシリン，スルベニシリン，ピペラシリン），緑膿菌に有効な第3世代セフェム薬，カルバペネム薬，ニューキノロン薬が用いられるが，耐性を示す菌があるので感受性を確認することが必要である．

(5) バルクホルデリア属　genus *Burkholderia*

〈セパシア菌〉*Burkholderia cepacia*

特徴：グラム陰性の桿菌で，数本の鞭毛をもつ．

病原性：環境中に広く分布している．抵抗性が強く，クロルヘキシジン（ヒビテン®）などの消毒薬や緑膿菌に有効な抗生物質に対しても抵抗性を示す．院内感染，日和見感染の原因菌である．

〈鼻疽菌〉*Burkholderia mallei*

特徴：グラム陰性の桿菌で，芽胞，鞭毛，莢膜をもたない．

病原性：ウマ，ロバなどの鼻疽の原因菌である．ヒトに二次的に感染することもある．

〈類鼻疽菌〉*Burkholderia pseudomallei*

特徴：東南アジアや北オーストラリアの水や土壌などに多く生息している．齧歯類の病原菌であるが，ヒトにも類鼻疽を起こす．

(6) フランシセラ属　genus *Francisella*

〈野兎病菌〉*Francisella tularensis*

特徴：グラム陰性の短桿菌で，鞭毛，芽胞がなく，偏性好気性である．

病原性：野ウサギ，野ネズミ，リスなどの齧歯類とヒトに感染する人獣共通感染症の一つである．2～4日の潜伏期を経て，悪寒，頭痛，吐き気，倦怠感の前駆症状の後，1～2日遅れて，発熱，悪心，悪寒，関節痛が現れる．発熱と同時またはやや遅れて，病原菌侵入局所のリンパ節が腫脹する．

治療：ストレプトマイシン，テトラサイクリンが有効である．

(7) レジオネラ属　genus *Legionella*

〈レジオネラ・ニューモフィラ（在郷軍人病菌）〉*Legionella pneumophila*

特徴：グラム陰性の桿菌で，多形性を示し，球形になったり彎曲するものが多い．鞭毛をもち運動性がある．好気性で，一般の培地での培養は難しく，発育因子としてシステイン・鉄を必要とする．菌の生育には，特殊なチャコール・イースト（buffered charcol yeast extract；BCYE）寒天培地で3～4日要する．検体の塗抹染色では，グラム染色性が悪いので，ヒメネス染色や鍍銀染色を行う．

病原性：レジオネラ症（在郷軍人病）の原因菌である．冷却塔水，給湯設備内，水たまり，汚染された河川，土壌などの環境中に存在し，アメーバの体内で増殖する．エアロゾル化した細菌をヒトが吸入して肺炎を起こす．空調が壊れたビル内での感染，ビルの解体工事現場，24時間風呂や加湿器などが感染源となることがある．特に高齢者や免疫力の低下した人が感染しやすい．

治療：マクロライド系薬，ニューキノロン系薬が有効．エリスロマイシ

ンとリファンピシンの併用を行う場合もある．

（8）ビブリオ属　genus *Vibrio*

〈コレラ菌〉*Vibrio cholerae*（図2-27，口絵⑦）

特徴：グラム陰性の桿菌で，コンマ状に彎曲している．極単毛をもち，芽胞，莢膜はない．通性嫌気性で，アルカリ性（pH7.8〜8.4）の環境を好み，酸性には弱い．

分離用TCBS（thiosulfate-citrate-bile salts-sucrose）（チオ硫酸-クエン酸-胆汁-ショ糖）寒天培地上では，白糖を分解するため，黄色の集落を形成する．

分類：

①血清型；菌体抗原（O抗原）の違いにより血清型を分類することができる．O1抗原をもつ**O1型コレラ菌**と，それ以外の**非O1型コレラ菌**とに分けられる．非O1型コレラ菌は非凝集性ビブリオ（nonagglutinable *Vibrio*；**NAGビブリオ**）ともよばれる．ヒトに激しい下痢を起こし，ヒトからヒトへ伝染して大流行を起こすO1型コレラ菌に対し，非O1型コレラ菌は，散発的で，軽症の下痢しか起こさないと思われていたが，1992年にベンガル地方を中心にO1型コレラ菌の場合と同様の症状を起こすO139型の大流行が報告された．

O1型コレラのO抗原にはA，B，Cの3種類あり，その組み合わせによって，小川型（AB），稲葉型（AC），彦島型（ABC）の3型に分けられる．

②生物型；生物学的性状によりエルトール型とアジア型（古典型）に分けられる．

病原性：感染経路としては，コレラ患者の排泄物で汚染された水，氷，食物からの経口感染で感染する．潜伏期は1〜3日で，激しい水様性下痢（米のとぎ汁のような便）をもって発症する．嘔吐も伴い，著しい脱水症

図2-27 ● コレラ菌

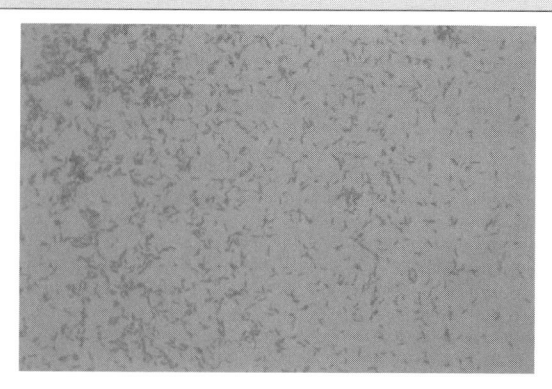

状によって死の転帰となる．コレラにおける激しい水溶性下痢は，菌の産生するコレラ毒素によって引き起こされる．コレラは，感染症法の3類感染症であり，また**検疫感染症**＊に指定されていたこともあり，菌の同定とともに，コレラ毒素あるいはその遺伝子の検出が必要とされている．非O1型コレラ菌は食中毒病原菌に指定されている．

治療：下痢や嘔吐で失った水分，塩類の補給が第一で，経静脈補液，経口補水液（oral rehydration solution；ORS）が有効である．ニューキノロン系薬，テトラサイクリン系薬が有効．

〈腸炎ビブリオ〉*Vibrio parahaemolyticus*（口絵⑦）

特徴：グラム陰性桿菌で，芽胞，莢膜はない．極単毛または周毛の鞭毛をもつ．海水中に生息するため，海水の塩濃度に近い，およそ3％の食塩を含む培地に最もよく発育する好塩菌である．1～8％の食塩添加培地に発育し，白糖非分解性のため，TCBS寒天培地上に青緑色の大きな集落を形成するのが特徴である．

病原性：腸炎ビブリオによる感染症は，生の魚介類から引き起こされると考えられ，下痢，発熱，腹痛を主症状とする．腸炎ビブリオ感染を起こした患者から分離された菌株は，特定の寒天培地（我妻培地）でヒトまたはウサギ血球をβ溶血する現象がみられ，**神奈川現象**とよぶ．この現象は，菌が産生する耐熱性溶血毒（分子量4万2000のたんぱく質）によって起こる．この耐熱性溶血毒は，この他に強い細胞毒性と心臓毒性をもつことが知られている．海水や魚介類から直接分離された菌株は，通常神奈川現象は陰性である．

治療：ニューキノロン系薬が有効．必要に応じて輸液も行う．

〈その他のビブリオ〉

上記2種以外にヒトに病原性を発揮する菌として以下の菌が知られている．食中毒原因菌としてビブリオ・ミミカス（*V. mimicus*）．海外旅行者下痢症の原因菌としてビブリオ・フルビアーリス（*V. fluvialis*）．ビブリオ・ブルニフィカス（*V. vulnificus*）は，肝臓に基礎疾患のある人に対して，創傷感染を起こす臨床上重要な菌である．

（9）ビブリオ属に関連したその他の菌

ビブリオ属に関連した菌で食中毒の原因となる菌として以下の菌が知られている．

・エロモナス属　genus *Aeromonas*

エロモナス・ヒドロフィラ（*A. hydrophila*），エロモナス・ソブリア（*A. sobria*），エロモナス・サルモニサイダ（*A. salmonicida*）は，淡水中に生息する菌で，淡水魚の病原細菌である．前二者は食中毒の原因菌として指定されており，日和見感染の原因菌でもある．

検疫感染症：国内に常在しない感染症の病原体の侵入を防止する目的で検疫法により指定された検疫の対象となる感染症をいう．感染症法にて規定された1類感染症（ペスト，エボラ出血熱，クリミア・コンゴ出血熱，マールブルグ病，ラッサ熱，痘そう，南米出血熱）および政令で定める疾患が検疫感染症に指定されている．検疫感染症の中の5種のウイルス性出血熱（ラッサ熱，エボラ出血熱，マールブルグ病，クリミア・コンゴ出血熱，南米出血熱）は，感染力，致死率も極めて高く，国際感染症として特に厳重な警戒体制がしかれている．

・プレジオモナス属　genus Plesiomonas

プレジオモナス・シゲロイデス（P. shigelloides）も淡水中に生息する菌で，食中毒原因菌の一つに指定されている．

4）グラム陰性球菌

〈淋菌〉Neisseria gonorrhoeae

特徴：グラム陰性双球菌で，ソラマメ様をしている（図2-28，口絵⑧）．通性嫌気性で，非運動性，無芽胞である．栄養要求性が高いため，血液成分を含んだチョコレート寒天培地，サイヤー−マーチン寒天培地などが使われる．5〜10％の二酸化炭素濃度が発育状態を良くするため，CO_2インキュベーター内での培養が好ましい．

病原性：直接接触感染（性交感染）し，性交後2〜14日で発症するが，無症状の場合もある．排尿時痛，排膿を訴える．尿生殖路上皮細胞に線毛を介して付着する．男子の場合，淋菌性尿道炎，前立腺炎，精巣上体炎，精巣炎，膀胱炎を起こす．女子の場合，尿道炎，腟炎，子宮頸管炎，子宮内膜炎，卵管炎，卵巣炎，骨盤腹膜炎を起こし，不妊症の原因となる．新生児が出産の際に感染すると淋菌性結膜炎（膿漏眼）になる．淋菌の線毛抗原は多様化していて，感染からの免疫獲得は不可能である．

治療：近年，ペニシリン耐性菌が増加していることから，ニューキノロン薬，セフェム系薬が用いられる．

〈髄膜炎菌〉Neisseria meningitidis

特徴：グラム陰性双球菌で，ソラマメ様である．通性嫌気性で，莢膜をもつ．非運動性，無芽胞である．普通寒天培地には発育できない．血液，チョコレート寒天培地などが使われる．5〜10％の二酸化炭素濃度が発育状態を良くするため，CO_2インキュベーター内での培養が好ましい．

病原性：飛沫感染により鼻咽腔粘膜から侵入する．リンパ管を介して血

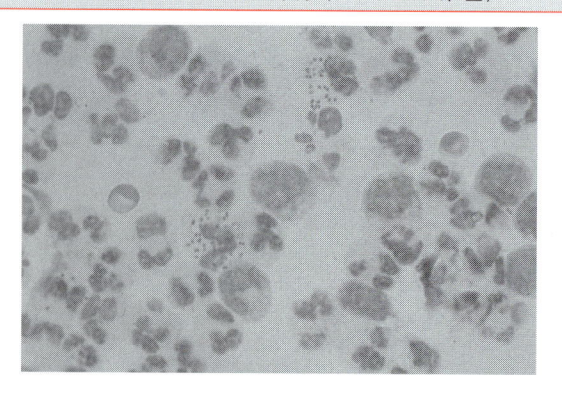

図2-28 ● 淋菌（淋疾患者の膿の塗抹標本のギムザ染色）

中に移行し，菌血症，流行性脳脊髄膜炎（流脳）を引き起こす．集団内感染が多い．抗貪食性の多糖類からなる夾膜が病原因子で，抗原性が9種類に分類される．

予防・治療：A群，C群血清型には多糖体ワクチンがある．ペニシリンGの大量静脈内投与が行われる．第3世代セフェム系薬も有効．

〈モラクセラ（ブランハメラ）菌〉*Moraxella（Branhamella）catarrhalis*

特徴：グラム陰性双球菌で，ソラマメ様（淋菌と似ている）である．好気性，非運動性，無芽胞で，普通寒天培地に発育良好である．

病原性：口腔内，上気道内常在菌．呼吸器感染症，肺炎の起因菌となることがある．また，中耳炎，髄膜炎，心内膜炎，術後感染，日和見感染を引き起こす．

治療：β-ラクタマーゼを産生するようになっているので，アンピシリンあるいはアモキシシリンとβ-ラクタマーゼ阻害剤との合剤を用いる．セフェム系薬，マクロライド系薬，ニューキノロン薬も有効．

5）抗酸菌（マイコバクテリウム属）　genus *Mycobacterium*

特徴：マイコバクテリウム属は，無芽胞，グラム陽性の細長い桿菌である．細胞壁が脂質に富んでおり，色素の透過を妨げるため染色されにくいが，いったん染色されると強い脱色性をもつ塩酸アルコールでも脱色することができないので抗酸菌とよばれる．鞭毛，莢膜をもたない．

〈結核菌〉*Mycobacterium tuberculosis*（図2-29，口絵⑨）

特徴：培養には血清，卵を含んだ小川培地を用いる．小川培地上での発育速度は非常に遅く集落の形成には3〜4週間かかる．至適pHは6.8〜7.0．結核菌を液体培地で培養すると，ひも状の発育をする（コード形成）．

病原性：ヒトは結核菌を経気道で吸入して感染する．初めに肺に定着し，一部は所属リンパ節に運ばれ，そこで病巣を形成する．感染後，体内で細

図2-29● 結 核 菌

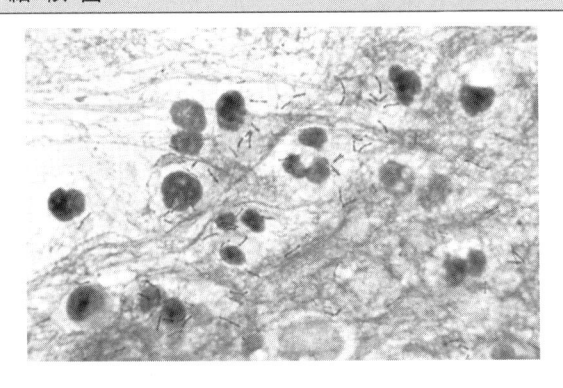

> ツベルクリン反応：結核菌に対する細胞性免疫として遅延型過敏症の有無（結核感染の有無）を調べる方法．結核菌の産生する菌体外成分を精製したツベルクリンペプチドを皮内注射し，48時間後に発赤と硬結を判定する．発赤の直径が9 mm以下を陰性と判定する．

胞性免疫が成立し，**ツベルクリン反応***が陽性となる．結核菌が体内に封じ込められた状態で治癒する場合がほとんどであるが，時にリンパ行性，血行性，管内性に全身に転移すると，髄膜炎，胸膜炎，骨・関節結核，粟粒結核を起こす．結核症の8割は肺結核であるが，肺結核病巣に空洞ができると，そこで増殖した菌が外部に排出される（開放性結核）．開放性結核の患者は，感染源となるので危険である．体内に潜伏していた結核菌が，数十年後に増殖を開始して発症する場合もある．

診断：X線検査およびツベルクリン反応を行う．また喀痰などの検査材料を用いて結核菌の検出を行う．方法としては顕微鏡観察（抗酸染色してガフキー号数を決定する（表2-13）），培養検査，遺伝子検査が行われている．

予防・治療：予防としては弱毒生菌ワクチン**BCG**（bacillus Calmette-Guérin）を用いる．BCGはウシ型結核菌を長年にわたって継代培養して弱毒化したものである．ツベルクリン陰性の場合に経皮接種するが，BCG

表2-13 ● ガフキー号数

号数	視野（500〜1000倍視野）	結核菌数	簡便な記載
0	全視野	0	（−）
I	全視野	1〜4	（±）
II	数視野	1	
III	毎視野	1	（＋）
IV	毎視野	2〜3	
V	毎視野	4〜6	
VI	毎視野	7〜12	
VII	毎視野	やや多数	（＋＋）
VIII	毎視野	多数	
IX	毎視野	はなはだ多数	
X	毎視野	無数	（＋＋＋）

結核菌以外の抗酸菌

自然界に広く分布している抗酸菌の中にはヒトに感染して結核と似た症状を起こす菌があり，これらの菌を総称して非結核性抗酸菌（あるいは非定型抗酸菌）とよびます．これらの菌の感染症は肺疾患がほとんどですが，他の臓器に感染する場合もあります．日和見感染の原因となることが多いのですが，抗結核薬に耐性の菌もあり，菌交代症として発症する場合もあります．

菌種別には，*M. avium complex*（非結核性抗酸菌症の約70％を占める），*M. kansasii*（約25％を占める）などが主です．治療は結核菌に準じます．

接種によりツベルクリン反応が陽転しても，長い間持続しないため，BCGによる予防効果は完全ではないとされている．しかし結核菌に感染した場合には，BCGを接種してある場合のほうが発症率が低く，予防効果はあると考えられている．

結核の治療は耐性出現抑制のため併用療法が基本とされている．初期治療には，イソニアジド，リファンピシン，ストレプトマイシン（あるいはエタンブトール）の3剤併用が基準とされている．結核感染者と接触し，ツベルクリン反応が陽転して発症のリスクの高い患者に対して，発症予防にイソニアジドあるいはリファンピシンとエタンブトールを投与することもある．

〈らい菌〉*Mycobacterium leprae*

特徴：病巣組織マクロファージの細胞内に塊状，球状になっているものをらい球という．細胞寄生性が強いため，人工培地での培養は成功していない．

病原性：ヒト以外はアルマジロにのみ感染する．初期病変は鼻粘膜で末梢神経を攻撃して知覚麻痺に至る．指の破壊と変形が特徴的．病型はらい腫型，類結核型，中間型に分けられる．類結核型は細胞性免疫により菌の増殖が阻止され比較的軽度であるが，らい腫型は細胞性免疫がなく菌の増殖が抑えられないため予後が悪い．潜伏期は平均8年．

診断：レプロミン反応（光田反応），すなわち，らい菌感染の病型を判定する遅延型アレルギー反応をみる．らい結節から得た抗原を皮下注射して14日後の硬結径を測定する．らい腫型では細胞性免疫がないので陰性であるが，類結節型では陽性となる．

治療：スルフォン系薬剤，リファンピシンが有効．

6）嫌気性菌

（1）グラム陰性嫌気性桿菌

〈バクテロイデス〉*Bacteroides fragilis*

特徴：グラム陰性無芽胞偏性嫌気性桿菌で，非運動性で，莢膜をもつ．栄養要求性が高い．

病原性：上気道，腸管，女性性器の常在菌．腸管内常在菌としては最も多く存在する（95％）．β－ラクタマーゼを産生するペニシリン耐性菌である．莢膜のために貪食が抑制されるが，多菌種の貪食をも妨げて相乗感染を促進する．腹部，婦人科領域の術後日和見感染で，化膿疾患，敗血症の原因となる．

治療：新世代のセフェム系薬やカルバペネム系薬が有効．

〈フソバクテリウム〉*Fusobacterium fusiformis*

特徴：多形成のグラム陰性無芽胞偏性嫌気性桿菌で，両端が尖った紡錘型をしている．栄養要求性が高い．

病原性：口腔内常在菌で，歯周疾患，副鼻腔感染，脳膿瘍，肺膿瘍と関連している．口腔内トレポネーマとの相乗感染が疑われている．

（2） ペプトコッカス属 genus *Peptococcus* **およびペプトストレプトコッカス属** genus *Peptostreptococcus*

特徴：グラム陽性無芽胞偏性嫌気性球菌で，栄養要求性が高い．

病原性：粘膜正常細菌叢で，歯周性敗血症，脳膿瘍，肺膿瘍，軟部組織の感染に混合感染として関与している．

（3） クロストリジウム属 genus *Clostridium*

特徴：芽胞を形成するグラム陽性偏性嫌気性桿菌である．土壌およびヒト，動物の腸管内に生息する．ヒトに病原性を示すクロストリジウム属の菌を以下に述べる．これらの菌は特有の外毒素を産生し，毒素が原因となる疾患を起こす．

〈破傷風菌〉*Clostridium tetanii*

特徴：周毛性鞭毛をもつ．菌体幅より大きな芽胞を菌体の一端に形成する（太鼓のばち状）（図2-30）．

病原性：土壌に生息していた菌が創傷から感染する．創傷部位の嫌気状態（貧血，壊死，酸素欠乏）が整うと芽胞が発芽し，菌体溶解とともに神経毒テタノスパミンを放出する．この毒素は神経親和性が強く，運動神経末梢から吸収され中枢神経へ移行して障害を引き起こす．咀嚼筋の硬直から始まり，筋肉の収縮が持続的に起こって骨格筋が痙攣する．傷口が頭部に近く，潜伏期の短いものほど致死率が高い．

予防・治療：予防はワクチンとしてホルマリンで無毒化した毒素（破傷風トキソイド）を接種する．破傷風トキソイド単独のものと3種混合ワクチン（DPTワクチン）がある．

図2-30 ● 破傷風菌

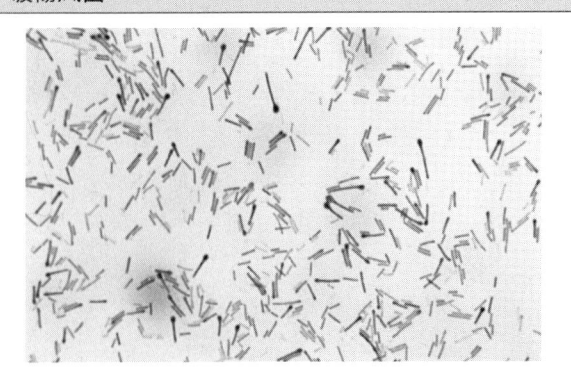

抗菌剤としてはペニシリンGの大量投与，カルバペネム系薬を用いる．しかし，毒素が疾患の原因となるので，抗毒素療法が主体となる．咀嚼筋の硬直が出るまでに抗破傷風免疫ヒトグロブリンを投与すれば，毒素の働きを緩和することができる．

〈ウェルシュ菌〉*Clostridium perfringens*

特徴：鞭毛はない．芽胞を菌体中央につくる．ガス壊疽を起こすクロストリジウム属の代表的な菌株である．卵黄寒天平板で集落周囲が白色となる．チオグリコレート液体培地で培養したときにガス発生を認める．

病原性：創傷から感染し，創傷部位の嫌気状態（貧血，壊死，酸素欠乏）が整うとその部位で増殖をする．ウェルシュは12種類の毒素を産生するが，最も重要な毒素はα毒素である．この毒素の本態はレシチナーゼであり，膜に作用して赤血球や体細胞を破壊する．物質代謝の際にガス（水素ガス）を産生する．その結果，ガス壊疽（ガス発生を伴う急激な筋肉の壊死）を引き起こし，進行は急激である．エンテロトキシンを産生するウェルシュ菌は食中毒の原因にもなる．

治療：壊死組織の切除とともに抗菌剤を投与する．治療にはペニシリンGの大量投与，カルバペネム系薬を用いる．マクロライド系薬が併用されることもある．

〈ボツリヌス菌〉*Clostridium botulinum*

特徴：周毛性鞭毛をもつ．芽胞を菌体中央または一端に有する．

病原性：土壌に生息していた菌が食品に混入した後，缶詰，瓶詰めなどの密閉容器中で長期間嫌気状態で保存されると，食品中でボツリヌス毒素を産生する．食品中の毒素を摂取して起こるのがボツリヌス食中毒である．下痢，嘔吐などの胃腸症状に加えて，複視，眼瞼下垂，嚥下困難などの神経症状を伴うことが特徴である．腸管から吸収された毒素は血流により全身を回り，神経・筋接合部位に作用してアセチルコリン遊離を抑制し，結果的に筋の弛緩性麻痺を引き起こす．重症の場合は呼吸筋麻痺で死亡する．ボツリヌス毒素は数pgの毒素でマウスを殺すことができる強毒な毒素であり，いったん発症すると致命率も高い．

ハチミツの中などに混入していた芽胞が経口摂取されて，腸管内で発芽増殖して毒素を産生した結果起こる疾患が，乳児ボツリヌス症である．

治療：ボツリヌス毒素は易熱性であるので，食品を加熱すれば中毒を防ぐことができる．ボツリヌス中毒の場合は抗毒素血清を用いて毒素の作用を中和するのが，最も重要である．

〈デフィシール菌〉*Clostridium difficile*（口絵⑩）

特徴：周毛性鞭毛をもつ．芽胞形成はきわめて良好である．芽胞は楕円形亜端在性である．

病原性：偽膜性大腸炎，抗生物質関連下痢症の原因菌である．クリンダマイシン，アンピシリン，セファロスポリン系薬剤などの抗生物質投与により腸管内の常在菌叢が変化し，デフィシール菌が増殖し，産生された毒素により起こる．トキシンA（エンテロトキシン）とトキシンB（サイトトキシン；細胞毒性をもつ毒素）がその原因毒素であるため，毒素を検出することが，菌の検出と並んで重要な診断方法となる．

予防・治療：予防は抗菌剤投与にあたって，下痢症状に注意することであり，治療は抗菌剤の投与を中止することで治癒する場合が多い．バンコマイシンも有効である．

7）ラセン菌

分類：グラム陰性の桿菌で螺旋状にねじれた形態をしている．カンピロバクター属，ヘリコバクター属，およびスピリルム属に分けられる．

（1）カンピロバクター属　genus *Campylobacter*

特徴：螺旋状のグラム陰性菌で，単極または両端に鞭毛をもつ．スキロー（Skirrow）の培地（ウマ溶血液，バンコマイシン，トリメトプリム，ポリミキシンBを含む）を使い，酸素5％，二酸化炭素10％，窒素を含む微好気培養を行う．

病原性：
- *C. jejuni/coli*；下痢症や食中毒の原因菌である．腸管粘膜へ侵入して，下痢，発熱，腹痛，嘔吐，頭痛などの症状を引き起こす．ウシ，ニワトリ，ブタなどが保菌しており，それらの動物の排泄物によって汚染された肉や飲料水が感染源と考えられる．
- *C. fetus*；家畜の流産の原因菌である．ヒトには髄膜炎を起こす．

治療：マクロライド系薬，リンコマイシン系薬，アミノ配糖体系薬が有効である．

（2）ヘリコバクター属　genus *Helicobacter*

〈ヘリコバクター・ピロリ〉*Helicobacter pylori*

特徴：螺旋状のグラム陰性ラセン菌で，一端に数本の鞭毛をもつ（図2-31）．スキローの培地で微好気培養を行う．集落形成には，35～37℃で5～7日間を要する．42℃では発育しない．

病原性：慢性胃炎や胃潰瘍の患者から検出されることから，それらの原因菌ではないかと考えられている．菌は，ウレアーゼを産生し尿素を分解することによりアンモニアを産生し，胃酸のpHを上昇させ，胃内で生育する．その他，カタラーゼ，オキシダーゼ陽性の性質をもつ．胃粘膜から上皮細胞で増殖し，長期にわたって感染する．

診断：胃生検材料について，染色による確認，培養検査，ウレアーゼテ

図2-31 ● ヘリコバクター・ピロリ

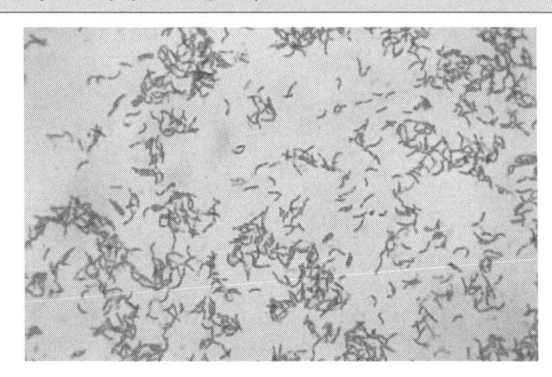

スト，抗体検査，^{13}C-尿素を用いた尿素呼気テストなどが行われる．染色方法としては，ヘマトキシリン・エオジン染色，アクリオレンジ染色，鍍銀染色等である．

治療：クラリスロマイシン，アンピシリン，プロトンポンプ阻害剤の3剤併用，あるいはテトラサイクリン，メトロニダゾール，プロトンポンプ阻害剤の3剤併用が行われる．

（3）スピリルム属　genus *Spirillium*

〈鼠咬症スピリルム〉*Spirillum mimus*

特徴：グラム陰性の螺旋状の菌である．両端に鞭毛束をもち，活発に運動する．人工培養はできない．マウスの接種により分離できる．

病原性：ネズミが保有し，感染ネズミに咬まれると発症する．主症状としては，回帰型の発熱や，皮膚発疹，リンパ節の腫脹などである．

治療：ペニシリン，ストレプトマイシンが有効である．

8）スピロヘータ　*Spirochaetaceae*

（1）ボレリア属　genus *Borrelia*

〈回帰熱ボレリア〉*Borrelia recurrentis*

特徴：長さが約8～10 μmの不規則で緩やかな3～10個のうねりをもつグラム陰性の螺旋状の菌である．周毛性鞭毛をもち，活発に運動する．微好気性菌である．人工培養の難しい菌で，ネズミやラットに接種して継代培養することができる．

病原性：回帰熱の病原体である．主に齧歯類が保菌しており，保菌動物から吸血したシラミやダニによって媒介される．1週間の潜伏期の後，発熱，脾腫を起こすが，数日で解熱し，数日間無熱期が続き，再び発熱する．熱発作は3～10回，周期的に繰り返される．

治療：ペニシリン系薬，テトラサイクリン系薬，マクロライド系薬が有

効である.

〈ライム病ボレリア〉 *Borrelia burgdorferi*

特徴：長さが約30μmの螺旋状の菌である．グラム陰性で，アニリン色素でよく染色される．保菌動物はダニであり，ヤマトマダニやシュルツェマダニの刺咬によって感染する．

病原性：ライム病の病原体である．臨床所見は3つに分けられる．

第1期；感染約1か月後に寄生部位を中心に慢性遊走性紅斑が見られる．また，発熱，リンパ節腫脹，関節痛，頭痛，そのほか感冒に似た症状が認められる．

第2期；さらに数か月後，菌血症となり，血行性にあらゆる臓器に感染を起こし，多彩な症状を現す．この時期にボレリア抗体が上昇する．

第3期；第2期の症状とともに，慢性萎縮性肢端皮膚炎，慢性脳脊髄炎，慢性角膜炎などを引き起こす．

治療：ペニシリン系薬，テトラサイクリン系薬，マクロライド系薬が有効．

(2) トレポネーマ属　genus *Treponema*

〈梅毒トレポネーマ〉 *Treponema pallidum*

特徴：長さが約6〜20μmの細長い螺旋状の菌で，末端は尖っている（図2-32）．人工培養はできない．ウサギの精巣内接種で継代培養することができる．

抵抗性：抵抗性は弱く，乾燥によってすぐ死滅する．また42℃以上で急速に死滅する．消毒薬に対しても抵抗性は弱い．

病原性：ヒトが性交によって感染する．病期は4つに分けられる．

図2-32 ● 梅毒トレポネーマ（電子顕微鏡写真）

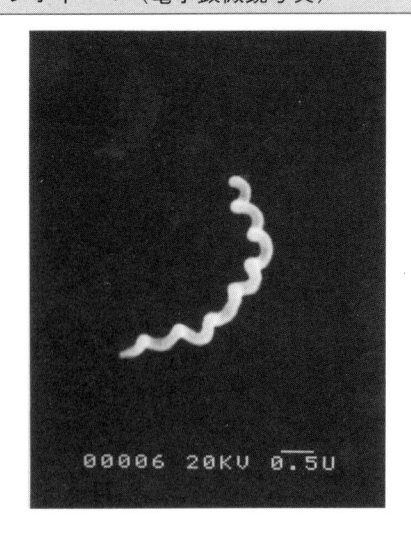

第1期；10～30日の潜伏期の後，局所に硬い潰瘍（硬性下疳）および領域リンパ節に無痛性の腫脹（横痃）を生じる．

第2期；感染後約3か月～3年の期間．血行を介して全身の臓器に広がる．皮膚や粘膜に発疹（バラ疹）が現れる．骨，関節などにも梅毒性病変が現れる．第1期，第2期とも潰瘍部，発疹部などの病巣でトレポネーマが増殖しており，感染源として最も危険な時期である．

第3期；感染後3～10年で，皮膚に潰瘍や臓器にゴム腫が形成される．

第4期；さらに進むと心臓血管系や中枢神経系が侵され，脊髄癆や進行性麻痺となる．この時期を変性梅毒ともいう．

このような**後天性梅毒**に対して，胎児が母体から胎盤をとおして感染し，出生すると**先天性梅毒**となり，第2期以降の症状が現れる．角膜炎，骨膜炎，鞍鼻など，臓器に梅毒症をもつ．

診断：細菌学的診断と血清学的診断がある．前者は，第1期の患者病巣部の塗沫標本を暗視野またはギムザ染色する．後者は，一般的に梅毒感染後4週経過した血清について検出可能である．

- 非トレポネーマ抗原による反応；カルジオリピン－レシチンを抗原として，患者の血液や髄液を用いて行う．感染後1～3週間で陽性となる．カルジオリピンに対する抗体を調べるものなので，特異性は低いが，感染後の出現が早く，治療による抗体価の減少が明瞭なので治癒の判定に役立つ．ガラス板法（VDRL*法），ワッセルマン法（緒方法），凝集法などがある．

- 梅毒トレポネーマ抗原による反応；梅毒トレポネーマの菌体あるいは菌体成分を抗原として用いる．TPHA*試験とFTA－ABS*試験がある．鋭敏度が高く，特異的であるため，感染の確定診断に役立つ．しかし，治療後も抗体価が長く持続するため，治癒の判定の指標にはならない．

血清学的診断は，梅毒診断にとって重要である．以上の理由から，診断は非トレポネーマ抗原による反応と梅毒トレポネーマ抗原による反応との組み合わせで行われている．

治療：ペニシリンの反復大量注射が有効である．

（3）レプトスピラ属　　genus *Leptospira*

〈黄疸出血性レプトスピラ〉*Leptospira interrogans* serovar. *icterohaemorrhagiae*

特徴：10～20 μmの細かい波形の螺旋状の細胞で，両端が鉤状に曲がっているのが特徴である．好気性菌で血清または血液を加えた液体培地，半固形培地（コルトフ培地）に発育する．

病原性：ワイル病の病原体である．ネズミの腎臓に存在し，尿中に排泄

VDRL：Venereal Disease Reasearch Laboratory（米国性病研究検査所）で開発されたガラス板法と同じ方法．

TPHA：*Treponema pallidum* heamagglutination（梅毒トレポネーマ赤血球凝集）試験のこと．ウサギの精巣内で増殖させた梅毒トレポネーマの菌体を集め，抗原を抽出して赤血球膜表面に結合させ，感作赤血球をつくる．患者血清を感作赤血球と反応させる．患者血清にトレポネーマに対する抗体があると，感作赤血球が凝集する．

FTA-ABS：fluorescent treponemal antibody-absorption（梅毒トレポネーマ蛍光抗体吸収）試験のこと．ウサギの精巣内で増殖させた梅毒トレポネーマの菌体をスライドガラスに塗沫固定する．あらかじめ用意した非病原性のトレポネーマ血清を加える．もしも患者血清中に梅毒トレポネーマがあれば，トレポネーマ菌体が蛍光を発する．

される．ヒトへは経口感染と経皮感染が知られているが，時には皮膚粘膜の傷口から侵入する．感染後，3～14日の潜伏期を経て，頭痛，発熱，悪寒，腰痛などの症状を呈した後，発病4～5日後に黄疸が，次いで皮膚に点状出血を起こす．さらに循環障害，腎不全を起こすが，抗体が産生されてくると速やかに除菌され，腎臓に残って尿中に排泄される．

治療：免疫血清，ストレプトマイシン，テトラサイクリン系，ペニシリンが有効である．

9）マイコプラズマ　*Mycoplasma*

特徴：自己増殖能のある最も小さい微生物で，次の特性をもっている．
- 細胞壁（ペプチドグリカン層）がない．よって多形性であり，β−ラクタム剤の作用点が存在しないので，ペニシリンをはじめβ−ラクタム剤に対して耐性である．
- 大きさは100～250nmである．
- 人工培地で増殖可能である．つまり細胞寄生性ではない．
- 増殖にコレステロールを要求するものが多い．
- 固形培地での集落は fried egg 状で中央にnipple（乳頭状のもの）のある小さな集落である．
- 抗体によって特異的に発育が阻止される（中和抗体）．
- 染色体の大きさは，細胞寄生性のない生物では最小である．またDNAのGC含量は少なく23～32％である．
- 遺伝暗号が一部変化している．

一般細菌用培地では発育せず，栄養豊富なPPLO培地に新鮮酵母滲出液，ウマ血清を加えた培地で増殖させることができる．一般に抵抗性は弱い．

病原性：マイコプラズマ・ニューモニエ（*Mycoplasma pneumoniae*）は，原発性異型肺炎（primary atypical pneumonia）（マイコプラズマ肺炎）を引き起こし，ヒトからヒトへと伝播する．その他ヒトの泌尿・生殖器に常在する菌として*M. hominis*, *M. fermentans*, *Ureaplasma urealyticum*などがあり，非淋菌性尿道炎や腟炎の原因となる．

治療：マクロライド系薬，ニューキノロン系薬，テトラサイクリン系薬が有効である．

B　クラミジア，リケッチア

1　クラミジア

（1）クラミジア・トラコーマチス　*Chlamydia trachomatis*（図2-33）

図2-33 ● クラミジア・トラコーマチス（電子顕微鏡写真）

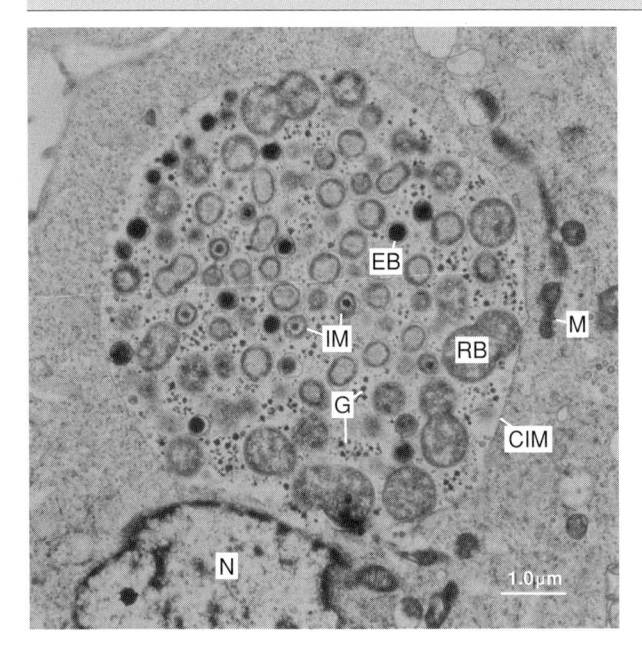

EB：基本小体，RB：網様体，IM：中間体，G：グリコーゲン顆粒，CIM：封入体膜，M：ミトコンドリア，N：宿主細胞核

〈biovar trachoma〉

特徴・臨床：**トラコーマ，封入体結膜炎，非淋菌性尿道炎**の病原体．ヒトの目と泌尿生殖器に直接あるいは間接的に接触（タオルの共用など）することにより感染する．トラコーマは結膜が乳頭状または濾胞性肥厚となる慢性の疾患で，進行すると角膜に周囲の結膜から細小血管が進入してパンヌスとなる．さらに進行すると失明する．この病原体の感染力は強いので，患者の眼脂，分泌物などが付いた器物は滅菌または焼却することが望ましい．

男性の場合は**尿道炎**，女性の場合は**生殖器炎**を起こす．クラミジアによる尿道炎は非淋菌性尿道炎のおよそ50％を占め，**性感染症**のなかでも大きな割合を占める疾患である．

〈biovar LGV〉

特徴：**性病性リンパ肉芽腫症**の病原体で，性的接触により感染する．感染局所に丘疹，水疱を生じ，鼠径リンパ節の腫脹を引き起こす．

（2）**クラミジア・シッタシ** *Chlamydia psittaci*

特徴：**オウム病**の病原体．鳥類および家畜に保菌されており，感染したトリの排泄物からヒトが感染し肺炎を起こす．患者の血液や喀痰から病原体が検出され，細胞質内に基本小体や封入体が観察される．

（3）**クラミジア・ニューモニエ** *Chlamydia pneumoniae*

特徴：オウム病クラミジアと異なり，ヒトからヒトへ伝播し，トリから

の感染はない．肺炎，気管支炎を起こす．オウム病クラミジアによる肺感染症と臨床的には区別が難しい．

クラミジア感染症の治療においては，テトラサイクリン系薬，マクロライド系薬，ニューキノロン系薬が有効である．

2 リケッチア

特徴・感染経路：**リケッチア**（*Rickettsia*）はグラム陰性菌に類似した構造をもつ球桿菌状の細菌で，その大きさは0.3～0.5×0.3 μmである（図2-34）．抵抗性は一般的に弱く，50℃の加熱で2～3分間で死滅する．リケッチアの感染経路は**ベクター**（感染を媒介する節足動物，ダニ，ノミ，シラミなど）を介する特徴がある．

ヒトや動物に感染しているリケッチアが，ノミ，シラミなどによって運ばれてヒトに感染する場合と，もともとダニなどの体内に保有されていたリケッチアがダニに吸着された際に感染する場合とがある．

〈発疹チフスリケッチア〉*Rickettsia prowazekii*

感染経路：**発疹チフス**の病原体で，感染したヒトに保有されている．感染はシラミ（コロモジラミ，アタマジラミ，ケジラミ）によって媒介される．

臨床：シラミが患者の血液を吸うと，5～8日間でシラミの胃腸の上皮細胞質内で増殖し，シラミの糞便中に排泄される．シラミに刺された後，掻くと刺し口からリケッチアが擦り込まれて感染する．発疹チフスは，感染症法で4類感染症に分類されている．10日前後の潜伏期間の後，長期にわたる高熱，激しい頭痛，全身性の斑状発疹を起こすが，10～18日後，急速に回復する．

〈発疹熱リケッチア〉*Rickettsia typhi*

感染経路：ネズミが保有しており，ネズミノミを介してヒトに感染す

図2-34 ● リケッチア

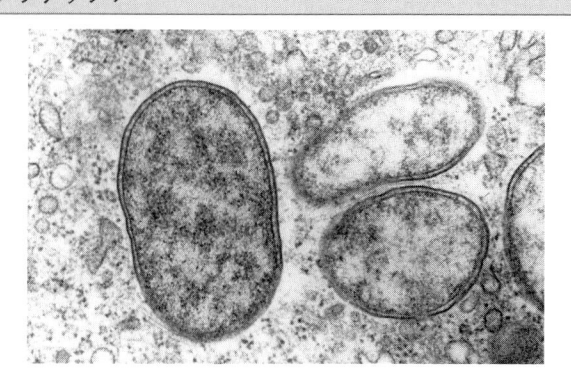

る．

臨床：ヒトへは皮膚の掻き傷から侵入して感染する．発疹チフスより症状が軽い．

〈日本紅斑熱リケッチア〉*Rickettsia japonica*

感染経路：マダニの体内で共生し，子孫に垂直伝播されている．ヒトはマダニの刺咬により感染する．

臨床：**日本紅斑熱**は本リケッチアの感染による疾患であり，頭痛，発熱，発疹，刺し口が主な徴候である．ツツガムシ病と異なり，全身のリンパ節腫脹は認められない．

〈ツツガムシ病リケッチア〉*Orientia tsutsugamushi*

感染経路：ツツガムシの体内で共生し，子孫に垂直伝播されている．ヒトはツツガムシに刺されて感染する．もともとは，新潟，秋田，山形の地方病であったが，近年ゴルフ場等の森林開発が進み，以前森林だったところにヒトが侵入したことにより関東でも発生している．媒介となる節足動物は古典的なアカツツガムシからフトゲツツガムシやタテツツガムシに変わってきている．

臨床：**ツツガムシ**は外陰部，肛門部，腋窩など皮膚の柔らかい部分を好んで刺咬する．ツツガムシの刺咬によって体内にリケッチアが侵入すると，6〜10日の潜伏期間の後，発熱，頭痛，発疹，赤血球減少等が起こるので**ツツガムシ病**とよばれる．刺し口が見られることは日本紅斑熱の場合と同じであるが，中心部の潰瘍，黒色痂皮などが全体的に大きい．所属リンパ節をはじめ，全身のリンパ節の腫脹が見られる．

〈Q熱コクシエラ〉*Coxiella burnetii*

特徴・感染経路：**Q熱**の病原体である．コクシエラは細胞の液胞内で増殖する．コクシエラはリケッチアの中で最も小型で，メンブランフィルターを通過することができる．ネズミ等の小動物が保菌しており，ダニによって媒介され，家畜に感染する．Q熱は，感染症法で4類感染症に分類されており，ヒトは汚染された塵埃を吸入したり，汚染された生乳を飲用して感染する．発熱と急性気管支炎を起こす．

リケッチア感染症の治療においては，テトラサイクリン系薬，ニューキノロン系薬が使用される．

C ウイルス

1 分類の基準

ウイルスの分類の基礎になる主要な性状は核酸と粒子の構造形態であ

表2-14 ● ウイルスの分類

	科名	ウイルス遺伝子	エンベロープ	カプシド構造	キャプソメアの数
DNAウイルス	ポックスウイルス	2本鎖DNA	あり		
	ヘルペスウイルス	2本鎖DNA	あり	立方対称（正20面体）	162
	アデノウイルス	2本鎖DNA	なし	立方対称（正20面体）	252
	パポーバウイルス	2本鎖DNA	なし	立方対称（正20面体）	72
	ヘパドナウイルス	不完全2本鎖DNA	なし	立方対称（正20面体）	180
	パルボウイルス	1本鎖DNA	なし	立方対称（正20面体）	60
RNAウイルス	オルソミクソウイルス	1本鎖RNA	あり	らせん対称	
	パラミクソウイルス	1本鎖RNA	あり	らせん対称	
	ラブドウイルス	1本鎖RNA	あり	らせん対称	
	フィロウイルス	1本鎖RNA	あり	らせん対称	
	ブニヤウイルス	1本鎖RNA	あり	らせん対称	
	アレナウイルス	1本鎖RNA	あり	らせん対称	
	ピコルナウイルス	1本鎖RNA	なし	立方対称（正20面体）	32
	トガウイルス	1本鎖RNA	あり	立方対称（正20面体）	32あるいは42
	フラビウイルス	1本鎖RNA	あり	立方対称（正20面体）？	
	コロナウイルス	1本鎖RNA	あり	らせん対称	
	レオウイルス	2本鎖RNA	なし	立方対称（正20面体）	32
	レトロウイルス	1本鎖RNA↓DNA	あり	球状あるいは桿状のカプシド	

る．最初に核酸の種類により**DNAウイルス**と**RNAウイルス**に大きく二分される．核酸は2本鎖である場合と1本鎖である場合がある．さらに，構造（エンベロープの有無，形態が正20面体構造か，らせん対称構造か）と組成（カプシドを構成しているキャプソメアの数，ウイルス粒子の構造たんぱくの性状など），および物理的性状によって科に分類される（表2-14）．

2 ウイルスの種類

1）DNA系のウイルス

（1）ポックスウイルス科　family *Poxviridae*
〈痘瘡ウイルス〉variola virus
　特徴：ウイルスの中では最大の直方体で，たんぱく性の突起をもつエンベロープに包まれ，内部にはDNAとたんぱく質が結合したコアの部分と

ウイルスの増殖に必要な酵素をもつ側帯とが含まれている．遺伝子DNAは線状二本鎖である．ウイルスの感染力は乾燥状態では安定で，痂皮の中で数年にわたり感染性を示すことがある．

病原性：ヒトにのみ感染性を示し，**痘瘡（天然痘）** を発症する．ウイルスは，患者の膿疱や痂皮などにより呼吸器を経て感染し，四肢や顔面に多数の発疹が出る．1966～1976年，世界保健機関（WHO）により痘瘡発生国の住民に対して徹底した種痘の接種と患者の認定隔離を実施したところ，1977年にソマリアに最後の患者が発生して以来，まったく見られなくなった．

予防・治療：1796年，Jennerが牛痘ウイルスを用いて種痘を考案して以来，痘瘡患者の集団発生と死亡率が徐々に減少していった．

（2） ヘルペスウイルス科　family *Herpesviridae*

特徴：エンベロープにおおわれた正20面体のウイルスで（図2-35），遺伝子は線状2本鎖DNAである．自然界では，魚類から哺乳動物に至る脊椎動物を宿主とし，100種以上同定されている．ヒトを宿主とする**ヒトヘルペスウイルス**（human herpesvirus；HHV）は現在のところ8種知られている．ヒトにおける感染の特徴は，表皮，粘膜（口腔内，呼吸器，性器など）を通じて伝播すること，生体内のある部位に潜伏感染し生体の様々な条件の変化によって再発してくること，生体の抵抗力が減弱したときには重症な全身感染を起こすことなどである．

〈単純ヘルペスウイルス〉herpes simplex virus

病原性：**口唇ヘルペス**および**角膜ヘルペス**を起こす単純ヘルペスウイルス1型と，**性器ヘルペス**を起こす単純ヘルペスウイルス2型がある．単純ヘルペスウイルス1型は，初感染は小児期にあって口内炎を起こし，ウイルスはその後，三叉神経節に潜伏感染する．発熱，紫外線照射，外傷，疲

図2-35 ● ヘルペスウイルスの構造

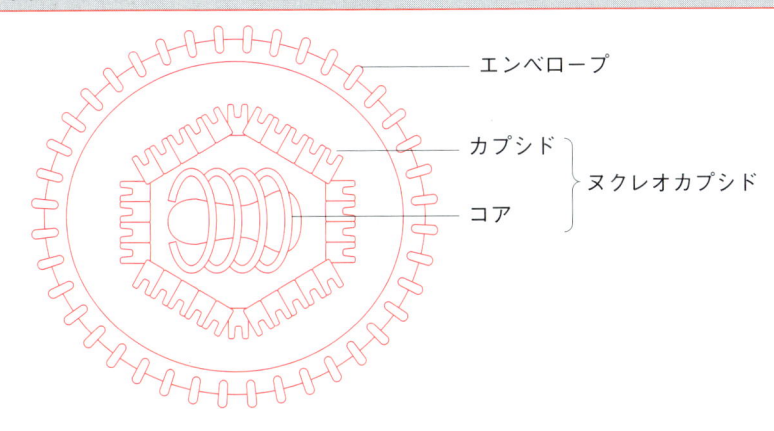

労などの刺激によって再発し口唇ヘルペスを起こす．単純ヘルペスウイルス2型は，抗原型が1型とは異なり，主として性器ヘルペスを起こす．性交によりウイルスが伝播し，腟，亀頭ヘルペスなどを起こすが，やがて仙髄根の神経節に潜伏感染する．

〈水痘-帯状疱疹ウイルス〉varicella-zoster virus

病原性：初感染で小児に**水痘**を，再発時には成人に**帯状疱疹**を起こすウイルスである．水痘は春，晩秋に流行する発熱性の疾患で，発熱とともに全身皮膚に発疹を生じる．発疹は，はじめ丘疹，発赤，水疱となり最後に痂皮を形成するが，一人の患者の皮膚に様々な時期の発疹が混在しているのが特徴である．ウイルスは初感染の後に脊髄の後根神経節に潜伏感染し，再発するときはその末梢神経の支配領域である皮膚に，知覚神経の走行に沿って疱疹が出現する（帯状疱疹）．

〈サイトメガロウイルス〉cytomegalovirus

病原性：妊娠初期に妊婦が初感染を受けると，胎児が経胎盤感染を起こし，一部の胎児に奇形が生じる．小頭症，肝脾腫，黄疸などが起こり，後遺症として知能障害が残ることが多い．これを**先天性巨細胞封入体症**という．またサイトメガロウイルスは，宿主が免疫抑制的な病気になり治療を受けると再発して肺炎，胃腸炎，網膜炎などを起こす．再発は臓器移植後に免疫抑制剤の投与を受けた人，癌治療の患者，AIDSに感染した患者などによく起こる．

〈Epstein-Barrウイルス〉EB virus

病原性：西アフリカやニューギニアで多発する**下顎部リンパ腫（バーキットリンパ腫）**のリンパ節から分離された．発見者の名をとってエプスタイン–バー（Epstein-Barr）ウイルス（略してEBウイルス）という．ヒトのBリンパ球に感染してこれを腫瘍化する性質がある．EBウイルスはバーキットリンパ腫のほかに，中国南部や台湾に多い**上咽頭癌**の発生にも関係が深い．また欧米では思春期の男女に初感染があり，接吻などによってEBウイルスが粘膜を通じて伝播し，**伝染性単核球症**という発熱性疾患を起こす．

〈ヒトヘルペスウイルス-6 およびヒトヘルペスウイルス-7〉HHV–6 およびHHV–7

特徴・分類：HHV–6は，これまで病原体が不明であった小児の伝染性疾患である，**突発性発疹症**の原因ウイルスである．HHV–7は，HHV–6とは抗原的にもヒトに対する感染時期についても異なるが，同じく突発性発疹症の病原体であることが報告されている．

〈ヒトヘルペスウイルス-8〉HHV–8

特徴・分類：AIDS患者にみられる**カポジ肉腫**から分離された．その後

B細胞リンパ腫，臓器移植患者の皮膚病変からも検出され，8番目に見つかったヒトヘルペスウイルスということでHHV-8と命名された．

（3） アデノウイルス　family *Adenoviridae*（図2-36）

特徴・病原性：1953年 Roweらによりヒトのアデノイド組織を培養中に分離された正20面体のウイルスである．このウイルスは飛沫，接触により上気道や眼の粘膜細胞に感染し増殖する．急性上気道炎，咽頭結膜炎（プール熱ともよばれる），流行性角結膜炎，急性出血性膀胱炎，乳幼児急性胃腸炎，小児腸重積症などを起こす．

（4） パポバウイルス科　family *Papovaviridae*

分類：パポバウイルスとは，ヒト，ウサギ，ウシの乳頭腫（papilloma）ウイルス，マウスのポリオーマ（polyoma）ウイルス，サルのSV40（vacuolating agents）の頭文字をとって与えられたグループ名である．

〈ヒト乳頭腫ウイルス〉human papilloma virus；HPV

特徴：ヒトの手足，皮膚，性器などにできる疣（イボ，乳頭腫）はHPVが原因とされる．性器外陰部にできる有茎のものを**尖圭コンジローマ**という．30～60%の子宮頸癌患者の癌組織中にHPVのDNAが検出され，**子宮頸癌**との因果関係が注目されている．

〈ヒトポリオーマウイルス〉human polyoma virus

特徴：JCウイルスとBKウイルスがある．JCウイルスは**進行性多巣性白質脳症**患者の脳組織から分離され，この疾患の原因ウイルスと考えられている．一方，BKウイルスが引き起こす病気は知られていない．

（5） パルボウイルス科　family *Parvoviridae*

病原性：B型肝炎患者の血中からたまたま見出されたパルボウイルスB19株に対する抗体が，伝染性紅斑患者血清中に検出され，このウイルスが**伝染性紅斑**の病原ウイルスであることが明らかになった．伝染性紅斑は

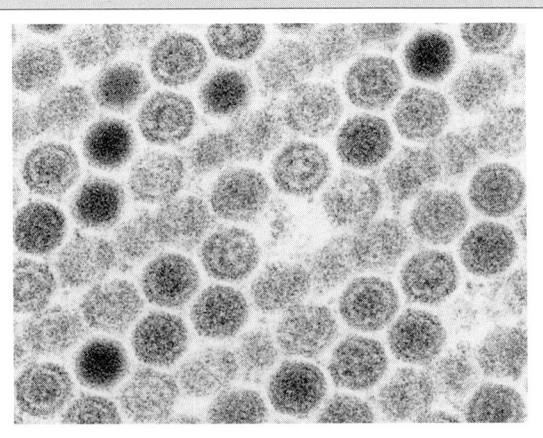

図2-36 ● アデノウイルス2型HeLa細胞の核内粒子

俗称"**りんご病**"といわれる急性発疹症で，小児が罹患する．両頬部に蝶形紅斑を生じ，続いて上下肢，前胸部，背などに紅斑を生じる．時に軽度の発熱，頭痛を伴う．

2）RNA系のウイルス

（1）オルソミクソウイルス科　family *Orthomyxoviridae*

インフルエンザウイルス1属から成る．

〈インフルエンザウイルス〉influenza virus

特徴：核たんぱくと膜たんぱくの抗原性に基づいて，A型，B型，C型の3つの型に分けられる．ウイルスは直径が約100nmの球状粒子である．遺伝子は1本鎖のRNAで，メッセンジャーRNA（mRNA）の機能をもたない，いわゆるマイナス（−）鎖RNAである．RNAはいくつかの分節に分かれて存在している（A，B型では8個，C型では7個）．宿主由来の脂質二重層からなるエンベロープをもち，エンベロープには赤血球凝集素（hemagglutinin；HA）とノイラミニダーゼ（neuraminidase；NA）という2種類の糖たんぱく質が埋め込まれ，スパイクを形成している（図2-37）．

病原性：典型的な飛沫感染を起こす．ウイルスは気道粘膜上皮細胞内に侵入した後，短期間のうちに大量に増殖し，咳やくしゃみによって体外に飛散する．伝播性が強いことから，爆発的なインフルエンザ集団発生をみることになる．いわゆる冬期の流行性感冒がそれである．ウイルスが生体内に侵入すると，1〜2日のきわめて短い潜伏期を経て高熱，頭痛，関節痛，筋肉痛，全身倦怠感などの全身症状を呈する．これらの症状はウイルス感染に伴う生体反応として産生された，各種サイトカインの作用による

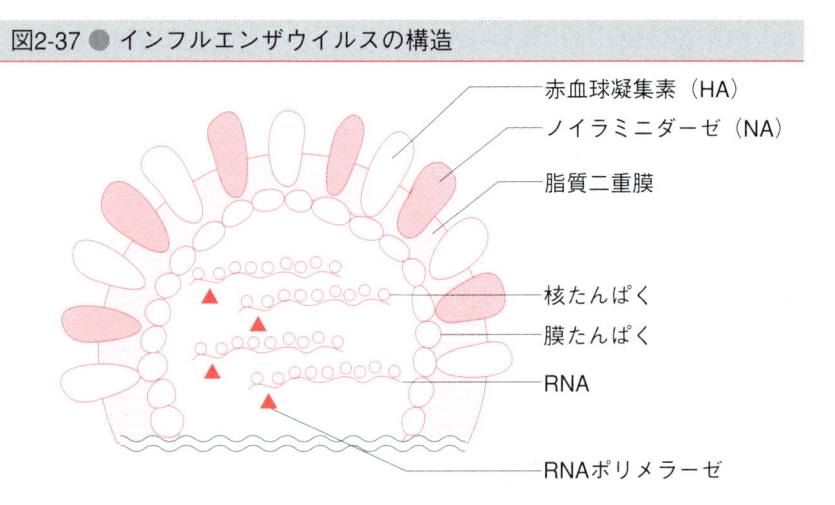

図2-37 ● インフルエンザウイルスの構造

- 赤血球凝集素（HA）
- ノイラミニダーゼ（NA）
- 脂質二重膜
- 核たんぱく
- 膜たんぱく
- RNA
- RNAポリメラーゼ

表2-15 ● インフルエンザウイルスのヒトでの流行史

流行時期	流行株の表面抗原構造（亜型）	世界的大流行の呼び名
1918～1957	H1N1	スペインかぜ
1957～1968	H2N2	アジアかぜ
1968～現在	H3N2	ホンコンかぜ
1977～現在	H1N1	ソ連かぜ

ものである．細菌による二次感染を併発すると，幼児や老人，特に慢性肺疾患をもつ人には，重篤な肺炎や，時に脳症を合併することもある．

抗原変異：ウイルスの抗原構造は流行のたびに変化する．A型インフルエンザウイルスの場合，抗原構造が亜型を超えるほど大きく変化した（不連続変異）（antigenic shift）新型のウイルスによって，世界的な大流行（pandemic）を起こしてきた（表2-15）．同一亜型内での抗原構造のわずかな変化は連続変異（antigenic drift）とよばれる．

予防・治療：わが国では，流行の拡大を阻止するという考え方から，ウイルス粒子から精製したHAワクチンの集団接種が行われてきたが，効果の面で十分とは言いがたく，集団接種そのもののあり方が見直されつつある．現在，HAワクチンに代わるものとして，温度感受性変異株や低温馴化株を用いる生ワクチンやワクチンの接種方法についての研究が進められている．

（2）**パラミクソウイルス科** family *Paramyxoviridae*

特徴：形態はオルソミクソウイルスに似ているがやや大型である．遺伝子は1本鎖RNAで，オルソミクソウイルスと異なり非分節性であり，1本のRNAがすべての遺伝情報を担っている．螺旋対称のヌクレオカプシドをエンベロープが包み，ここから糖たんぱくからなる2種類のスパイクが突き出ている．

〈パラインフルエンザウイルス〉parainfluenza virus

病原性：RSウイルスとともに，小児の**急性上気道感染症**の主要な病因である．気道分泌物の飛沫感染により広がる．ウイルスの増殖は上気道粘膜に限局し，1～3日の潜伏期の後に発症する．年長児や成人の場合には軽いかぜ症状であるが，好発する5歳未満の小児ではクループ（急性閉塞性気管支炎）症状を呈し，呼吸困難となる場合もある．患者の発生は冬を中心に一年中認められる．乳幼児期にほとんどの小児が初感染を受ける．乳児院などでは施設内の流行も多い．感染後の免疫は弱く，再感染を頻繁に繰り返すが，年長児になるに従って症状は次第に軽くなる．

予防・治療：有効なワクチンは開発されていない．乳幼児の肺炎やクル

ープでは呼吸管理に留意する必要がある.

〈ムンプスウイルス〉mumps virus

病原性:**流行性耳下腺炎（おたふくかぜ）**の原因ウイルスである．感染経路は，唾液を介した飛沫感染である．主に耳下腺の腫脹と疼痛で発症するので流行性耳下腺炎とよばれるが，無菌性髄膜炎（約10%に発症），精巣炎，膵炎などで発症する場合もある．不顕性感染も約30%に見られる．成人になって罹患すると精巣炎や卵巣炎の頻度が高く，不妊症の原因となることがある．

予防・治療：予防には弱毒生ワクチンが有効である．特異的な治療法はない．無菌性髄膜炎を含めて一般的に予後は良いが，後遺症として難聴をきたすことがある．

〈麻疹ウイルス〉measles virus

病原性:**麻疹（はしか）**の原因ウイルスである．感染経路は患者の鼻咽頭分泌物などの飛沫感染である．免疫のない人が感染を受けるとすべての人が発症し，不顕性感染はない．感染後10日前後の潜伏期の後に，発熱と気道や粘膜のカタル症状をもって発症する（カタル期）．この時期に，口腔粘膜にコプリック斑とよばれる粟粒大の白色斑が見られる．2～3日後，下がりかけた熱は再び上昇し，全身に発疹をみるが（発疹期），3～4日後には回復に向かう．一般に予後は良いが，約10%に細菌性の中耳炎や肺炎を合併する．0.1%の症例では麻疹脳炎を併発し，その致命率は10～30%と高い．通常の麻疹罹患から数年後に，100万人に数人の割合で，**亜急性硬化性全脳炎**が発症する．

予防・治療：予防には弱毒生ワクチンが有効である．特異的な治療法はないが，細菌性の二次感染を防ぐ目的で抗生物質の投与も行われている．

〈RSウイルス〉respiratory syncytial virus

病原性：小児の冬かぜの最も重要な原因ウイルスである．気道分泌物による飛沫感染で伝染し，ウイルスの感染は気道粘膜に限られる．年長児や成人では上気道感染による"かぜ症状"に終始するが，生後6か月未満の乳児では細気管支炎や肺炎に進展し，重症化することもある．病後免疫は弱く再感染を繰り返すが，次第に軽症になる．

予防・治療：有効なワクチンは開発されていない．特異的な治療法はないが，重症例では対症療法と呼吸管理が必要である．

（3）ラブドウイルス科　family *Rhabdoviridae*

特徴：この科のウイルスは銃弾形の特徴的な形態をもつ．1本鎖RNAと結合したNたんぱくは螺旋対称ヌクレオカプシドを形成し，その周囲を糖たんぱくの突起をもつエンベロープが取り囲む．ラブドウイルスは自然界に広く分布し，脊椎動物，無脊椎動物，植物等を宿主とする．ヒトの疾

患として狂犬病ウイルスが重要である．

〈狂犬病ウイルス〉rabies virus

病原性：狂犬病ウイルスに感染した動物にかまれると，唾液中のウイルスが傷口から中枢神経系に侵入し，脳炎を起こす．初めは頭痛，全身違和感，不安感などが続き，次いで筋肉が痙攣性になり，嚥下にも強い苦痛を伴うため恐水病の状態となり，音，光に対する知覚も非常に過敏になる．次いで昏睡期に入り呼吸中枢の麻痺に陥り死亡する．発症すると致命率がきわめて高い．狂犬病ウイルスは自然界では**森林型狂犬病**として存続し，オオカミ，キツネ，スカンク，リス，コウモリなどが宿主である．

予防・治療：飼い犬の登録と予防接種を義務づけ，野犬の取り締まりを行う．また検疫を厳しく実施する．これらにより，日本，英国などでは狂犬病の根絶に成功している．ワクチンは日本ではニワトリ胎児細胞由来不活化ワクチンが市販されており，予防的（曝露前）にも，かまれたとき（曝露後）にも使用できる．曝露後には，ワクチン接種だけでなく，ヒト抗狂犬病免疫グロブリンを接種する処置も取られる．

（4） トガウイルス科　family *Togaviridae*

分類：トガウイルス科で，ヒトに感染するウイルスはアルファウイルスとルビウイルスの2属だけである．アルファウイルス属は節足動物媒介性ウイルス（arthropod-borne virus）（アルボウイルス）A群ともよばれる．このウイルスは日本には存在しないと考えられている．ルビウイルス属では，風疹ウイルスのみがヒトに感染する．

〈風疹ウイルス〉rubella virus

病原性：**風疹**は麻疹より症状が軽く，"**三日はしか**"ともよばれる．ウイルスは飛沫感染や接触感染により，上気道から侵入しリンパ節で増殖する．血行性に全身に広がり，発疹が顔から全身に現れるが3～4日で消退する．しかし妊婦が感染すると胎児が**先天性風疹症候群**とよばれる様々な奇形を起こすことがある．奇形発生率は妊娠初期に高く，妊娠1か月以内の感染で約60％，2か月で30％，3か月で15％と報告されている．奇形による障害は，白内障，心異常（動脈管開存，心房中核欠損など），難聴の三主徴がある．その他に肝・脾の腫脹，小頭症，低体重児，知能発育遅延などがある．

予防・治療：先天性風疹症候群に対する有効な治療法がないので予防が重要である．弱毒生ワクチンが使用されている．ただし妊婦に対する風疹ワクチン接種は禁忌である．

（5） フラビウイルス科　family *Flaviviridae*

分類：節足動物媒介性ウイルス（アルボウイルス）B群がこの科に属する．代表が黄熱ウイルスであり，flavi（ラテン語で，黄色の）が科名とさ

れた．近年，**C型肝炎ウイルス**もこの科に分類された．

〈デングウイルス〉dengue virus

病原性：東南アジア，南太平洋，中南米，アフリカに分布する．第2次大戦頃までは**デング熱**とよばれる比較的軽症な感染症であった．その後，出血傾向が強い，**デング出血熱／デングショック症候群**の形で流行することが多くなった．後者は，血清型が異なるデングウイルスの再感染による一種のアレルギー反応と考えられている．東南アジアでは流行が拡大傾向にあり，公衆衛生上問題になっている．

〈黄熱ウイルス〉yellow fever virus

病原性：アフリカ，中南米に分布する節足動物媒介性ウイルスで，カの吸血でヒトに伝染する．侵入したウイルスは局所のリンパ節で増え，次いで血行性に全身に広がる．特に肝臓，腎臓，消化管を侵し，黄疸，たんぱく尿，吐血・下血が起こると予後が悪い．日本では**黄熱病**の流行はないが，野口英世が研究中に罹患し死亡したことは有名である．

予防・治療：発症した場合，有効な治療は難しく，予防が重要である．Theilerらが1951年に開発した弱毒生ワクチンは，近代的に開発した最初の生ワクチンであり，その後の生ワクチン開発の道を開いた．黄熱が存在する国へ入る場合，ワクチン接種が義務づけられている．

〈日本脳炎ウイルス〉Japanese encephalitis virus

病原性：ウイルスの分離，媒介カ（コガタアカイエカ）の決定とも日本の研究者により成された．このウイルスは，主としてブタ-カ-ブタの感染環で存続し，ブタは増幅動物である．ブタの血液を吸ったコガタアカイエカの体内でウイルスは増殖し，カの唾液腺で蓄積される．このカがヒトを吸血しウイルスをヒトに伝播する．ヒトの体内に侵入したウイルスは，リンパ節や脾臓で増殖後，血行性に脳に達し，脳炎を起こすことがある．しかし大部分は不顕性感染（軽い発熱程度）に終わり，脳炎の発症は低い．

予防・治療：治療は対症療法しかなく，予防が重要である．日本では，マウス脳由来の高度精製不活化ワクチンが使用されている．

(6) **コロナウイルス科** family *Coronaviridae*

〈ヒトコロナウイルス〉human coronavirus

特徴：かぜ患者の上気道粘膜から分離されたウイルスで，多形性を示し，表面エンベロープにこん棒状のスパイクがある．その形態が太陽のコロナに似ていることからこの名前がついた．核酸は1本鎖のRNAである．

病原性："かぜ"の病原ウイルスとして重要である．飛沫感染後2～4日の潜伏期を経て発症し，鼻汁，鼻閉，くしゃみ，咽頭痛を呈する．発熱は10～20％に認められるのみで，これらの症状はほぼ1週間で消退する．特別な予防法，治療法はない．好発年齢も特になく，幼児から成人まで差

がなく罹患する．

（7） アレナウイルス科　family *Arenaviridae*

〈ラッサウイルス〉Lassa virus

特徴：エンベロープを有する球形粒子で多形性を示す．遺伝子は2分節からなる1本鎖環状RNAで，螺旋対称ヌクレオカプシドを形成する．自然宿主はネズミである．

病原性：ラッサウイルスは，西アフリカのマストミスとよばれる野ネズミに慢性感染しており，感染ネズミは尿や唾液中にウイルスを排出する．これがヒトへの感染源となり，**ラッサ熱**が発症する．突然の高熱，頭痛，全身倦怠感が初期症状で，重症化すると出血，ショック，脳症がみられる．有効なワクチンはなく，対症療法が中心である．ラッサ熱は感染症法の1類感染症で，**国際感染症**にも指定されている．

（8） フィロウイルス科　family *Filoviridae*

特徴：異常に長い糸状（filum）の形態を示すことからfilovirusと命名された．ウイルスはエンベロープを有し，分岐，環状，U字状などの多形性を示す．核酸は1本鎖RNAである．

〈マールブルグウイルス〉Marburg virus

病原性：1967年ドイツのマールブルグで，アフリカから輸入したサルから腎細胞を調製していたヒトに**マールブルグ病**とよばれる原因不明の出血熱が発生した．原因ウイルスとしてマールブルグウイルスが分離された．マールブルグ病は骨髄障害，凝血機能の低下，血管炎によって，皮下出血，内臓出血が起こる．このため致死率は非常に高く，国際感染症にも指定されている．

〈エボラウイルス〉Ebola virus

病原性：**エボラ出血熱**を起こす．1976年にアフリカのスーダンとザイールでほぼ同時期に発生し，約600例の患者のうち致死率はスーダンで53％，ザイールで88％であった．原因ウイルスがそれぞれの患者から分離され，ザイールでの流行地域の河川名をとってエボラウイルスと命名された．エボラ出血熱に限らずウイルス性出血熱の症状は類似している．エボラウイルスおよびマールブルグウイルスでは，ヒトからヒトへの感染経路は感染者の血液，体液，分泌物，血便，臓器等との接触によることが明らかにされている．自然宿主は特定されておらず，自然宿主からヒトへの感染経路も不明である．エボラ出血熱も国際感染症に指定されている．

（9） ブニヤウイルス科　family *Bunyaviridae*

分類：アフリカのウガンダにあるブニヤンベラ地方で最初に分離されたので，この科名がつけられた．ブニヤウイルス科には200種以上のウイルスがある．血清学的に5つの属に分けられ，このうち4つは昆虫媒介性の

アルボウイルスである．ヒトに病原性を示すものは多くないが，出血熱，脳炎などを起こすウイルスがある（クリミア・コンゴ出血熱ウイルス，リフトバレー熱ウイルス）．この科の中でハンタウイルス属は齧歯類により媒介されるウイルスであり，ロボウイルス（Rodent-bone virus；Robo virus）とよぶことがある．

〈腎症候性出血熱ウイルス（ハンターンウイルス）〉Hantaan virus

病原性：極東アジアに分布するセスジネズミや，東欧，スカンジナビア半島に分布するヤチネズミなどに持続感染している．感染ネズミは尿や唾液中にウイルスを排泄する．これに汚染されたホコリを吸入することによりヒトは感染し，**腎症候性出血熱**を起こす．突然の高熱，たんぱく尿，出血傾向を特徴とする急性疾患で，重症例ではショック，出血，尿毒症を起こし，死亡率は15％に達する．朝鮮戦争時に数千人の国連軍兵士が罹患し，**韓国型出血熱**として知られるようになった．有効なワクチンは存在しない．

〈ハンタウイルス肺症候群〉Hantavirus pulmonary syndrome；HPS

病原性：1993年の春から夏にかけて米国中西南部で急性呼吸障害症候群が突如発生した．この原因がハンタウイルスと同類のものであることがわかり，原因ウイルスはSinn Nombre virus（SNV）と名づけられた．感染経路は，deer miceとよばれるネズミの唾液や尿，便の飛沫を吸入したり，直接かまれたりしてヒトに感染する．

(10) ピコルナウイルス科　family *Picornaviridae*

分類・特徴：ウイルスの種類の多いことではRNAウイルス中最大の科である．またその名前が示すように（pico；小さい，rna〔RNA〕；ルナ），ウイルス粒子は最も小さい．ピコルナウイルスは正20面体であり，直鎖状1本鎖RNAを遺伝子とし，このRNAをカプシドたんぱくが包んでいる．ウイルス粒子はエンベロープを欠いていることから，有機溶媒やSDSに抵抗性を示す．

〈ポリオウイルス〉poliovirus（図2-38）

病原性：**急性灰白髄炎**，いわゆる**小児麻痺**を起こすウイルス．かつては世界中で流行し，ウイルス疾患のなかでは最も恐れられたものの一つであった．しかし生ワクチンの導入により1961年以降激減した．ポリオウイルスは経口的に侵入した後，咽頭と小腸に感染し，主にリンパ組織（扁桃とパイエル板）で増殖し，リンパ節を経てウイルス血症を起こし全身に広がる．大部分は比較的軽症（99％は不顕性感染）で終わり，症状の出る場合でも発熱，不快感，咽頭痛が主で，少数例に無菌性髄膜炎症状（頭痛と嘔吐）を示すことがある．まれにウイルスが脳の運動皮質や脊髄の前角細胞に達する場合があり，種々の麻痺症状が現れる．

図2-38 ● ポリオウイルス精製粒子

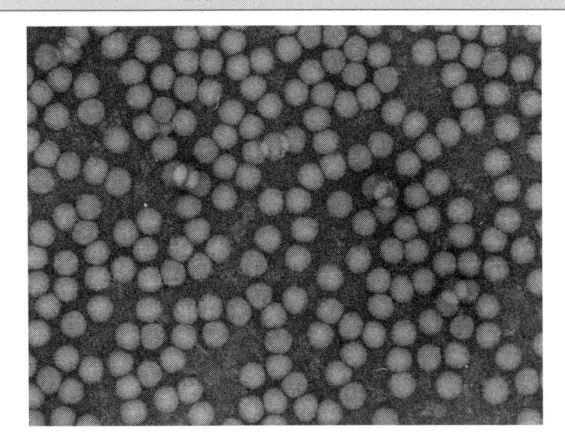

予防：不活化ワクチン（Salk）と経口弱毒生ワクチン（Sabin）があるが，多くの国でSabinワクチンが使用されている．

〈コクサッキーウイルス〉Coxsackie virus

病原性：咽頭，喉頭と腸管で増殖し，主に糞便中に排泄されるウイルス．また血流を介して全身に広がる．一般に不顕性感染が多い．コクサッキーA群ウイルスは，無菌性髄膜炎，手足口病，ヘルパンギーナなどを起こし，コクサッキーB群ウイルスは心筋炎，流行性筋肉痛症を起こす．

〈エコーウイルス〉echovirus

病原性：ヒトの糞便や呼吸器から分離される．以前は病原性が不明であったが，コクサッキーウイルス感染症と類似の症状を起こし，無菌性髄膜炎，発疹性疾患，上部気道炎などの原因となることが明らかになった．

〈エンテロウイルス〉enterovirus

病原性：1968年以後に新しく分離されたエンテロウイルスは番号で命名される．現在まで68～71，73型等が報告されている．70型は急性出血性結膜炎を起こし，71型はコクサッキーウイルスと同様に手足口病を起こす．

〈ライノウイルス〉rhinovirus

病原性：ヒトが唯一の宿主であり，不顕性感染が少ない．主に飛沫感染により鼻粘膜，上気道粘膜に感染し，上皮細胞で増殖し鼻かぜを起こす．小児では気管支炎や肺炎，また細菌の2次感染による副鼻腔炎や中耳炎にも注意しなければならない．

（11）レオウイルス科　family *Reoviridae*

〈ロタウイルス〉rotavirus

病原性：小児の胃腸炎，特に発展途上国における低栄養児の下痢性疾患の原因ウイルスである．生後6か月～2年の乳幼児が主に感染を受ける．ウイルスは経口的に侵入し小腸絨毛で増殖し，細胞の変性脱落を起こす．

嘔吐，下痢が起こり，重症の脱水症になることもある．このときの下痢便が米のとぎ汁様の白色を呈することから，仮性小児コレラともよばれる．熱帯地方では一年中みられるが，温帯ではほぼ冬季に限られる．院内感染や家族内感染を起こす例もある．

予防：ロタウイルスの感染防御には初乳中のIgA抗体や腸管免疫が重要な役割を果たしていることから，経口投与の可能な生ワクチンの開発が行われている．

(12) レトロウイルス科　family *Retroviridae*

特徴：**逆転写酵素**（reverse transcriptase）をもつ1本鎖RNAが2分子で構成されるウイルスであり，正20面体のカプシドをエンベロープが包む．逆転写酵素により，ウイルスRNAから相補的なDNAがつくられ，これが環状になり，宿主遺伝子に組み込まれてプロウイルスになる．その結果レトロウイルスの種類により，発癌やウイルスの複製による細胞破壊が起こる．

〈ヒトT細胞白血病ウイルス〉human T-cell lymphotropic virus−1；HTLV−1

病原性：成人T細胞白血病（adult T-cell leukemia；ATL）の原因ウイルスである．アフリカ，アメリカの黒人，日本では九州，沖縄などに多発するT細胞の腫瘍である．HTLV−1がヘルパーT細胞に感染し癌化して白血病細胞となり，リンパ節，末梢血管などで異常増殖し，長い潜伏期の後に発症する．死亡率は高い．感染経路は母乳による母子感染，配偶者感染輸血による．日本ではキャリアは200万人ともいわれている．

予防：キャリアである母親から生まれた乳児を人工乳で育てる予防策がとられている．また抗体チェックが行われるようになり，輸血による感染は激減した．ワクチンはまだ確立されていない．

〈ヒト免疫不全ウイルス〉human immunodeficiency virus；HIV（図2-39）

病原性：**後天性免疫不全症候群**（acquired immunodeficiency syndrome；**AIDS**）を起こす．HIVは体内に入るとヘルパーT細胞膜のCD4分子をレセプターとして，その細胞内に侵入し増殖する．そのほかmacrophage系細胞にも感染する．HIVは弱いウイルスなので，ヒトからヒトへの感染はウイルスが直接血液内に入ることにより起こる．したがって感染経路は性接触，輸血，血液製剤，母子感染などである．感染後6〜8週間を経て抗体が陽性になるが，無症状で数年間経過する（無症候キャリア）．この間もヘルパーT細胞は減少し続ける．その後数年から10年の潜伏期を経て，全身の持続性リンパ節腫脹，体重減少，発熱，倦怠感，口腔カンジダ症などの症状を呈する（AIDS関連症候群）．さらに進行してCD4リン

図2-39 ● ヒト免疫不全ウイルス

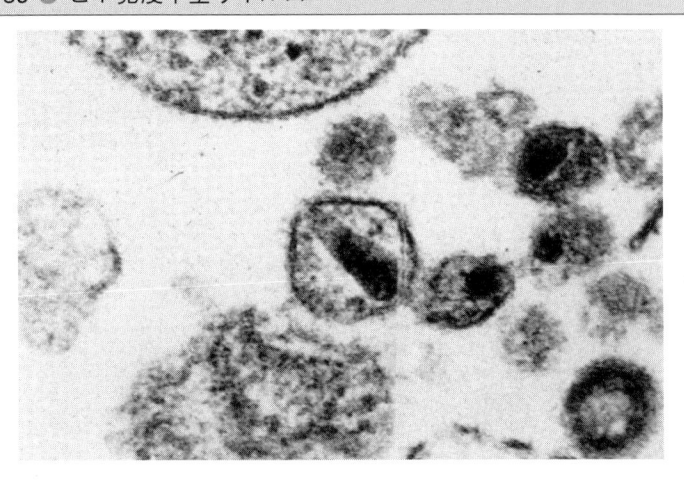

パ球の数が400以下になると日和見感染症，悪性腫瘍（カポジ肉腫，B細胞リンパ腫），エイズ脳症（進行性の認知症で脳萎縮を伴う）などを併発し，多くは死に至る．

予防・治療：逆転写酵素阻害薬であるazidothymidine（AZT）が抗HIV薬として用いられているが，骨髄抑制など毒性が強い．その他ddIやddCが用いられている．これらの薬剤の長期投与により薬剤耐性ウイルスが出現する．現在ではリトナビル，インジナビル，サキナビルなどのHIVプロテアーゼ阻害薬が開発されている．HIVは種々の消毒剤に抵抗力が弱く，50～70％アルコールで10分，56℃の温水中で30分，80℃以上10分で感染力がなくなる．グルタールアルデヒドや次亜塩素酸ナトリウムも有効である．医療従事者は誤って採血針を手に刺さないことが大事である．有効なワクチンはまだ存在しない．

(13) 肝炎ウイルス

定義・分類：肝炎を起こすウイルスのうち，全身感染の部分表現として肝炎を起こす既知のウイルス（サイトメガロウイルス，EBウイルス，黄熱ウイルスなど）を除外し，肝細胞を主たる標的臓器として感染するウイルスを一括して肝炎ウイルスと総称する．A型肝炎ウイルス，B型肝炎ウイルス，C型肝炎ウイルス，D型肝炎ウイルス，E型肝炎ウイルスの5種類が知られている．

〈A型肝炎ウイルス〉hepatitis A virus；HAV

病原性：A型肝炎は，汚染した食物や飲料水を介して経口的に感染する．発熱，倦怠感，悪心が起こり，やがて黄疸が見られる．通常は1～2か月以内に治癒し，慢性化しない．衛生環境の整備されていない発展途上国などで起こりやすい．

予防：わが国では，衛生環境の改善に伴ってHAVに曝露される機会が減少し，抗HAV抗体陰性者が増加している．このような者がHAVで汚染されたカキ，シジミなどを生食した場合に感染し発症する．予防対策として，流行地域では生の食物，生水の摂取を避ける．また有効な不活化ワクチンが開発され，わが国でも1994年に実用化が始まった．

〈B型肝炎ウイルス〉hepatitis B virus；HBV

病原性：ヘパドナウイルス科に属する．感染は主として血液を介して起こる．近年は輸血用血液のスクリーニングが有効に行われているため，輸血による感染は見られなくなったが，出産時に母親から新生児に垂直感染したり，汚染した医療器具や，性行為による感染が問題になっている．免疫能が正常な成人に感染した場合は非持続性感染（急性B型肝炎）の経過をとるが，免疫不全者が感染した場合は持続感染を起こしHBVキャリアとなり，長い年月の後に肝硬変に移行し，高頻度に原発性肝癌が発生する．

予防・治療：わが国のHBVキャリアの総数は約200万人と推測されている．キャリアの母親から新生児への垂直感染が重要な感染ルートであり，HBVキャリアが生じる原因となっている．これを防止するために，新生児へのHBsヒト免疫グロブリンの投与および遺伝子組み換えHBs抗原を用いたHBワクチンの接種が行われ，高い予防効果をあげている．医療従事者などのハイリスク群にもHBワクチンの接種が行われている．治療にはインターフェロンを用いる場合もあるが，C型肝炎の場合に比べると有効率は低い．

〈C型肝炎ウイルス〉hepatitis C virus；HCV

病原性：輸血後非A非B型肝炎の主要な原因ウイルスとして1989年に明らかになった，フラビウイルス科に属するウイルスである．感染は主として血液を介して起こる．現在では，輸血用血液のスクリーニングが行われているため，輸血後C型肝炎はほとんどない．出産時に母親から新生児に垂直感染をしたり，性行為による感染は起こりうるが，HBVの場合と比べるとはるかに少ないと考えられている．B型肝炎の場合と異なって，免疫能が正常な成人が感染しても慢性化することが多く，10～20年を経て肝硬変に進展し，やがて高率に肝癌が発生する．

予防・治療：**インターフェロン**の長期投与により，C型慢性肝炎の約1/3の症例で肝機能の正常化および血中HCV RNAの陰性化が見られる．予防のためのワクチンはまだ開発されていない．

〈D型肝炎ウイルス〉hepatitis D virus；HDV

病原性：HDVは単独では増殖できない欠損ウイルスで，増殖にはヘルパーウイルスとしてHBVの共存が不可欠である．そのためHBVとHDVの

同時感染，あるいはHBVキャリアへの重感染の場合にのみ感染が成立する．

予防：HDV感染は南ヨーロッパを中心に欧米諸国に多く見られるが，わが国では少なく，HBVキャリアの1％程度にみられるのみである．HDV感染の予防にはHBワクチンの投与が行われる．

〈E型肝炎ウイルス〉hepatitis E virus；HEV

病原性：かつて経口非A非B型肝炎と呼ばれていた疾患の原因ウイルスである．HAVと同様に汚染食物，飲料水を介して経口的に感染する．発熱，倦怠感，悪心，黄疸などの急性肝炎の症状を呈する．慢性化はしない．妊婦では重症化する傾向がある．HEVはインド，パキスタン，バングラデシュ，ネパール，ミャンマーなどで流行を繰り返している．

予防：流行地域では，生の食物，生水の摂取を避けることである．ワクチンは現在開発中である．

3）プリオン

（1）特　徴

核酸を含まないたんぱく質のみの病原因子が亜急性海綿状脳症の病原体であるとして，Prusinerが1982年にプリオン仮説を提唱した．プリオン（prion）は，proteinaceous infectious particle（たんぱく性感染粒子）の略である．

（2）病　原　性

プリオン病としては，ヒツジのスクレーピー，**ウシ海綿状脳症（BSE，狂牛病）**，ヒトにおいてはクールー，**クロイツフェルト－ヤコブ病**などが知られている．また近年，ウシ海綿状脳症がヒトにも感染して**新変異型クロイツフェルト－ヤコブ病**を起こすことがわかり，世間を騒がせている．これらの疾患に共通しているのは，年単位の長い潜伏期，発病・進行がきわめて緩慢，病理変化が中枢神経系に限られており，脳内には海綿の割面に見られるような穴が多数にあいた状態が生じることなどである．プリオンたんぱくの遺伝子は正常動物の脳やその他の臓器をはじめ，酵母に至るまで広く生物界に分布しているが，プリオン病に特異的に存在するプリオンたんぱくは，正常プリオンたんぱくと比較すると高次構造が異なる．正常プリオンたんぱくの機能に関してはまだ不明な点が多い．

3 ウイルス感染症の治療

1）抗ウイルス薬の作用点

ウイルスの増殖サイクル（吸着・侵入・脱殻・転写・複製・翻訳・たん

ぱくのプロセッシング・粒子形成・放出）のいずれのステップも抗ウイルス薬のターゲットになりうる．しかし使用可能な抗ウイルス薬は少ない．ウイルスの増殖は細胞の機能に全面的に依存（偏性細胞寄生性）しているため，宿主の細胞や生体の代謝に悪影響を与えることなくウイルスの増殖のみを特異的に阻害する（選択毒性が高い）ことは困難だからである．しかし，近年のウイルス学の進歩により，ウイルスの増殖過程が詳細に明らかにされ，細胞の代謝と異なるウイルス独自の代謝が知られるようになり，この分野の研究が盛んに行われるようになった．

2）抗ウイルス薬の種類

（1）インターフェロン

インターフェロンは，誘発物質（ウイルス，細菌あるいはその構成成分，サイトカイン）が与えられると生体の細胞が産生し，放出する抗ウイルス活性をもつたんぱくである．生体内ではごく微量産生されるものであるが，現在では遺伝子工学の進歩により大量に作ることができる．B型肝炎，C型肝炎の治療に用いられる．

（2）抗ヘルペス薬

単純ヘルペスウイルス感染症，帯状疱疹，AIDSや骨髄移植などでみられるサイトメガロウイルス感染症には，**アシクロビル**（acyclovir），**ガンシクロビル**（ganciclovir）が有効である．これらはヌクレオシド誘導体であり，ウイルス核酸の転写・複製に作用点をもつ．

（3）抗インフルエンザ薬

1998年より，**アマンタジン**（amantadine）の臨床使用が開始された．アマンタジンはウイルスのポリメラーゼ活性やRNAの合成を阻害する作用がある．しかしインフルエンザBウイルスには無効であり，中枢神経系の副作用や，耐性ウイルスが生じやすいなどの問題点がある．2000年より新たに，**ノイラミニダーゼ阻害薬**である**ザナミビル**（zanamivir），**オセルタミビル**（oseltamivir）の使用が開始された．これらはA型インフルエンザのみならず，B型インフルエンザにも有効で，副作用も少ないことから効果が期待されている．

（4）抗HIV（human immunodeficiency virus）薬

逆転写酵素阻害薬として，アジドチミジン（AZT），ジダノシン（ddI），ザルシタビン（ddC）などが臨床に用いられている．これらは長期投与による慢性毒性や耐性ウイルスの出現などの問題点がある．現在では**リトナビル**，**インジナビル**，**サキナビル**などの**HIVプロテアーゼ阻害薬**が開発されている．

D 真菌

1 分類の基準

真菌は菌糸，胞子，酵母など，その発育形態に基づいて分類される．**病原真菌**は生体内に侵入，増殖して各種の疾患を起こすので，**真菌症**は，病巣の形成される人体表面からの深さに基づいて分類されている（表2-16）．

表在性（皮膚）真菌症は皮膚表皮，爪，毛髪ならびに皮膚に隣接する粘膜に病巣を形成する疾患である．皮膚糸状菌（トリコフィトン，ミクロスポルム，エピデルモフィトン），カンジダが主な原因となる．

深部皮膚（皮下）真菌症は傷口から皮下への真菌侵入によるもので，皮下に**菌腫**（mycetoma）というかたまりができることもある．病巣は侵入部位の真皮，皮下組織，周辺の筋膜や骨に限局される．

深在性真菌症は感染後，体内の特定の臓器・組織，あるいは全身の臓器・組織に病巣をつくる疾患である．菌性肺炎，敗血症などを引き起こす．

真菌が原因となる疾患にはこの他，真菌の産生する毒素（マイコトキシン）を摂取して，中毒を引き起こす場合や，空中に存在する真菌の胞子を

表2-16 ● 真菌症の分類

感染部位による分類	真菌症	起因菌
表在性真菌症	皮膚糸状菌症（白癬症）	*Trichophyton* *Microsporum* *Epidermophyton*
深部皮膚感染症	皮下結節からの慢性疾患	*Sporothrix schenckii*
	黒色分芽菌症	*Phialophora* *Fonsecaea*
	菌腫	*Madurella*
深在性（全身性）真菌症	カンジダ症	*Candida albicans*
	クリプトコッカス症	*Cryptococcus neoformans*
	アスペルギルス症	*Aspergillus*
	ヒストプラスマ症	*Histoplasma capsulatum*
	接合菌症	*Mucor*
	トリコスポロン症	*Trichosporon*
	コクシジオイデス症	*Coccidioides immitis*
	ニューモシスチス肺炎	*Pneumocystis jirovecii*

吸入し，これを抗原として認識し，気管支喘息，アレルギー性鼻炎など真菌性アレルギーを起こす場合がある．

2 病原真菌の種類

(1) 皮膚糸状菌　Dermatophytes

特徴：**白癬菌属**（genus *Trichophyton*），**小胞子菌属**（genus *Microsporum*），**表皮菌属**（genus *Epidermophyton*）の3種があり，皮膚，爪，毛髪に感染し，白癬をはじめとする皮膚疾患を起こすので皮膚糸状菌としてまとめられている．これらの菌は無性世代胞子の特徴的な形態から区別される．土壌に生息する真菌で，接触感染が主となる．健常な皮膚に侵入することはないが，傷や湿った部分で増殖して感染する．脱落角質細胞が付着しているものから感染する確率は高い（図2-40）．

診断：角化組織を採取し，直接検鏡により菌糸が認められれば診断が決まる．病巣部を培養してスライドカルチャー法により胞子の形状を確認する．

治療：グリセオフルビン，イミダゾール系真菌薬が使用される．

(2) スポロスリックス・シェンキイ　*Sporothrix schenckii*

特徴：深部皮膚感染症である**スポロトリコーシス**の原因真菌である．皮膚表面，皮下，リンパ管へ慢性的に感染し，結節または潰瘍性の病変を形成する．植物，土，空気中に腐性菌として広く存在しているため，農家や園芸を行う人に感染することが多い．

治療：アゾール系真菌薬が有効．

(3) 黒色真菌　Black fungi

特徴・分類：深部皮膚感染症である皮膚慢性肉芽腫性病変（**クロモミコーシス**）を引き起こす真菌の総称．主として*Fonsecaea pedrosoi*が起因

図2-40 ● 皮膚糸状菌

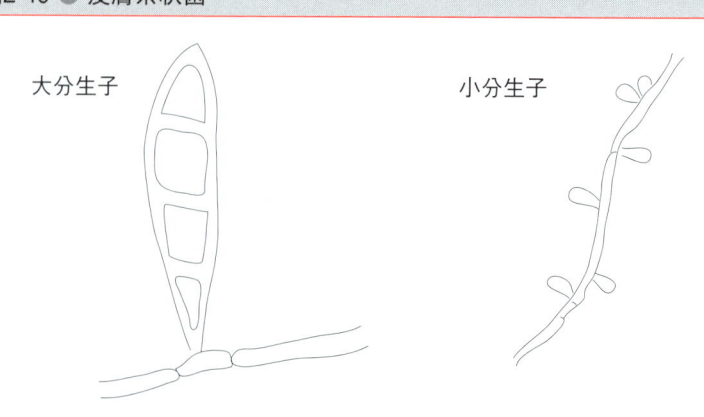

大分生子　　　　　　　　　　　小分生子

菌であることが多いが，そのほかにPhialophora verrucosa, Fonsecaea compacta, Rhinocladiella aquaspersa, Cladosporium carioniiなどがある．外傷から侵入し，皮内に持ち込まれることが多いが，まれに呼吸器からの感染も認められる．

治療：小病巣の切除，薬剤はフルシトシン，アンホテリシンBが有効．

（4）**カンジダ・アルビカンス** *Candida albicans*（図2-41）

特徴：ヒトの常在菌として体内に生息する内因性深在性真菌であり，健常人の口腔，消化管，腟に常在している．日和見感染や菌交代症により口腔，腟，呼吸器，消化器などに感染し全身性の感染を起こすこともある．乳児の**口腔内鵞口瘡**の起因菌でもある．

診断：生検材料（寄生状態）からは仮性菌糸と分芽胞子が見られる．コーンミール寒天のスライドカルチャーでは硬膜胞子がみとめられる．サブロー培地では白色クリーム状の集落が見られる．クロモアガー・カンジダ培地などを用いると，酵母様真菌の集落の色調から菌種をある程度同定することが可能になる．

治療：イミダゾール系外用薬が用いられる．口腔内にはアンホテリシンBが，内臓疾患にはフルシトシンの内服やジフルカンの内服・静注が有効．

（5）**クリプトコッカス・ネオフォルマンス** *Cryptococcus neoformans*

特徴・病原性：ハトやニワトリの糞などの自然界に存在し，糞に汚染された土壌からも分離される．健常人への感染というよりも，悪性リンパ腫

図2-41 ● カンジダ・アルビカンス（左：顕微鏡写真，右：電子顕微鏡写真）

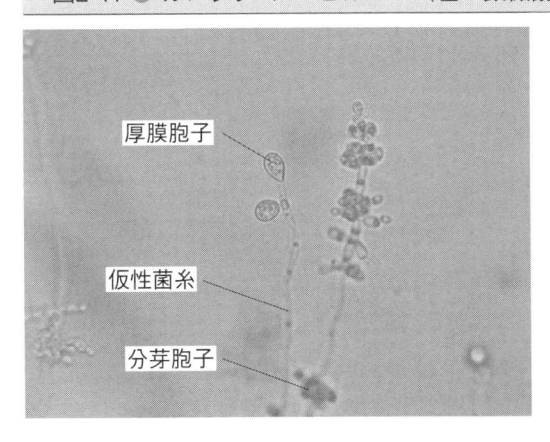

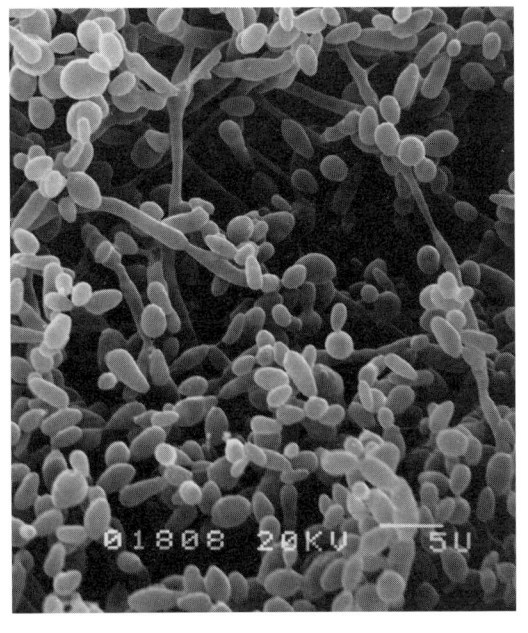

やステロイド治療で免疫力が低下している患者への日和見感染が多く慢性リンパ球性髄膜炎を引き起こす．エイズ患者の罹患率も高い．白色〜黄白色の酵母様菌で生体内ではマクロファージに貪食されない莢膜に包まれている．

診断：膿汁，髄液，皮膚滲出液を直接検鏡または墨汁標本作製により，厚い夾膜を観察することができる．

治療：アンホテリシンB，フルシトシンを用いる．

（6）アスペルギルス　Aspergillus（図2-42）

特徴・分類：Aspergillus fumigatus が感染起因菌の代表で，悪性リンパ腫やステロイド治療中の患者への日和見感染が多くみられる．**肺アスペルギルス症，内臓アスペルギルス症，皮膚アスペルギルス症**があるが，肺アスペルギルス症は原発型，腐生型，アレルギー型に分類される．

診断：肺感染では肺のX線所見に加えて，喀痰の培養検鏡が必要となる．気管支肺胞洗浄液からの検出は信頼性が高いが，環境内常在菌のため喀痰からの検出は再現性が要求される．

治療：肺アスペルギルス症は気管支拡張薬やステロイドによる気管支閉塞治療が行われる．重症の場合，病巣切除などの外科的手術も行われる．アンホテリシンB，ミコナゾールが有効．

（7）コクシジオイデス・イミティス　Coccidioides immitis

特徴：急性気道感染症状を主とし，まれに外傷から皮膚感染を起こす．土壌に存在する菌を吸入することによる経気道感染であるが，米国の乾燥砂漠地帯やメキシコ太平洋岩などに風土病的に発症し，日本での感染はほ

図2-42 ● アスペルギルス（電子顕微鏡写真）

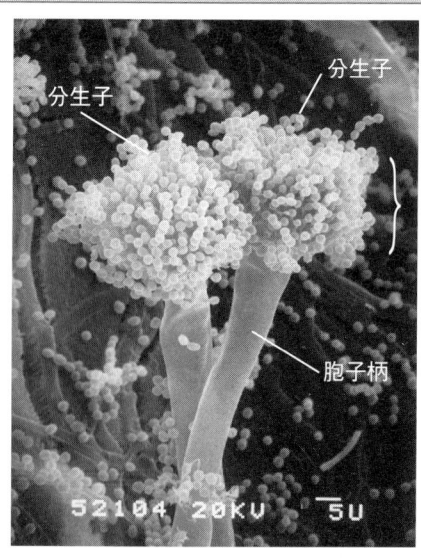

とんどない．

　診断：喀痰，膿などの培養検鏡，血清抗体価の測定が行われる．

　治療：フルコナゾール，アンホテリシンBが有効．

（8） ニューモシスチス・イロベチイ *Pneumocystis jirovecii*

　分類：エイズ患者の日和見感染合併症として重篤な肺炎を引き起こす．以前は原虫として扱われていたが，近年，真菌であることが判明した．

　診断：喀痰，気管支分泌物のギムザ染色，トルイジンブルー染色を行う．

　治療：ペンタミジン静注やST合剤が用いられる．

E　原　虫

1 分類の基準

　形態的特徴から**根足虫類**（赤痢アメーバ），**鞭毛虫類**（腟トリコモナス，ランブル鞭毛虫），**胞子虫類**（マラリア原虫，トキソプラズマ，クリプトスポリジウム），**微胞子虫類**，**繊毛虫類**に分類される．

2 病原原虫の種類

（1） 赤痢アメーバ *Entamoeba histolytica*

　形態・生活史：栄養型虫体と囊子の2つの時期があり，栄養型は15〜50 μmの大きさで仮足を出しながら活発に動き，大腸腔内，大腸組織内で分裂増殖する．一方，囊子は直径10〜20 μmの球体で1〜4個の核をもつが，感染源となる病原体は4核の成熟囊子だけである．

　臨床：**腸アメーバ症**は盲腸に潰瘍をつくり，患者は頻回の下痢とともに苺ゼリー状の粘血便を出す．赤痢アメーバが血行性に各臓器に移行すると**腸外アメーバ症**を併発する場合があり，肝臓をはじめとして肺，脳，脾臓に潰瘍が形成される．

　治療：メトロニダゾールとチニダゾールが有効である．

（2） 腟トリコモナス *Trichomonas vaginalis*

　形態・生活史：鞭毛虫類の一つで，活発に運動する栄養型虫体だけが存在する．大きさは（12〜20）×（6〜15）μmの楕円体で，5本の鞭毛をもち，二分裂により増殖する（図2-43）．性交によって直接感染する．

　臨床：女性の腟や尿道に寄生し，腟炎，尿道炎を起こす．男性では無症状の場合が多いが，尿道や前立腺に寄生する．

　治療：メトロニダゾールまたはチニダゾールの経口投与と腟錠の併用．

（3） ランブル鞭毛虫 *Giardia lamblia*

図2-43 ● 腟トリコモナス（栄養型）

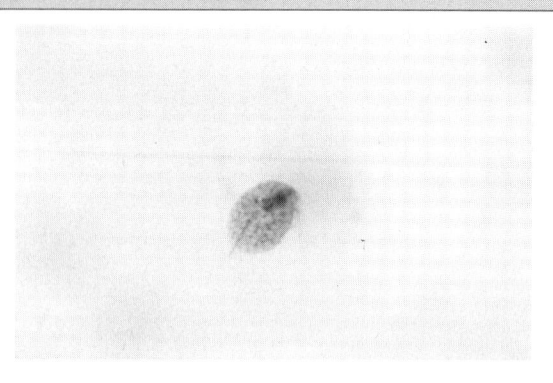

図2-44 ● ランブル鞭毛虫（栄養型）

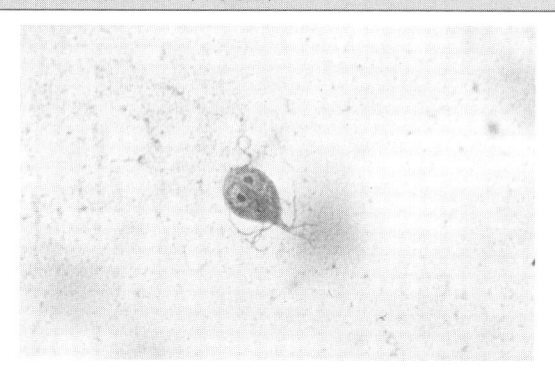

　特徴：**ジアルジア症**の病原体である．患者やキャリアの便中のシストで汚染された飲食物を介して経口的に感染する．シストは塩素消毒に抵抗性があり，環境中で数週～数か月生存する．栄養型は，生体外に排出されると死滅するので感染力はない（図2-44）．
　臨床：水溶性の慢性下痢，腹部異常感，嘔吐を起こす．治療はメトロニダゾールが有効である．

（4）　マラリア原虫　*Plasmodium spp.*

　分類：ヒトにマラリアを起こす病原体は，**三日熱マラリア原虫**（*P. vivax*），**熱帯熱マラリア原虫**（*P. falciparum*），**四日熱マラリア原虫**（*P. malariae*），**卵形マラリア原虫**（*P. ovale*）（図2-45）の4種である．熱帯・亜熱帯を中心に広く分布する原虫疾患で，日本においては外国の流行地で感染し，帰国後発症する**輸入マラリア**が増加している．

　形態・生活史：マラリア原虫はハマダラカの雌の体内で有性生殖を行い，ヒト体内では無性生殖を行う．雌カの吸血により取り込まれた雌性生殖母体と雄性生殖母体がカの腸内で雌雄の生殖体に成熟し，受精する．その後，腸粘膜上皮内で卵囊子（オーシスト）となり，その中に形成された

図2-45 ● 卵形マラリア原虫（アメーバ体）

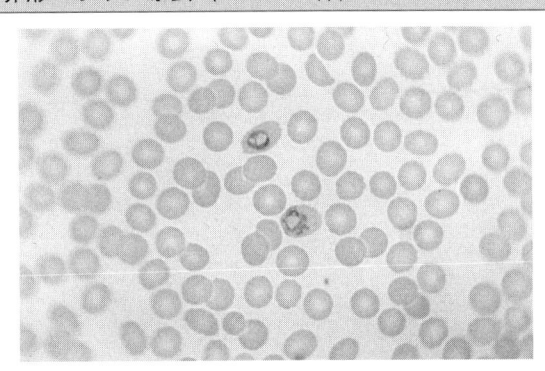

　スポロゾイトは，唾液腺に移行してヒトに吸血する際にヒトの皮下毛細血管に侵入する．血流に乗って肝臓にたどり着くと，肝細胞で無性生殖を行い，多数のメロゾイトが生じる．血流中に出たメロゾイトは赤血球の膜表面の受容体を経て赤血球内に侵入し，輪状体となる．輪状体はさらに発育してアメーバ体を経て分裂体となり，やがてメロゾイトが赤血球膜を破って血中に放出され，そのとき熱発作が生じる．

　病原性・臨床：マラリア原虫がヒト赤血球内で多数分裂を繰り返すことにより，熱発作，貧血，脾腫等の症状を起こす．

　発熱には一定の周期性があるものがあり，三日熱マラリアと卵形マラリアは48時間ごとに，四日熱マラリアは72時間ごとに発熱する．

　治療：熱発作に対してはクロロキン，メフロキン，ピリメサミン・サルファドキシン合剤の連続経口投与を行う．根治療法としては，プリマキンの2週連続経口投与とクロロキン併用が有効である．

（5）クリプトスポリジウム　*Cryptosporidium parvum*

　感染経路：オーシストに汚染された水，食品による経口感染や糞口感染

図2-46 ● トキソプラズマ・ゴンディイ（嚢子）

図2-47 ● トキソプラズマ・ゴンディイ（栄養型）

が見られる．オーシストは塩素消毒に抵抗性があり，日本では水道水の汚染で問題になった．

臨床：水溶性の下痢，発熱，嘔吐を伴う．重症時には脱水が認められる．駆虫薬はなく，脱水症に対して対処療法を行う．

（6）トキソプラズマ・ゴンディイ　*Toxoplasma gondii*（図2-46，47）

病原性・臨床：**トキソプラズマ症**の病原体で，生肉から感染する．大部分のヒトは不顕性感染であるが，妊婦が初感染した場合は胎盤をとおして胎児が感染し，重篤な先天性トキソプラズマ症を起こす．

治療：サルファ剤が有効である．

《参考文献》

- 平松啓一，山西弘一編：標準微生物学，第7版，医学書院，1999．
- 紺野昌俊：抗菌薬療法の考えかた，ミット，2001．
- 東京都あらたな感染症対策委員会編：東京都感染症マニュアル，東京都衛生局，2000．

写真提供　　（敬称略）

乾熱滅菌器	平沢製作所
高圧滅菌器	トミー精工
クラミジア	松本　明（岡山大学大学院医歯学総合研究科泌尿器病態学）
マラリア	山崎　浩（旭川医科大学寄生虫学講座）
赤痢アメーバ	中村　健（北里大学医学部予防医学系寄生虫学教室）
ランブル鞭毛虫（栄養型）	中村　健
腟トリコモナス	中村　健
麻疹ウイルス	佐多徹太郎（国立感染症研究所）
ポリオウイルス	佐多徹太郎
アデノウイルス	佐多徹太郎
HIV	児島朝人（国立感染症研究所）
ヘリコバクター	小栗豊子（順天堂大学医学部附属順天堂医院臨床検査部）
結核菌	小栗豊子
ツツガムシ病リケッチア	浦上　弘（新潟薬科大学微生物学教室）

第3章

診断学の基本

1 診断の進め方の基本

A 診断とその進め方

　古くは医療は，疾病による苦しみを取り去ることのみに主力がおかれた．今日の医療は，疾病を正確に診断することから始まる．診断を誤っては（誤診しては），正しい医療を行うことはできない．

　診断の語意は英語のdiagnosisで，dia "とおして" gnosis "知ること"，すなわち "知り抜く" ことである．診断は，疾病の本態・全貌をくまなく知り尽くすことであり，単に病名を決定することにとどまらない．

　正しい診断に達するには一定の進め方がある．医師は患者の訴える**自覚症状**と，診察することから得られた**他覚症状**を基礎にし，これらの異常な状態をより客観的に，より正確にとらえるために必要な**臨床検査**を行い，得られた情報を総合的に思考して，正しい診断に達することになる．

1 健康と疾病・症状

1）健　　康

　今日，世界で最も広く認められている**健康の定義**は，**世界保健機関**（World Health Organization；**WHO**）によるもので，「健康とは肉体的，精神的および社会的に完全に調和のとれた状態であって，単に病気でないとか，身体が弱くないとかいうことではない」という広範かつ包括的で積極的な概念である．

　健康の定義は目的によって異なる．より医学的立場からは，「健康とは，生体のすべての臓器がよく調和して完全に機能し，生体のおかれている環境によく適応して生活している状態であり，生命力が充実し，その働きが十分発揮されている状態」ということができるであろう．

2）疾　　病

　疾病とは，肉体的にも精神的にも，また器質的にも機能的にも，健康状態から逸脱しており，これを自覚的にあるいは他覚的に認識される状態をいう．疾病の英語（disease）は，dis "奪う" ease "くつろぎ"，すなわち，くつろぎの奪われた（removed from ease）状態を意味している．

　しかし，健康と疾病とは常に明確に区分しうるとは限らない．患者は自分の判断から健康でないと訴え，医師はその訴えと他覚的な所見によって，

これが健康状態からいかに逸脱しているかを判断する．患者の訴えと医師の判断とが一致している場合もあり一致しない場合もあるが，ともに病的状態ということができる．近年，病的状態を早期に発見しようということから広く行われている健診や検診によって，自らは健康状態から逸脱しているという自覚はないのに，他覚的には病的状態にあることが発見される場合が少なくない．

　疾病は精神的，肉体的な病的状態を表現する言葉であるが，単に症状の集合された状態を指すものではなく，器質的・機能的変化がいかに起こったかの因果関係，すなわち病因・病理のほか，経過，病態生理，合併症の有無や程度，さらに治療や予防も含まれる．

3）症　　状

　疾病をもった人，すなわち患者は身体的あるいは精神的に健康状態から逸脱した状態ないし所見を主観的に訴える．それが他覚的に認められる場合，その状態ないし所見を症状あるいは**症候**とよぶ．

　そのうち，患者自身が感じ訴えるものを**自覚症状**（symptom）とよび，他覚的に認められるものを**他覚症状**（徴候，所見）（sign）とよぶ．

　自覚症状や他覚症状に基づき，必要な臨床検査を行い，最終的に疾病の認知に至るのが**疾病の診断**である．

　症状がいくつかまとまって病的状態が存在するが，その病因として一元的な機構が見出しえないため，特定の疾患と認知しえない場合を**症候群**（syndrome）として，暫定的に扱う場合もある．

2　診断の進め方

1）自覚症状とその問診；病歴聴取

　患者の訴える自覚症状を聴取する（問診する，病歴をとる）ことから医療は始まる．これは，患者と医師・看護師との信頼関係をつくる第一歩となる重要な行為である．と同時に，これを要領よく行うことは，次の診療や臨床検査を円滑に行い，正しい診断に至るために不可欠なのである．

■問診の要領

（1）患者の訴えに耳を傾ける

　"Listen to the patient. He is telling you diagnosis." これは米国の有名な臨床医ウィリアム・オスラー（Williams Osler, 1849〜1919）の言葉で，患者の訴えに耳を傾けることによって，正しい診断が得られることを教えている．

患者の訴える症状が，どのような仕組みで，どのように患者を苦しめ，不安がらせ，心配させているかを知るのが問診の第一歩である．患者を苦しめている症状を深く理解し合うことから，患者との信頼関係が生まれる．患者が問題としていることに十分な関心を寄せ，誠実な努力を傾けていることがわかれば，患者の供述はいっそう円滑になり，それだけ多くの正しい情報を知ることができる．両者の関係が無視されていては正しい病歴をとることはできない．患者の訴えを正しく理解し，信頼関係が得られたか否かによって，以後の医療行為が円滑に行われるか否かを大きく左右する．

（2） 疾病のみに関心を寄せてはならない

問診の際の関心が疾病のみに偏るのはよくない．自覚症状がどのような疾病によって起こってきたかの不安，苦痛，恐れなどの感情が隠され，それらの感情が疾病を修飾したり，あるいは疾病の一部を構成していることを洞察する．このようにして，初めて訴えの背後にある疾病を見出しうる場合もある．

（3） 患者が述べた言葉で記述する

自覚症状やその経過は，患者が述べた言葉で記述するのがよい．しかし，どのような症状がいつ頃から出て，その後どのように推移したかを要領よく，順序立てて述べる患者はむしろ少ない．どのようなことが重要であるか本人は判断できないし，時に不安や恐怖のために口を閉ざしてしまうこともあるだろう．また，話は前後したり，しどろもどろになることもあろうし，時には来院の動機とは無関係の事柄のほうに走ってしまうこともあろう．

そのように思われる場合は，こちらから適切に質問し，患者の訴えを導き出し，正確で筋の通ったものになるよう協力しなければならない．しかし，その際こちらの考えをさし挟むことによって，誤った方向へ誘導してしまうことのないよう，十分に配慮しなければならない．

（4） 自覚症状の程度と疾病の重さは平行しない

同じ疾病にかかっても，反応には個人差があり，訴えにも表現にも個人差がある．患者の自覚症状とその程度と，疾病そのものの重さの程度とは必ずしも平行しない．

患者によってはいたずらに針小棒大に訴えることもあろう．時に虚偽な訴えをするかもしれない．逆に強い苦痛があっても，抑えてあまり訴えないかもしれない．訴えが正しいか否かの実証はきわめて困難なこともあるので，その判断は冷静でなくてはならない．患者の訴え方や態度に注意し，その内容に耳を傾けることによって，患者の訴えの中に真実を知ることができるようになる．しかし時には，いずれも困難で真実に近いであろうと

いう程度の内容しか洞察できないこともある．

（5） 医学用語を用いるべきでない

患者との会話には医学用語を用いるべきでなく，患者の訴えに合った言葉で行うよう心掛ける．言葉遣いも患者の生活環境や職業などに応じて，臨機応変に変えるのがよい．それによって患者の会話は円滑になり，訴えの内容も理解しやすくなる．

（6） 得た情報を他に漏らしてはならない

患者から得た情報を他に漏らしてはならない．**秘匿保持**（ひとくほじ）は，法律で義務づけられている．患者が会話の内容を秘密にするよう望むのは当然であり，プライバシーに十分配慮することは，患者の肉体的・精神的な不快を和らげ，患者が率直に真実を伝えることに通じる．患者と医師・看護師の間においては，性急な道徳的な判断は，正当な医学的判断を損なうことになる．

（7） 家族・友人からの情報も重要である

必要な情報は患者本人ばかりでなく，家族はもちろん，患者の同意を得て，友人あるいはこれまで診察を受けていた医師から求めねばならないこともまれでない．それぞれから得られた情報は，それぞれ重要な意味をもっている．

（8） 患者に関する情報収集の質量を高める

問診は通常，患者と向かい合って座るときから始まるが，患者が診察室に入ってくるときの態度，姿勢，歩き方などがすでに参考になる場合がある．パーキンソン病，片麻痺，筋ジストロフィー症などの神経疾患は歩き方を見ただけでほとんど診断が可能なことが稀でない．このような場合は，問診以前から視診が始まっていることになるが，問診に移っても患者の態度，表情，そのほかについて視診を続ける．

また診察に移り，身体的所見をとっている際，あるいは診察を終えてから，さらに検査所見がある程度判明してから，時には治療を始めた後も，新たに得られた情報に基づいて改めて問診し，情報の質と量を高めるよう努めることも重要である．

（9） 問診は患者の状況に合わせて行う

一方，激しい痛みや呼吸困難などを訴えて来院した患者では，始めからまとまった時間の問診を行うことを避け，通常は問診の後に行う身体的所見をとりながら問診しなければならない場合もあり，さらに対症療法を行った後に初めて問診を行わざるをえない場合もある．

（10） 問診の前に緊急処置を行うこともある

以上述べてきた事柄は，外来を初めて訪れた場合や，入院患者を想定した場合であるが，より緊急を要する場合がある．緊急時には患者は救急車

などで搬送されてくるが，多くは意識不明，昏睡状態，外傷，高熱，胸痛・腹痛，大量の下血などで，医師との対話が困難な場合が多い．患者の意思に則って治療を行う時間的余裕もなく，緊急処置が求められる．医師はこのような場合も適切な判断を下し，家族または知人など付添人の同意を得たうえで，緊急処置を行うことになる．

■ 問診の内容

問診（病歴）は，診療を求めて訪れたときまでの患者の生活歴のなかで，医学的に意味をもつものすべてを含んでいることが望ましい．

最も重要なのは，今回問題となった疾病に関する自覚症状の内容とその経過である．家族・家系における疾病や遺伝に関する事柄，過去の生活環境や生活体験，かかった疾病などが，現在の疾病と深く関連していることもまれでない．したがってこれらの事項についても，問診によって可能な限り正しい情報を得るよう努めねばならない．

(1) 現病歴

現病歴とは，現在問題となっている疾患がどのようにして始まり，どのような経過をたどって今日に至ったかの記録である．病歴のなかで最も重要なものである．現病歴を聴取するため，主要な自覚症状（主訴）を尋ね，それが出現してから現在に至る経過を問診する．

患者の訴えに素直に耳を傾けながら，常に医学知識を踏まえて訴えを分析し，それを起こしうる病態・疾病を幅広く想定し，適宜質問しながら，順次焦点をしぼり，現病を洞察するよう努める．

〈主訴〉

患者の訴える自覚症状のうち，最も主要なものを主訴という．患者が診療を求めて訪れた最大の理由ということになる．主訴は1つのこともあれば，2つ3つあるいはそれ以上のこともある．

「頭が痛い」「食欲がない」などのように患者の訴えをそのまま簡潔に記載するのがよい．「おなかが痛む」ということであれば，「おなかのどの辺ですか」と尋ね，患者が痛みを訴える部位を指摘させ，「右季肋部痛」とするよう工夫するのもよい．

病名やそれに近い症状は，主訴としては避けるのがよい．「心臓が悪い」「かぜをひいた」というような病名に近い言葉で訴えられた場合，問診によって「階段を昇るときの動悸と息切れ」「寒けと咳」などの具体的な自覚症状（**愁訴**）があれば，それを主訴とする．

当初は主訴として取り上げる愁訴を特定できず，問診を進めているうちに初めて主訴としてよい愁訴が明らかになる場合がある．また健康診断などによってたまたま高血圧や糖尿，たんぱく尿などが指摘され，精査を求

めて来院することもある．問診によっても何らの自覚症状を見出しえない場合は，それぞれの異常所見と発見された動機を記載しておく．

〈発症の時期・発症時の状況〉

突然発症した疾病では，発病日ばかりでなく時刻も明らかにすることができることが多い．脳や心臓の血管障害などが好例で，たとえば，脳卒中では「何月何日，会社から帰宅し，6時すぎ便所で突然倒れた」となる．その折，家人がいたとすれば，その直後の状況を聞くことができる．患者が頭痛を訴えたか，悪心があったかをはじめ，患者の姿勢，意識，手足の動き，痙攣，発語などについて一つひとつ質問し，それぞれのその後の経過についても問う．表3-1に脳卒中の区分を示したが，出現する症状とその経過に特徴があるので，それらについての情報を得て，鑑別に役立ててもらうためである．さらに高血圧，糖尿病，高脂血症などアテローム硬化を起こしやすい基礎疾患の有無，不整脈など心疾患の有無や，発病前の身体的状況や生活上の変化などについても聴取する．

一方，**慢性疾患**の場合は症状が徐々に出現し，発病日や発症の時期を明らかにしえないことが一般的であるが，そのような場合も何年何月頃かを可能なかぎり明らかにするように努める．「以前から咳が出る」という場合も，それは2～3年前からか，桜の花が咲いていた頃か，すず風が立ち始めた頃かを問い，思い出せるように運ぶ．咳の出方は強くなってきたか，秋から冬に多いか，胸痛を伴うか，喫煙との関係はどうかを聴取する．咳とともに痰が出るか，その色や量はどうかは特に大切で，膿性痰が長年に

表3-1 ● 脳卒中の区分とその特徴（症状と経過）

Ⅰ 脳梗塞	Ⅱ 脳出血
（1）脳血栓症	1. 活動時に起こることが多い
1. 発症前に一過性脳虚血発作を認めることがある	2. 頭痛や意識障害を伴うことが多く，急に昏睡に至ることもある
2. 安静時や睡眠時の発作が多い	3. 神経症状は急速に進行し，数時間以内に完成する
3. 頭痛や意識障害はないか，あっても軽い	4. 大出血となり，予後不良のことが多い
4. 神経症状の進行は緩徐で，数時間は進み，3日以内に完成することが多い	5. 高血圧が先行し，発作時には血圧が著しく上昇することが多い
5. 高血圧，糖尿病，高脂血症，喫煙などを伴っていることが多い	
（2）脳塞栓症	Ⅲ くも膜下出血
1. 急激に出現し，症状は数分以内に完成する	1. 突然激しい頭痛が起き，悪心や嘔吐を伴う
2. 頭痛や意識障害はないか，あっても軽い	2. 髄膜刺激症状（頸部硬直，ケルニッヒ症状）を伴う
3. 血栓源は通常は心臓に求めうる	3. 局所神経症状をみることは少ない
4. 他の臓器に塞栓症を認めることが多い	4. 重症例では発作後直ちに昏睡に陥り，呼吸停止に至る
5. 経過は良好のことが多い	

わたって喀出されていると判断される場合は，気管支拡張症，び漫性汎細気管支炎，慢性気管支炎などの可能性が示唆される．

「先月生命保険加入時に，たまたま糖尿を指摘された」という場合，一つひとつ糖尿病症状をあげて聞くと，「2年前の秋頃から，なんとなく疲れやすく，よく水を飲み，夜1～2回小便に起きるようになった」ことを初めて認識し，これにより少なくともその頃より糖尿病であった可能性を推定できることになる．

〈愁訴の性状〉

愁訴の内容はできるだけ詳しく聴取する．

たとえば疼痛であれば，部位，性質，程度，持続性，放散，誘因，誘発要因・緩解要因，前駆症状，随伴症状などを聴取する．

腹痛でも上腹部か，上腹部痛でも心窩部か右季肋部か，をただすことによって障害臓器は絞られる．痛みは針を刺すような，ずきずきするような，締めつけられるような，強く圧迫されるような，など性質を聴く．程度はごく軽い，軽い，中等度，激烈などと区別されるが，訴えには個人差もある．痛みは横になったり身を丸めていると軽くなるのか，油汗が出て転げ回るほどになったのか，注射してもらわないと治まらないほどであったかと問うことによって，強さは判断できる．さらに痛みは突然起こったのか，持続的か間欠的か，持続的であればどのくらい続き，どのようにして治まるのか，反復的か，何か誘因と思えるようなことはないかなどを問診する．

疼痛を取り上げてみよう．

① 頭　痛

頭痛は日常診療の中で大変多い訴えである．内科，神経内科，脳外科，眼科，耳鼻科，そのほかほとんどの診療科で常に問題となる．

表3-2は，国際頭痛学会（1988年）の**頭痛の分類**である．1～4はいわゆる機能性頭痛，5～11は基礎となる疾患のある症候性頭痛，12は神経痛である．最も多いのは片頭痛と緊張型頭痛である．

表3-2 ● 国際頭痛学会による頭痛の分類（1988）

1. 片頭痛
2. 緊張型頭痛
3. 群発頭痛および慢性発作性片側頭痛
4. その他の非器質性頭痛
5. 頭部外傷による頭痛
6. 血管障害に伴う頭痛
7. 非血管性頭蓋内疾患に伴う頭痛
8. 薬物あるいは離脱に伴う頭痛
9. 頭部以外の感染症による頭痛
10. 代謝性疾患に伴う頭痛
11. 頭蓋骨，頸，眼，鼻，副鼻腔，歯，口あるいは他の頭部・頭蓋組織に起因する頭痛あるいは顔面痛
12. 頭部神経痛，神経幹痛，除神経後痛
13. 分類不能な頭痛

片頭痛は，原因不明の慢性頭痛で，発作性に出現し，4〜72時間持続する．頭痛は中等度で，片側性，拍動性で，悪心，嘔吐，羞明（まぶしがること），音過敏を伴う．体位変換，運動により増悪する．家族性である．片頭痛には前兆として一過性の局所神経症状を伴うものと伴わないものとがある（表3-3）．

　緊張型頭痛は，軽度〜中等度の圧迫されるような，締めつけられるような両側性の頭痛で，日常生活に支障をきたすことは少ない．片頭痛でよくみられる体位変換や運動による増悪や，悪心，嘔吐などの随伴症状を伴うことも少ない．反復発作性と慢性とに区分され（表3-4），ストレスとの関係が深く，頭部筋群が収縮するために生ずる頭痛で，従来，筋収縮性頭痛，緊張性頭痛，心因性頭痛，慢性頭痛とよばれたものの多くが，この分類に含まれる．

表3-3 ● 片頭痛の診断基準

Ⅰ．前兆を伴わない片頭痛（migraine without aura）
　A．次のB〜Dを満足する発作が5回以上ある．
　B．頭痛発作が4〜72時間持続する．
　C．次のうち，少なくとも2項目を満たす．
　　1．片側性頭痛
　　2．拍動性
　　3．中等〜強度の痛み
　　4．階段の昇降など日常的な動作により頭痛が増悪する．
　D．発作中，次のうち1項目を満たす．
　　1．悪心あるいは嘔吐
　　2．光過敏あるいは音過敏
　E．次のうち1項目を満たす．
　　1．臨床的に器質的疾患による頭痛を否定できる．
　　2．臨床的に器質的疾患が疑われても検査により否定できる．
　　3．器質的疾患が存在しても，経過より片頭痛との関連が否定できる．
Ⅱ．前兆を伴う片頭痛（migraine with aura）
　A．次のBを満たす発作が2回以上ある．
　B．次の4項目のうち3項目を満たす．
　　1．一過性の前兆があり，大脳皮質あるいは脳幹の局在神経症状と考えられる．
　　2．前兆は4分以上にわたり進展し，2種類以上の前兆が連続してもよい．
　　3．前兆は60分以上持続することはない．2種類以上の前兆が組み合わせになるときは，そのぶん持続時間が延長する．
　　4．頭痛は前兆後60分以内に生ずる．
　　　（前兆より以前あるいは同時でもよい）
　C．次のうち1項目を満たす．
　　1．臨床的に器質的疾患による頭痛を否定できる．
　　2．臨床的に器質的疾患が疑われても検査により否定できる．
　　3．器質的疾患が存在しても，経過より片頭痛との関連が否定できる．

表3-4 ● 緊張型頭痛の診断基準

Ⅰ．反復発作性緊張型頭痛（episodic tension-type headache）
　A．次のB～Dを満たす頭痛が10回以上ある．頭痛の日数は1か月に15日以下．
　B．頭痛の持続は30分から7日．
　C．頭痛の性状が次の2項目以上を満たす．
　　1．圧迫あるいは締めつけないような（非拍動性）痛み．
　　2．軽度～中等度の痛みで，日常生活を制約することはあっても阻害することはない．
　　3．両側性．
　D．次の2項目とも満たす．
　　1．悪心・嘔吐を伴わない（食欲低下程度はある）．
　　2．光過敏・音過敏はないか，あっても一方のみ．
　E．次のうち1項目を満たす．
　　1．臨床的に器質的疾患による頭痛を否定し得る．
　　2．臨床的に器質的疾患が疑われても検査により否定できる．
　　3．器質的疾患が存在しても経過より頭痛との関連が否定できる．

Ⅱ．慢性緊張型頭痛（chronic tension-type headache）
　A．1か月に15日以上の頭痛が6か月以上あり，頭痛は次のB～Dを満たす．
　B．頭痛の性状が次の2項目以上を満たす．
　　1．圧迫あるいは締めつけるような（非拍動性）痛み．
　　2．軽度～中等度の痛みで，日常生活を制約することはあっても阻害することはない．
　　3．両側性．
　　4．段階の昇降など日常的動作により頭痛は増強しない．
　C．次の2項目とも満たす．
　　1．嘔吐を伴わない．
　　2．次の症状が2項目以上随伴することはない．
　　　悪心・光過敏・音過敏．
　D．次のうち1項目を満たす．
　　1．臨床的に器質的疾患による頭痛を否定しうる．
　　2．臨床的に器質的疾患が疑われても検査により否定できる．
　　3．器質的疾患が存在しても経過により頭痛との関係が否定できる．

　群発頭痛は典型的な病像を示すことが多い．すなわち，男性で20～30歳代で初発し，眼球周囲を中心とする片側性の激しい痛みが突発し，1回の疼痛発作は20分～2時間で，2～6週間にわたって群発する．群発期を挟む寛解期は6か月～2年以上に及ぶ．頭痛発作は夜間に多く，随伴症状としては頭痛と同側の流涙，眼瞼結膜充血，鼻汁，鼻閉などが特徴的である（表3-5）．

　頭痛を訴える患者で，診察時に客観的異常を認める場合は少なく，診断には問診が重要となる．いつからどのように始まったか，持続性か反復性か，痛みの程度はほとんど変わらないか次第に増強してきたか，拍動性か，

表3-5 ● 群発頭痛の診断基準

A. 少なくとも5回の発作が以下のB〜Dを満たす．
B. 激しい一過性の眼窩，上眼窩および／または側頭部痛が未治療ならば15〜180分続く．
C. 以下の1項目以上の徴候が頭痛に関連して疼痛側に起こる．
　1. 結膜充血　　　　　5. 前額部発汗
　2. 流涙　　　　　　　6. 縮瞳
　3. 鼻充血　　　　　　7. 眼瞼下垂
　4. 鼻汁　　　　　　　8. 眼瞼浮腫
D. 頻度は2日に1回ないし1日8回である．
E. 少なくとも以下の1項目を満たす．
　1. 病歴，理学的，神経学的検査で他の器質的疾患による頭痛を否定できる．
　2. 上記のいずれかで器質的疾患が疑われても適切な検査でそれを除外できる．
　3. 器質的疾患は存在しても群発頭痛がそれと関連して起こるものではない．

―群発頭痛のsubtype―
1. 周期性の不明な群発頭痛
　A. 上記のA〜Eを満たす．
　B. 次に示す2または3は分類するには早すぎるもの．
2. 周期性群発頭痛（episodic cluster headache）
　A. 上記のA〜Eを満たす．
　B. 2回以上の群発頭痛があり，未治療の場合の群発期間が7日から1年続き，少なくとも14日間の寛解期間がある．
3. 慢性群発頭痛（chronic cluster headache）
　A. 上記のA〜Eを満たす．
　B. 1年以上あるいはそれ以上寛解期がないか，または寛解期があっても14日以下の場合．

部位はどこか，一側性か両側性か，頭から頂にかけた全体か，毎日同じ時刻に襲ってくるか，前兆や随伴症状，誘発因子や増悪因子はあるか，これまでどのような薬剤の投与を受けたか，家族歴や頭部外傷などの既往歴があるか，などを聴取することによって頭痛を分類，診断するよう心がける．

② 胸　痛

「胸が痛む」という訴えも多い．胸痛は表3-6のように分類され，その原因も多岐にわたる．

体調の優れない高齢者が，右肩甲下部から側胸部にかけて皮膚が下着に触ってもぴりぴりと過敏になっていたが，やがて痛みに変わり，それが増強してきたという場合，疑うべきものの一つに**帯状疱疹**がある（神経の走行に沿って帯状の紅斑，丘疹を認めれば，帯状疱疹としてほぼ間違いない）．

"突然の激しい胸痛と息苦しさ"は多くの疾病で起こる．若い細長い体

表3-6 ● 胸痛の分類

Ⅰ 胸壁由来の疼痛（表在性疼痛）
　　肋骨・肋軟骨由来
　　筋肉由来
　　肋間神経等由来　　帯状疱疹など
　　頸椎神経根由来　　椎間板疾患，パンコースト症候群など
　　胸椎神経根由来　　椎体骨折，腫瘍（原発性，転移性），椎間板疾患ほか
Ⅱ 胸部内臓由来の疼痛（深部性疼痛）
　　心臓由来　　　狭心症，心筋梗塞，急性心包炎，心筋症ほか
　　大動脈由来　　解離性大動脈瘤
　　肺胞由来　　　急性・慢性気管支炎ほか
　　胸膜由来　　　気胸，肺塞栓症，肺炎，胸膜炎，肺癌ほか
　　食道由来　　　食道炎，特発性食道拡張症，食道癌ほか
Ⅲ 胸郭外臓器由来　　多くの腹部疾患
Ⅳ 心因性胸痛

型の男子であれば**自然気胸**も疑わしい．胸痛は激しく一側性に突然起こる．息苦しさの程度は肺の虚脱の程度に左右され，ほとんど自覚しないものから，数時間で消失するもの，呼吸困難は次第に進み緊急の脱気を必要とするものまで，まちまちである．

　胸膜由来の胸痛は大部分は一側性で，深部というよりはむしろ表在性の性質をもつ．深呼吸，咳，くしゃみ，笑いのような，胸膜の運動を増強するような動作で痛みは増強する点に注目して問診する．

　胸痛のなかで頻度も高く重要なのは**虚血性心疾患**である．心臓に血液を送っている冠動脈に障害が起こり，心筋が必要とするだけの血流を保つことができず，急性または慢性に心筋に障害を起こした状態を虚血性心疾患とよぶ．障害の多くは冠動脈の器質的障害，主として**粥状硬化**（じゅくじょうこうか）によるものであるが，冠動脈の攣縮（れんしゅく）のような機能障害で起こる場合もある．虚血性心疾患は狭心症と心筋梗塞に大別される．心筋虚血が短時間で済み，血流がもとに戻り，心筋に器質的障害を残さないのが**狭心症**である．過激な運動，肉体労働や精神的興奮などにより，心筋の酸素の需要量が増加して血流が余分に必要になったのに，それに対応するだけの血流を送り込めないときに起こる狭心症が労作狭心症であり，心筋の酸素需要量の増加を招く誘因なしに起こる狭心症が安静狭心症である．冠動脈が粥状硬化によって高度に狭くなり，狭くなった部位に血栓が形成されて閉塞し，心筋が壊死した状態が**心筋梗塞**である．冠動脈の攣縮によって冠血流が途絶して心筋梗塞が起こることも知られている．一方，冠動脈の一部が完全に閉塞しても副血行路がよく発達している場合は，心筋梗塞を起こさないこともある．

胸痛の内容をよく聞いてみると，ほぼ間違いなく狭心症（あるいは心筋梗塞）と判断される場合，狭心症かどうかの判断がきわめて困難な場合，狭心症ではないであろうと判断される場合がある．狭心症は次のような特徴ある胸痛（症状）を示す．

①痛みの性質は何となく不安を伴い，圧迫される・締めつけられる・焼けるような感じを伴う胸痛であり，刺されるような痛みや，チクチクするような痛みではない．

②痛みの部位は前胸部・胸骨裏面が多く，下顎や頸部，肩，両腕に放散する場合が多い．

③痛みの持続は2～10分ぐらいが多く，長くても15～20分で治まる．30分以上持続する場合は重症不安定狭心症（労作狭心症が次第に重症化し，心筋梗塞へ移行する危険性が高い狭心症）や心筋梗塞が考えられる．

④労作狭心症は労作中（急ぎ足，昇段，重い物を持つなど）に出現する．精神的興奮や食事を摂っているときでも起こる．安静狭心症は夜間睡眠中に起こることが多い．

⑤激しい胸痛とともに，随伴症状として呼吸困難，意識消失，悪心，嘔吐，冷や汗などを伴うときは重症であり，心筋梗塞を考慮する．

なお，痛みを伴わない（無痛性）ため狭心症の分類の中には入らないが，実際に起こっていることは狭心症とほとんど変わらず，一過性の心筋虚血が起こっている場合を無痛性心筋虚血とよんでいる．また心筋梗塞を起こしても老人や糖尿病患者では胸痛を訴えない場合がある．

③ 腹　痛

腹痛も大変多い愁訴の一つである．腹部には，消化管，肝，胆，膵のほか，腎・尿管・膀胱の尿路・泌尿系器官，卵巣・卵管・子宮などの婦人科的臓器，さらに腹部大動脈をはじめとする血管系，神経系，腹膜，腹腔外臓器組織として，筋，皮膚，脊椎があり，代謝性疾患や心因性のものまで加えると，腹痛の原因は非常に多岐にわたる．

腹痛をどの部位に訴えるかは重要である．腹痛の部位とその部位に存在する臓器との間に常に明確な関係があるわけではないが，それでも臓器の所在部位の関係でそれぞれの部位に疼痛を訴えることが多い．ここでは**右季肋部痛**を取り上げてみよう（表3-7）．この部位には肝，胆嚢，十二指腸，結腸肝彎曲部，上行結腸，右腎，副腎が存在する．

消化器系臓器と関係のある腹痛は，食物摂取と関連性のある場合が多い．**十二指腸潰瘍**では空腹時，すなわち食前，夜間に痙攣性・疝痛様疼痛を訴え，空腹時痛としてよく知られ，食事摂取によって軽減する．暴飲暴食，ストレス，不摂生，不規則な食事，解熱・鎮痛・消炎剤の服用で増悪する．

表3-7 ● 右季肋部痛

疾患名	腹痛の性質	その他の症状
十二指腸潰瘍	疝痛, 痙攣痛, 空腹痛	主に心窩部痛, 胸やけ, 下血
胆石症	疝痛発作, 右肩・上肢に放散	多くは胆嚢炎を合併
胆嚢炎	強い持続性疼痛	発熱, 黄疸
右腎結石	疝痛発作, 下肢部・腰部に放散	血尿, 腰痛
急性肝炎	時に鈍痛	発熱, 黄疸, 易疲労感
慢性肝炎	時に鈍痛	易疲労感, 手掌紅斑, 女性化乳房
肝硬変・肝癌	時に鈍痛	同上のほか, 腹水, 鼻出血, 易疲労感
右肺炎, 胸膜炎	持続性疼痛	咳, 痰, 胸痛, 呼吸困難
そのほか		

表3-8 ● 緊急手術を必要とする急性腹症

1) 臓器の破裂, 穿孔
　　胃・十二指腸潰瘍, 胃癌の穿孔
　　胆嚢, 胆道の穿孔, 虫垂・大腸の穿孔
　　子宮外妊娠破裂, 動脈瘤破裂など
2) 血行障害
　　絞扼性イレウス, 腸重積症, S状結腸捻転
　　腸間膜動脈閉塞症, 卵巣嚢腫茎捻転など
3) 炎症
　　急性化膿性の虫垂炎, 胆嚢炎, 憩室炎
　　腹膜炎, 急性膵炎など

胸やけを訴え, 時に下血 (黒色便) をみることがある.

胆嚢の結石, 炎症による疼痛は鈍痛の場合があるが, 激しい疝痛が特徴的で, 初めは心窩部であるが, 増強すると右季肋部に移動し, 右肩, 右上腕, 肩甲間部に放散する. 過労, 過食, 脂肪含有物摂取で誘発され, 発熱, 黄疸を伴うと**胆嚢炎, 胆道炎**が推定される.

肝炎, 肝硬変, 肝癌では時に右季肋部に鈍痛を訴え, 病期の進行に伴い表3-7に示した種々の症状を示すようになる.

急激に起こる激痛を主徴とする腹部疾患を総称して**急性腹症**とよぶ. 救急処置が必要であり, 中には緊急手術を必要とする疾患 (表3-8) が含まれる.

〈発病後の経過〉

発病後の疾病の経過は下記のように, 疾病によって, また治療の良否によってまちまちで多種多様である.

①徐々に始まり, 適切な治療のないまま悪化の一路をたどるもの.

②発病当初が最も重症で，徐々に軽減するもの．
③一定の後遺症を残して疾病自体は治癒するもの．
④ある程度の病像に達してからほぼ固定するもの．
⑤寛解と増悪を繰り返しながら必ずしも進行しないもの，あるいは徐々に進行するもの．
⑥さらに疾病によっては続発症や合併症が好発し，一過性あるいは継続的に病態が複雑に増悪してゆくもの．
⑦一見治癒したかにみえても長年後に再発したり，まったく別の疾病と思われるほどに病像を変えて出現するもの．

このような発病後の様々な経過は疾病の性質に基づくものであり，診断上重要な意義をもつので，疾病の経過の聴取は綿密に行う必要がある．

これまで他の医療機関を受診したことのある患者の場合は，単に診断名にとどまらず，受診当初の愁訴をはじめ，受けた検査とその説明，治療法とその効果を詳しく聴取することによって得られた情報は，患者の訴えの経過とは別の意義をもつ重要な参考資料となる．

例をあげて説明しよう．

ウイルス性肝炎の経過と予後は，感染したウイルスの型によって大きく相異する．A型急性肝炎は一部の重篤な劇症肝炎を除き，慢性化することなくほとんど完全に治癒する．B型肝炎は成人で発病した場合は慢性化しない．キャリア化するB型肝炎はほとんど産道内感染で，30年後40年後に癌化する．C型肝炎の場合は，適切な治療によってC型肝炎ウイルスが排除されないと，慢性肝炎，肝硬変へ進行し，おおよそ35年後に癌化する．肝細胞癌は大部分が慢性ウイルス肝炎から発病し，中でもC型肝炎ウイルスによるものが80％を超える．

糖尿病は発症時より厳格な治療を継続しなければ種々の合併症を起こす．中でも**糖尿病細小血管障害**は糖尿病に特有な血管障害であり，わが国の糖尿病患者のうち毎年約3000名が糖尿病網膜症のため失明し，1万名が糖尿病腎症による腎不全のため新たに人工透析に導入されている．図3-1は，糖尿病外来を初めて受診した糖尿病患者のうち，初診時に正規の治療を行っていなかった（発症から初診時までの治療法や治療継続状況は不問）症例の網膜症の実態（Scott分類による重症度）と糖尿病推定罹病期間の関係を示したものである．正規の治療を継続していない場合には，発症後10年たつと約50％のものに網膜症が認められ，Scott IV以上で増殖性網膜症と判定される割合も約10％に達することを示している．このような事実を背景に，糖尿病発症後の治療状況を聴取することの意義は大きい．

なお疾病によっては長い経過の間に多彩な病像を示している症例があるので，主要な症状や病像の推移を図示して，発病からの経緯を通覧するこ

図3-1 ● 初診時における糖尿病の推定罹病期間（年）と網膜症（Scott分類による）の頻度

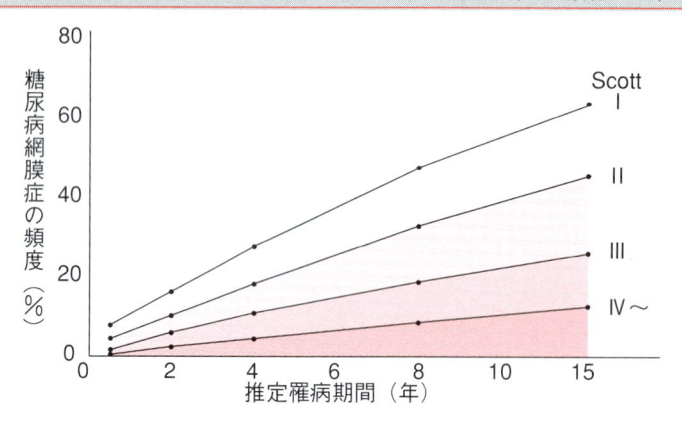

とが，きわめて有益な場合がある．

（2）家族歴

疾病のなかには，まさしく遺伝的に規定されていることが明確にされている疾患が少なくない．これらの疾患は従来は臨床遺伝学的調査研究によっていたが，近年遺伝子解析法の著しい進歩によって，遺伝子レベルで確認されるようになった．多くの疾患は遺伝的素因を基盤に，生後の環境因子が複雑に作用して（interaction）発症すると考えられ，この点は近年遺伝子解析によって一応明確になってきた．一方，遺伝的疾患ではないが，家族内に明らかに多発する疾患も多い．したがって家族および家系のなかに，同じような症状を示すものがいるかどうかを問診によって明らかにすることが，診断の糸口になったり，診断を確定する有力な根拠になったりすることがまれでない．

家族歴は通常，父母両系の祖父母，父母，同胞，配偶者，子ども（父母，同胞，子どもを**第一度近親者**とよぶ）について，必要と思われる場合はさらに祖父母，父母の同胞やその子どもについて順次問診し，遺伝的疾患あるいはそれが疑われる場合は，詳しい家系図を作ってみるとよい．また可能なかぎり症状，経過，治療内容，予後などを問診し，真偽を確かめる．さらに，疑わしい家系者については実地調査や検査を行って確認する価値のある場合もある．遺伝に関する調査などにあたっては関係者の同意を得ること，秘匿を守ることは言うまでもない．

ここに2，3の例をあげておこう．

糖尿病は古くから遺伝的疾患とされながらその実態は明らかでなかった．糖尿病の成因に関する研究の進歩から，現在は，①**1型糖尿病**（インスリン依存糖尿病），②**2型糖尿病**（インスリン非依存糖尿病），③単一遺伝子異常による糖尿病，④その他の疾患に随伴する糖尿病，⑤妊娠糖尿病

表3-9 ● 単一遺伝子異常による糖尿病

1. 特異な病態を示す糖尿病	2. MODY家系
インスリン遺伝子異常	MODY1（HNF-4α遺伝子異常）
インスリン受容体遺伝子異常	MODY2（グルコキナーゼ遺伝子異常）
ミトコンドリア遺伝子異常など	MODY3（HNF-1α遺伝子異常）
	MODY4（1PF1遺伝子異常）
	MODY5（HNF-1β遺伝子異常）

表3-10 ● ミトコンドリア遺伝子3243変異による糖尿病の特徴

1. インスリン非依存状態からインスリン依存状態まで多彩な病像をとる
2. インスリン分泌の進行性低下に伴い，病像が進行することが多い
3. 母系遺伝であり，発症年代が世代が下がるごとに若年化することが多い
4. 感音性難聴を高率に合併する
5. 合併症が多い
6. 肥満が少ない
7. わが国の糖尿病患者の約1％を占める

に区分されている．表3-9は単一遺伝子異常によることが明らかにされた特殊な糖尿病で，わが国の糖尿病患者の1～2％を占める．その中にあって比較的頻度の高いのがミトコンドリア遺伝子3243変異による糖尿病で表3-10のような特徴を示す．母系遺伝形式をとり，感音性難聴を示すことを問診によって知ることができれば，ミトコンドリア遺伝子異常（3243変異）による糖尿病を疑い，検査によって診断を確定することができる．

　インスリン非依存の2型糖尿病は近年著しく増加して，過食・運動不足に伴う肥満など生活習慣によって発症が促進されるが，一卵性双生児における2型糖尿病発症の一致率は60～90％，両親が共に糖尿病である子どもの発症率は45～57％とされ，遺伝が重要であることは間違いない．2型糖尿病は多因子遺伝と考えられ，その実態の解析が進められている．

　脂質異常症（高脂血症）は血液中の脂質が増加した病態で，脂質やリポたんぱく質代謝に関与する遺伝素因，栄養，環境因子によって発症する．脂質異常症は動脈硬化疾患のリスク因子として重要であり，多くの遺伝子異常が認められている（表3-11）．**家族性高コレステロール血症**はLDLに対する選択的受容体であるLDL受容体変異によって起こる．日本人での頻度はヘテロが500人に1人，ホモが10万人に1人で，常染色体優性遺伝である．血糖コレステロール値は異常に高く，若年で動脈硬化性血管障害を起こす．30歳代で心筋梗塞を起こしたり，そのような血縁者がいることを問診によって確かめられた場合には本症を疑う必要がある．

（3）既往歴

表3-11 ● 脂質異常症と原因遺伝子

疾患	原因遺伝子	遺伝子座
原発性高キロミクロン血症		
家族性リポたんぱく質リパーゼ欠損症	リポたんぱく質リパーゼ	8q22
apo C-Ⅱ欠損症	apo C-Ⅱ	19q13.2
家族性Ⅴ型脂質異常症	不明	不明
原発性高コレステロール血症		
家族性高コレステロール血症	LDL受容体	19q13.2-p13.1
家族性apo B異常症	apo B	2q23-p24
家族性複合型脂質異常症	apo A-Ⅰ・C-Ⅲ・A-Ⅳ遺伝子群	11q23-qter
家族性Ⅲ型高脂血症	apo E	19q12-q13.2
内因性高トリグリセリド血症		
家族性Ⅳ型脂質異常症	不明	不明
原発性高HDL血症		
家族性肝性リパーゼ欠損症	肝性トリグリセリドリパーゼ	15q21
コレステリルエステル転送たんぱく質欠損症	コレステリルエステル転送たんぱく質	16q13-q21

apo：アポリポたんぱく質，HDL：高密度リポたんぱく質

　患者が出生時から今日に至るまで，健康であったか，どのような疾病にかかり，その経過はどうであったかを知ることは，患者の現在の訴えの原因を推定し，診断し，治療を行ううえに，大きな意義をもつ場合が少なくない．既往の疾病が現病に対し直接的な因果関係をもつこともあれば，既往の疾病が現病の病態を修飾していることもあり，治療に際しこれまでにわずらった疾病に配慮する必要がある場合があるからである．

　出生時の状況，幼児期の健康状態，ツベルクリン反応，ワクチン接種歴などをただす．輸血や輸血漿の既往のある場合は，その期日や量を記載する．輸血歴は肝疾患と重大な関係をもつことがあり，ウイルス性肝炎・肝障害の疑われる場合は輸血歴とその後の肝障害の有無などについて特に詳しく問診する必要がある．

　既往歴のなかで最も重要なのは，既往に罹患した疾病である．罹患した疾病を年代順に，罹患期の年齢，経過，治療の内容などについて詳しく聴取する．必要と認めた場合は患者の了解を得たうえで，当時その疾病の治療を担当した医師と直接連絡をとり，当時の症状，所見，検査結果，治療（手術を含む）の内容と効果などを確かめるとよい．

　定期健診や人間ドック時のデータがあれば，それを参考にする．たとえば1年前に撮影した1枚の胸部X線写真が現病（たとえば肺癌）の診断に貴重な資料となることがある．また糖尿病を疑わせる症状を訴えて来院した患者が，たまたま数年前の会社の定期健診で，すでに空腹時血糖が正常範囲を超え，HbA1cも6.2％であったのに，「糖尿病の"け"があります

ね」という程度の注意を受けたのみで，多忙のため従来の生活を続けていたという症例もまれでない．糖尿病は健診時以前にすでに発病していたと推定されるのである．

　患者の述べる病名は必ずしも正確でない場合があることに留意する必要がある．たとえば「胆石症をわずらった」と述べた場合，激しい痛みが右季肋部にあったことは胆石症を疑わせるが，その痛みは右肩に放散したか，同時に発熱や黄疸を伴ったか，痛みは注射によって初めて治まったか，どのような検査を受け，日常生活上でどのような注意を受けたか，その後疼痛発作は起きないか，などについて問診することによって，胆石症であった確実性を一層明らかにすることができる．

　「胃の手術を受けた」と述べた場合，それが胃癌であったか否か問題となる．少なくともわが国では十数年ほど前までは，医師は癌であることを患者に告知しない場合が多かった．問診によって手術前，長く心窩部痛に悩まされ，何回か治療を受けていたことが判明すれば，手術は難治性の消化性潰瘍の切除であった可能性が推定される．術後も定期的に薬物の注射を受けたり，強く食欲を落とす薬を飲み続け，定期的な検査を受けるよう指示されていれば，胃癌であった疑いはきわめて高い．また術後6か月も経ていないのに黄疸が出たとすれば，その黄疸は手術した疾病と関係し，胃癌の肝門部付近のリンパ節転移による胆道閉塞による可能性を推定することになる．

　一方，患者は既往に罹患した疾患を忘れている場合もあれば，ある程度の症状があったとしても，それについて改めて質問を受けない限り，自ら述べるほどの記憶になっていない場合もあり，記憶していてもその意義を理解できず，述べないこともあるであろう．したがって現病との因果関係が考えられている疾患などについては積極的に質問し，その有無を問いただす必要がある．たとえば，高齢者に不全片麻痺や一側性知覚低下などの神経症状，意識障害，あるいは自発性低下や認知症などの精神症状が比較的急速に進行した場合に硬膜下血腫を疑うが，その動機が2～3週間から2か月前の頭部外傷にあることが多い．また心臓弁膜症か幼児期に罹患したリウマチ熱が原因である場合がある．このように既往の外傷や疾病が現病の原因になっている場合がある．消化管の通過障害が既往の開腹手術を受けた者に起こるように，既往の疾患は治癒したが，その後遺症が現病の成因として重要な役割を演じている場合がある．過去に罹患しほとんど完治していた肺結核が，糖尿病の発症やステロイド剤の使用によって再燃することがある．このように既往の疾病とは直接の原因関係はないが，現病の発症を促進したり，病態を修飾したり，治療上でも既往の疾病に配慮しなければならない場合も少なくない．

女性では月経や妊娠・出産歴を問診する．たとえば高血圧やたんぱく尿を呈する既婚者では妊娠腎や子癇の有無が問題となる．糖尿病の女性では巨大児，奇形，早・流・死産が非糖尿病女性より高率であるが，これらの異常は糖尿病発症前にすでに高率である．女性では鉄欠乏性の低色素性貧血が多いが，月経時の出血量や，子宮筋腫の有無が問題となる．

（4）嗜好品，常用薬剤など

嗜好品のうち，たばこについては喫煙開始の年齢，喫煙量と喫煙期間を問診する．**喫煙者**は**非喫煙者**に比べ，肺気腫や慢性気管支炎などの呼吸器疾患や癌の発症率が高率である．図3-2は，喫煙者の癌による死亡率が非喫煙者に比べどの程度高いかを示した平山雄の調査結果である．他の調査成績を併せると，喫煙と確かに関係のあるのは口腔癌，肺癌，喉頭癌，食道癌，膀胱癌など，たばこに含まれている**発癌物質**が直接に影響する部位，および血中に溶け込んだ発癌物質が排泄される部位に発癌するものと考えられている．肺癌による死亡率は，図3-3のように喫煙を始めた年齢が若いほど，また図3-4のように1日の喫煙本数が多いほど高率であることが示されている．

アルコールについても，**飲酒**開始年齢，量，期間を問題とする．日本酒を毎日3～5合以上飲むものを大酒家（potator）とよぶが，多量のアルコールは肝障害，脂肪肝などのほか，脳神経障害や心筋障害などが問題となる．

今日の医療は有効かつ優れた特異効果を示す多くの薬剤によって支えられている．ある物質が薬剤として臨床応用されるまでには，長期にわたる慎重な治験と厳しい評価手続がとられている．しかしなかには，キノフォルムによるSMONの発症，サリドマイドによる四肢発達障害などにみるよ

図3-2 ● 非喫煙者と比較した喫煙者の癌による死亡の危険性（男）

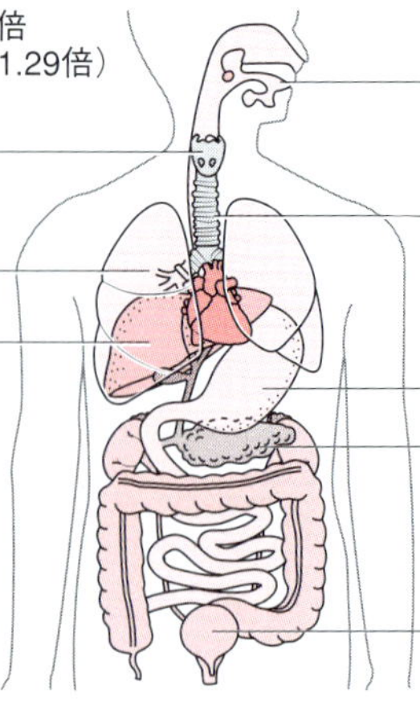

全癌　1.65倍
（全死因　1.29倍）

喉頭癌　32.5倍
肺癌　4.5倍
肝臓癌　1.5倍
口腔癌　2.9倍
食道癌　2.2倍
胃癌　1.5倍
膵臓癌　1.6倍
㊛子宮頸癌　1.6倍
膀胱癌　1.6倍

資料／計画調査，1996～1981．

図3-3 ● 喫煙開始年齢別にみた肺癌の標準化死亡率比

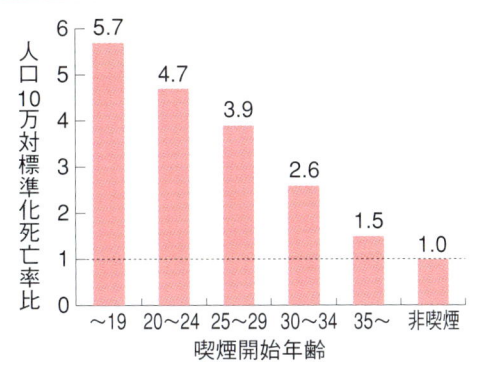

人口10万対標準化死亡率比

- ～19: 5.7
- 20～24: 4.7
- 25～29: 3.9
- 30～34: 2.6
- 35～: 1.5
- 非喫煙: 1.0

喫煙開始年齢

資料／計画調査，1996～1981．

図3-4 ● 非喫煙者と比べた喫煙者の肺癌死亡率

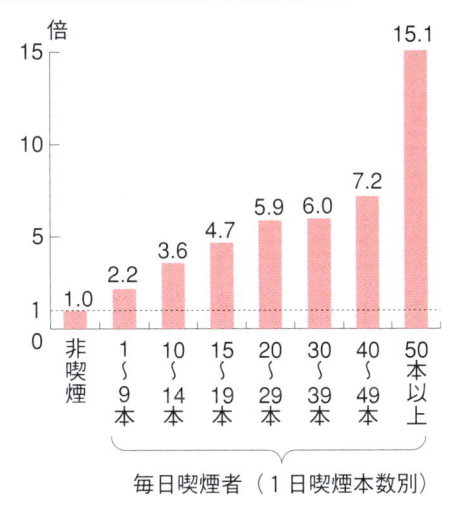

倍

- 非喫煙: 1.0
- 1～9本: 2.2
- 10～14本: 3.6
- 15～19本: 4.7
- 20～29本: 5.9
- 30～39本: 6.0
- 40～49本: 7.2
- 50本以上: 15.1

毎日喫煙者（1日喫煙本数別）

資料／計画調査，1996～1982．

うに，まったく予期できなかった薬剤事故を招いたものもある．臨床に用いられる薬剤には，その薬剤の使用目的とされる特異な**主作用**のほかに，目的とする作用以外の好ましくない有害作用（**副作用**）が出現する．副作用には以下のものがある．

①その薬剤が本来もつ毒作用で，投与量によってはすべての人に起こりうるもの．

②特異体質の人にみられる薬剤アレルギー（全身性反応と皮膚反応などのアレルギー反応）．

③複数の薬剤を用いた場合の薬剤の相互作用とみなされるもの．

④そのほか（薬剤依存性）．

薬剤に対し障害を受けやすい臓器として，肝，造血臓器，そのほかがあ

表3-12 ● 薬剤による臓器障害

臓器	障害	
肝	肝細胞障害 胆汁うっ滞 脂肪肝	ビリルビン代謝異常 そのほか
造血器	再生不良性貧血 巨赤芽球貧血 溶血性貧血	白血球減少 血小板減少 そのほか
腎	び漫性・限局性糸球体腎炎 ネフローゼ症候群 尿細管壊死	間質性腎炎 そのほか
呼吸器	喘息 間質性肺炎	胸膜病変 そのほか
神経系	精神活動	

る．主要なものを表3-12に示した．問診にあたっても常に考慮すべきであろう．

　睡眠剤，下剤，鎮痛・鎮静剤など常用している薬剤があれば，その種類と量，服薬期間などを記載する．またてんかん，高血圧，糖尿病など既存の慢性疾患に対し長期にわたって連用している薬剤があれば，同様に聴取する．これらの薬剤のなかには他剤の併用によって効果が影響を受けるものがあるからである．特に既往において"アレルギー反応を起こしたことのある薬剤のある場合は明確に記載"しておき，再発防止に役立たせる．

（5）社 会 歴

　出生地や居住地にも留意しなければならない場合がある．かつて日本住血吸虫症は，山梨県甲府盆地をはじめ2，3の地方が蔓延地であった．気管支喘息や慢性気管支炎などの呼吸器疾患は大気汚染地域に居住・転居することによってしばしば誘発され，増悪する．有機水銀汚染地域に発症したいわゆる"水俣病"は顕著な例である．ヨード摂取不足の地方にはいわゆる地方甲状腺腫があり，北海道東部にはヨード過剰摂取による甲状腺腫がある．

　海外，特に発展途上国に居留したり旅行したものでは，各種の急性感染性疾患ばかりでなく，寄生虫や原虫などの慢性感染が問題となることがある．

　職業病ともいわれるように職業や職場に関連して発症する疾患は少なくない．特に呼吸器障害は職業に関連することがまれでないので，**労働安全衛生規則**にも有害な業務が指定され，健康診断を義務づけているが，有害なガス，蒸気，粉塵を発散する職場に一定期間以上勤務したことにあるものに対しては，詳細に問診する必要がある．金鉱，研磨やベリリウム工場

で労働したものや，石工，陶工などでは，珪肺に代表される塵肺症に注目する．そのほか，鉛中毒（含鉛ガラス製造工，植字工，蓄電池工など），水銀中毒（寒暖計製造工場，メッキ工場など），造血障害（放射線曝露，そのほか）などが問題となる．腎障害に関連しては，鉛，カドミウム，ウラニウム，四鉛化炭素など腎毒性のある工場製品を扱っていたか否かが問題となる．

キーパンチャーには頸腕症候群が，ウイルス性肝炎は医師，看護師，検査技師などの医療従業者，なかでも輸血，人工透析，手術に携わる者に高率である．

2）他覚的症状（所見）とその掌握

■ 他覚的症状・他覚的所見

（1）定　義

患者の示す症状や身体的異常のなかで，他人によって病的とみなされるもの，医師の診察によって見出される異常所見を，**他覚的症状**（症候），**他覚的所見**（徴候）とよぶ．医師の診察（理学的検査）によって認められる所見という点から，**理学的所見**（physical finding），**身体的所見**ともよばれる．初診時や入院時の**現症**（status presens）は，この他覚的所見が主な内容となる．

医師の行う診察のなかには，視診，打診，触診，聴診のみでなく，血圧計，体温計，聴診器，筆，音叉，検眼鏡，懐中電灯などのように簡単な道具や，視力テストの際のように一定の様式になったチャートなどを用いて行うものもあるが，これらによって見出された所見も広い意味の他覚所見に入る．

（2）臨床的意義

①自覚症状が主として患者の主観に基づくものであるのに対し，他覚的所見は疾病や病態の客観的な証拠であるので，そのもつ意義も重みも異なる．したがって他覚的所見にこのような臨床的意義や重みをもたせるために，その掌握には細心の注意を払わなければならない．

②他覚的所見のなかにはそれを直ちに病的とみなして差し支えないものと，正常との間に移行があり，ある程度以上になって初めて病的と判定しうるものとがある．

たとえば，皮下出血，不整脈，腹水，脾腫，バビンスキー反射などを確認した場合は，それがどのような機序で起こったかは別として，病的な所見である．

貧血，高血圧，肥満などは正常との間に連続性があるため，正常か

らかけ離れた程度，あるいは何らかの目的をもって定めた一定の基準に照らし，異常あるいは病的と判定することになる．

肝臓を右肋骨弓下にわずかに触知した場合，それが正常範囲内のものか，内臓下垂の部分現象か，病的な肝腫大か容易に判定しがたいこともある．

筋力の強さは一定の筋群を抵抗に抗して働かせ，「収縮力は十分（5点），かなり強いが十分とはいえない（4点），かろうじて重力に打ち勝てる（3点），動かすことはできるが重力に打ち勝てない（2点），ごくわずかな収縮をみる（1点），まったく収縮しない（0点）」などを基準に段階（程度）を判定・評価するが，その際多少とも検者の主観的要素の入るのは避けられない．

③触覚，痛感，温度覚，位置覚，二点識別などの識別覚，味覚などを調べる知覚障害の検査は，検査自体が患者の主観に基づいており，神経疾患の診断上重要な検査でありながら客観性は乏しい．これをできるだけ客観化するために，感覚神経伝導速度，体位感覚誘発電位などの検査が行われる．

④理学的所見が疾病の存在を示す唯一の証拠である場合がある．健診によってたまたま発見されるなどは，その好例である．

アディー（Adie）症候群では患側の瞳孔は一般に散大し，対光反射は消失しているが，長時間の照明により次第に縮瞳し，暗順応にも時間を要し，しばしば腱反射の消失を伴う．若い女性に多いが自覚症状が乏しいため，受診の機会にたまたま発見される．

⑤理学的所見のなかには過去，現在，将来にわたる情報としての意義をもつものがある．たとえば，爪のBeau線（横に入った溝）およびMee線（縦に入った白線）は爪のカレンダーともいわれる．ともに重症感染症，心筋梗塞，近親者の死など，強い肉体的あるいは精神的ショック後に発生するもので，たとえばBeau線が爪の中央に認められれば，およそ3か月前に何らかの重大な出来事のあったことを示唆する所見として受けとめる．

糖尿病網膜症は糖尿病に特有な細小血管障害である．これが確認された場合はかなり長期にわたって糖尿病代謝にさらされていたことを物語り，さらに増殖性網膜症と判定された場合は，光凝固を積極的に行わないかぎり，近い将来失明に至ることを示す所見と判断してよい．

■ 診察の要領と留意すべき事項

①医師・看護師と患者の信頼関係は問診の間にもつくられるが，診察に

あたっては患者の心理状態や身体的状態に十分配慮し、いたずらな警戒心をよびおこさないように、不安や苦痛を与えないように、診察が円滑に行われるような雰囲気づくりを心掛ける．

②問診によって疾病の性格や部位はおよそ推定され、患者が特にどこを診てもらいたいかも予想できよう．緊急を要する場合は、病変と思われる部位を最初に診察しなければならないこともあるが、最善の方法は系統的に診察を進め、見落としのないようにすることである．診察は文字通り、頭から足の先まで、正しく順序立てて綿密に行うのがよい．

③診察は系統的に行うと同時に、問診によって得られた情報から特に注目すべき所見に配慮する．推定される病変を確かめることができれば、その診断的意義は大きいからである．

　黄疸はしばしば問題となる異常所見である．黄疸は、血中にビリルビンが増量し、皮膚や粘膜が黄染した状態をいう．臨床的には、眼球結膜（特に周辺部）の黄染が重要である．この部位にはビリルビンに親和性のあるエラスチンが多いため黄染しやすい．柑皮症（高カロチン血症）は特に手掌・足底などの皮下組織にカロチノイド色素が沈着して黄染するが、眼球結膜が黄色を示すことはない．特記すべき既往歴がなく、2〜3週前より尿が黄色になり、次いで黄疸が現れ、その程度も順次増強してきた場合は、いわゆる**外科的黄疸（肝外胆汁うっ滞）**によることが強く疑われる．その際、右季肋部と心窩部の境界線上に表面平滑、境界鮮明、無痛性の腫瘤を触れ、左右に振子ようの移動性を認めたとすれば、触れた腫瘤は腫大した胆嚢（クールボアジェ（Courvoisier）徴候）であり、黄疸は胆嚢より遠位部の胆管閉塞によるもので、閉塞は特に膵頭部癌の可能性が強いと推定される．

④理学的手法によって得られる情報は、いかに手指による診察に習熟したものが、どれだけの注意を集中し、ていねいに行ったかによって大きく左右される．それは視診、打診、触診、聴診および簡単な器具を用いる検査、いずれの場合も同様である．

　バビンスキー（Babinski）徴候は錐体路障害の最も信頼される徴候である．手技が拙劣であると、誤って陰性または陽性と判定してしまうことになる．仰臥位で下肢を伸展させ、足首を手で握り、鍵の先や先の鋭いハンマーの柄で足底部の外側部を踵から足底に向かってこする．第1趾が背屈すると陽性とする．正常者では同じ刺激によって第1趾の屈曲運動が起こるが、屈曲運動の途中で何らかの背屈運動を呈するものが約30％あるので注意を要する．正常者でみられる背屈運動は速く、バビンスキー反射はゆっくりしているので両者の区別は比較

的容易である．バビンスキー反射は温度が低いと出にくいので，寒いときは足を温めて行うのがよい．
　⑤細かい配慮を怠るとしばしば重大な所見を見落とすことになる．

　　たとえば軽い片麻痺の検査には次の点に留意する．顔面の非対称が明らかでないときは，表情運動の際の口角の動きに注目すると，麻痺側の動きが遅れる．目を強く閉じさせると，麻痺側の睫毛が健側より長くみえる．閉眼させ両上肢を前方に挙上させ，しばらくその位置を保たせると麻痺側の手指，次いで手が次第に下がって健側との間に差ができる．手指の筋力は麻痺側で弱い．爪をはじく動作，5本の指を順次屈曲させ次いで伸展させるなど，こまかい動作は患側で劣る．

　　患側の足および下腿は健側に比べ外転，外旋位をとることが多い．腹臥位にして両膝を直角に曲げた状態にしておくと，患側の下腿は動揺しながら次第に下がる．背臥位のまま閉眼させ，両肢関節および膝関節をそれぞれ直角に曲げ，下肢を水平に保たせると患側は次第に下がる．患側の上・下肢反射は亢進し，病的反射を認めることが多い．このようにして軽い片麻痺の存在を確かめることができる．

　　正確な手技と細心の注意と熟練によって，正確な他覚所見を得るように努める．

■ 他覚所見の掌握；診察の実際

（1）視　　診

　他覚所見をとるのに最も重要なのは視診である．患者と挨拶を交わし，問診を開始したときから視診は始まっている．外見，顔貌，挨拶の仕方，態度，体型，話し方，表情，手足の動きなどいずれも重要な所見である．

　視診は他の手技に比べ最も技能的要素が少ないように思われがちであるが，たとえば，皮膚病変は経験の豊かな皮膚科医が見れば，直ちに確診できるほど，修練に左右される．

　一般に視診によって掌握すべき所見も，知識と経験の乏しいものにとっては存在しても注目の対象とならぬまま見落とし，それを認めても徴候としての意義を評価できず，情報として利用できないことになりかねない．

　視診にあたっては，身体のいずれの部位も十分見ることができるよう露出されねばならない．腹部や乳房を着衣のまま視診するようなことがあってはならない．ただしこの際，患者に羞恥心を起こさせないよう配慮する必要のあるのはもちろんである．

　"視診には適切な照明が必要"である．螢光灯や電灯の下では黄疸を見落とすことがあり，照明が暗いとチアノーゼを見逃しやすい．疑わしい場合は窓際で見るか，夜間の場合は翌日改めて確認する．光源の角度を利用

するとわずかな凹凸も見逃しはなくなる．眼科や耳鼻咽喉科などでは視診のための特殊な光源や器具を用いるのも理由のあるところである．

皮膚の性状の変化や病変が内科疾患の重要な情報となることも少なくない．ここでは代謝・内分泌疾患の際にみられるいくつかの皮膚の変化に注目してみよう．

①皮膚の**トルゴール**は水分の多寡を反映する．トルゴールは皮膚を指の間に挟んで天幕状に持ち上げ，指を離して皮膚が元のように平坦に戻る速さを観察する．高齢者に認められるトルゴールの低下は，細胞外液の欠乏と皮膚の弾力性の低下による．トルゴールが低下し，眼球がくぼんで軟らかく，腋窩の湿り気がない場合は高度の脱水症状と判断してよい．

②皮膚のきめは甲状腺ホルモンの影響を受けている．**甲状腺ホルモン分泌亢進症**では皮膚はきめ細かく，軟らかで紅潮し，温かで湿潤し，発汗しやすい．同時に眼瞼あるいは四肢に一過性の浮腫をみることがあり，顔面，眼瞼，頬などに黄褐色の斑点が現れることがある．**甲状腺機能低下症**では皮膚は乾燥し，鱗屑状となり，冷たく，厚さを増す．下垂体不全に続発した甲状腺機能低下では皮膚は蒼白，乾燥し，平滑となる（性腺と副腎皮質不全の合併による）ので，原発性との鑑別に役立つ．

③下腹部，腋窩，乳房，殿部などに**皮膚線条**を認めることがある．単純肥満や妊娠時にみられるのは灰白色で幅も狭いが，クッシング（Cushing）症候群では紫紅色で幅も広く，1cmに達することが多い．後者では同時に皮膚萎縮が全身にみられ，拡張した皮下毛細血管を伴い，顔面紅潮や大理石斑様の四肢，溢血斑などを合併しやすい．

④皮膚，口腔粘膜，腱鞘に種々の**黄色腫**（xanthoma）を認めることがある．これらは脂質代謝異常によってそれぞれの部位に脂質が沈着したものである．黄色腫のうち最もしばしばみられるのは黄色板で，眼瞼，特にその内角付近が多い．扁平黄色腫は手掌の皺や指先，顔面，頸部，胸部，背部にできる扁平な橙色ないし黄色の黄色腫である．また関節，特に肘，膝，手足の伸側に軟らかい円形ないし楕円形の腫瘤としてみられる結節性黄色腫，アキレス腱や手足の伸側腱に認められる腱性黄色腫がある．これらの黄色腫は脂質代謝異常の病型と一定の関連がある．

（2）打　診

広く用いられている**打診法**は，左中指頭を皮膚に押し当て，その上を右中指頭で速やかにとんとんと叩いて雑音を起こし，その反響音を聴く方法である．発する音の大きさは叩き方の強さいかんによるが，音が大きいと

音の明確さは失われる．音の強弱によって音の伝わる深さが左右される．そこで打ち方を工夫し，あるときは強打診，あるときは弱打診を行う．強打診で識別可能な深さは体表面から最大 7 cm といわれる．

打診音は正常肺は清音，胃胞は鼓音，肝は濁音，大腿部は絶対濁音である．打診音を定量的に現すのは難しいが，音の性質は見分けうる．特に清音から濁音へ変わるのは容易に区別されるので，肺肝境界，心濁音界，背面における肺下界を調べるのに都合がよい．

肺下界の下降は肺気腫，気胸にみられ，両側の上昇は腹腔内圧の上昇（妊娠，腹水，鼓腸，腹部腫瘤など）でみられ，一側の上昇は同側の胸膜癒着，胸水貯留，無気肺，横隔膜神経麻痺，横隔膜下膿瘍（右）などで認められる．肺肝境界の低下は肺気腫，右気胸，肝萎縮，上昇は右胸水貯留，無気肺，右横隔膜神経麻痺，腹腔内圧の上昇（上述）などで起こる．

腹部では特に腹部膨隆の鑑別に有用である．**鼓腸**であれば腹部はほぼ全体が鼓音，濁音の移動があれば**腹水の貯留**を意味するが，腹水の一部が被包されている場合は偽陰性となることがある．**卵巣嚢腫**は巨大となると腹部膨隆を起こすことがあるが，この場合は腸管を側方に圧排するので，仰臥位でも側腹部は鼓音，臍部は濁音を呈することによって腹水と鑑別される．大量の腹水貯留の場合は臍が突き出ることがあるが，卵巣嚢腫ではこのようなことがなく，両者の鑑別点となりうる．

（3）聴　　診

聴診とは体内で発生する音を聴取することであり，聴取には今日は聴診器が用いられる．

聴診で最も重要なのは**心音**と**呼吸音**で，正常に聴かれる音が強さ，位置，性状に変化を生じた場合と，正常には聴こえない異常音が聴かれる場合とが問題となる．心音，呼吸音とその異常はきわめて重要な他覚的所見であるので，その聴取に習熟する必要がある．聴診した所見には主観が入り，表現や記録にも限界がある．心音図などを導入することによって心音の記録と分析は進歩した．

心音や呼吸音に異常がないからといって，心臓や呼吸器の疾患の存在を否定することはできない．

聴診はそのほかに次のような場合にも活用される．

①腹部では腸管の蠕動運動による収縮につれて腸管内のガスと液体の界面が変化し，強さ・間隔・ピッチの異なる多様な雑音が聴取される．雑音の強さは蠕動の強さ，間隔は蠕動波の速度，ピッチは収縮する中空臓器（腸管）の壁の緊張度と関係する．

　　腸管の部分閉塞が起こると腸雑音は高調となり，間隔は長く，強い蠕動亢進が推定される．同様な腸雑音は下痢・胃腸炎・小腸内の血液

貯留などによって腸管の運動亢進にも同じように聴取される．
　閉塞が完全になると近位腸管は次第に拡張し，音は高調で短くなる．麻痺性イレウスの状態になると腸雑音は完全に消失する．したがって腹部に雑音が聴取されない場合は重篤な病態と判断するが，蠕動が停止していると判定するには3分間以上聴取を続けたうえで慎重を期する．

②胸膜，心膜，腹膜の表面に何らかの刺激によってフィブリンの沈着が起きると，膜の動きにつれてすれ合い，摩擦音を聴取することがある．また腫瘍転移や膿瘍に侵された肝や，新しく梗塞を起こした脾は，被膜と腹膜を刺激し，呼吸に伴って摩擦音を聴くことがある．

③動脈に拡張，狭窄，蛇行が起こると乱流を生じ，病変部より末梢部に収縮期雑音として聴取されることがある．頸動脈は頭部に，大動脈は心窩部に，脾動脈は左季肋部に，腎動脈は臍部または側腹部に，腸骨動脈は鼠径部にそれぞれ聴取される．

④門脈高血圧のため臍静脈が開通すると，臍部から肝門にかけて静脈雑音を聴取することがある．同時に腹壁静脈の怒張，メドゥサ頭，脾腫を伴うことがあり，クルベイエル-バウムガルテン（Cruveilhier-Baumgarten）症候群とよぶ．

⑤著明な貧血者や甲状腺機能亢進症では右頸静脈に持続性の柔らかい雑音（venous hum）を聴く．血流速度の増大あるいは血液粘度の減少によって生ずると考えられている．

⑥甲状腺機能亢進症を示す甲状腺に雑音を聴くことがある．甲状腺が血管に富み，怒張した血管のために起こるものとされている．

（4）触　　診

　両手を用いて行う触診も他覚的所見をとるうえで重要な手技である．触診する場合，手が冷たいのはよくない．患者にいたずらな緊張感，不快感を与えるばかりでなく，腹部の触診で腹壁を緊張させ，十分な所見が得られなくなる．手は常に清潔に保ち，指先が敏感になるように心掛ける必要がある．また一度触知したことのある臓器の特有な触感は記憶にとどめておく．

　触診では臓器にもよるが，大きさ，硬さ，表面の性状，境界，温度，熱感，圧痛，移動性などについて，それぞれ綿密に調べる．

　問題となる臓器にもよるが，大きさは2本以上の指，片手あるいは両手で調べる．腫瘤などの場合は，大豆大とか鶏卵大とか，握りこぶし大とか，一定の物の大きさで表現する場合や，縦・横・高さ（深さ）をcmで記録する．

　硬さは固形物では密度，嚢状のものでは緊張度に左右される．硬さは指

頭で調べる．硬さはほかの物の固さになぞらえたり，軟・弾性軟・硬・弾性硬・板状硬など一定の概念的な形容で表現する．バセドウ病における典型的な甲状腺腫の固さが弾性軟であり，生前の癌の硬さ（細胞の密度と血流量による）が弾性硬であることが多い．

　表面の性状を調べるには指腹が適している．皮膚のわずかな盛り上がり，乾燥状態や粗糙の程度，リンパ節では孤立性や融合性か，腫大した肝・腎・脾や腫瘤の表面が平滑か結節状かなどを調べる．

　手で調べる温度は絶対的ではない．多くは部位による差がわかる程度である．皮膚は炎症があれば温かく，血流が減じていれば冷たく触れる．

　移動性は触診した手の下で触れる臓器の種々の動きを指す．リンパ節や皮下の腫瘤などのうち移動性のないのは，その腫瘤が深部の組織と密に癒着していることを意味する．甲状腺腫は移動性がないが，嚥下運動に伴って上下に動く．腹部腫瘤で呼吸性移動（呼吸運動に伴って動く）を認めた場合は，横隔膜に直接接しているか，直接接している臓器の呼吸性移動に左右されて移動する腫瘤であると判断する．

　臓器によっては，正確な所見を得るための特別の**触診法**が薦められている．そのいくつかについて述べる．

〈甲状腺（腫）の触診〉

　甲状腺の峡部は輪状軟骨の下の気管軟骨に結合している．患者の正面に座り，両手で患者の首を挟むようにし，両手の親指で輪状軟骨を確認した後に，親指の腹を気管に沿って上下左右に動かして甲状腺（腫）を捜す．また患者の後方から両手の親指を除く4指の腹で触診する（図3-5）．**甲状腺腫**を認めたときは，び漫性か結節性か，大きさ，硬さ，表面の性状，癒着の有無，圧痛の有無などを調べる．

〈乳房の触診〉

　乳房の触診は，座位において両脇を下垂させたまま，次いで両腕を挙上させて，乳房の左右差，変形などを視診，次いで仰臥位として同様に視診した後に行う．立位次いで仰臥位で診察側の上腕を挙上し，次いで上腕を下垂させ，それぞれ指をそろえて指腹で，乳頭部位から渦巻き状に周囲に向かって放射線状に触診を進める．しこりや腫瘤の有無を調べる．乳房触診の後，腋窩リンパ節，鎖骨上リンパ節，頸部リンパ節を触診する．図3-6は女性自身に勧められる定期的な乳癌健診のための乳房の触れ方（触診法）である．

〈腹部の触診〉

　腹部の触診は重要である．腹部に病変が疑われる場合，腹痛のある場合などは，その部位の触診は最後とする．腹壁の緊張を緩めておくため，両肢の股関節と膝関節をあらかじめ屈曲させておく．まず手掌と指腹を腹壁

図3-5 ● 甲状腺の位置と触診法

甲状軟骨
輪状軟骨
甲状腺
気管

甲状腺の位置

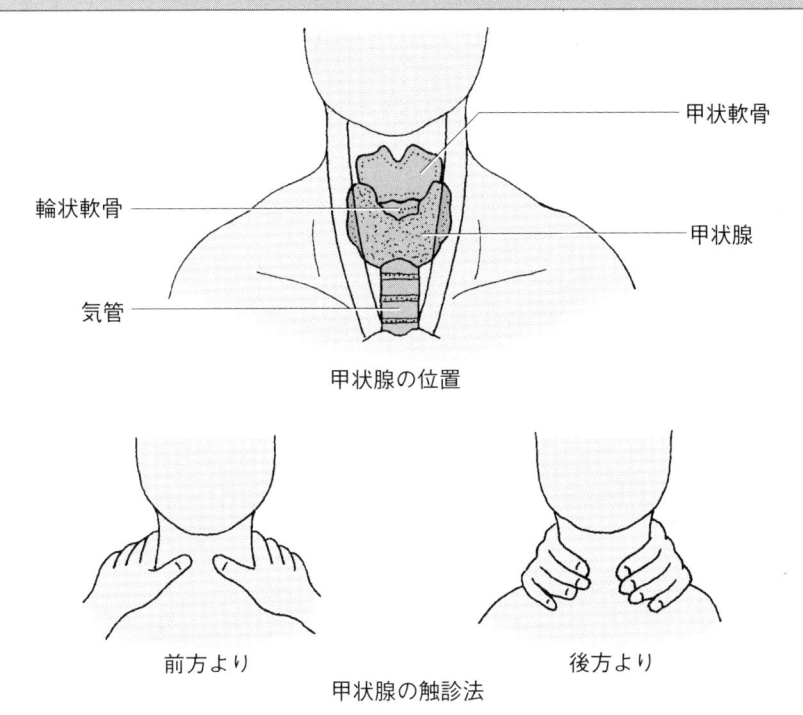

前方より　　　　　　　後方より
甲状腺の触診法

図3-6 ● 女性自身の乳房の触診法

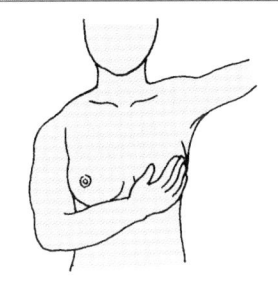

・片方の手を上げ，反対側の手の指をそろえていろいろな方向から乳房をさわる．
・次いで腋窩のリンパ節を調べる．
・手を変えて，両側を調べる．

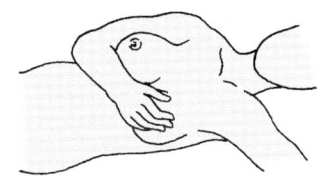

・仰臥位で，反対側の乳房を指の腹でまんべんなく触診する．
・手を変えて同様に触れる．

におき，ゆっくり軽く触診し，腹壁全体の緊張状態，抵抗，限局性抵抗などの有無を知る．患者に通常よりやや深い呼吸をさせる．次いで腹部の各部位ごとに，徐々に手の圧迫を強めつつ異常所見の有無を調べる．より強い触診が必要な場合には他方の手を触診手の上において加圧し，同時に患

1 診断の進め方の基本　211

者にゆっくり深呼吸させる．

　また触診中はしばしば会話をはさんで患者の緊張感をとり，不安感をそらすように配慮するとともに，患者の顔に注目し，触診で疼痛を訴えるかどうかなどを観察する．

① 特に腎の触診法

　腎の触診にあたっては，一方の手掌を側腹部―背部に当て前方に圧しながら，他方の手は前面に当て，深呼吸をさせながら，平滑な特有な感触のある腎下極の浮球感とその呼吸性移動を調べる．両側に巨大な腎を触知すれば，**囊胞腎**が強く疑われる．

② 特に脾の触診法

　脾腫が証明されれば病的所見であるので，その触診は重要である．患者を仰臥位，次いで右側臥位とし，股関節を軽く屈曲させ，腹壁の緊張をとる．検者は右手指を平らにそろえて左肋骨弓下におき，深呼吸を行わせながら肋骨弓内に押し入れるように触診する．その際検者の左手は左胸部下部で脾の存在部位あたりにおき，内に向かって圧迫を加える．脾腫は呼吸運動に際し左肋骨弓下から臍の方向に向かって右下に押し出され，左上方へ偏るのが触知される．辺縁は明瞭であり，表面は平滑である．感染症の場合の脾は軟らかく，あまりに大きくならない．硬い脾腫は慢性白血病，悪性リンパ腫など，中等度の硬さの脾腫は溶血性貧血や門脈高血圧症などで認められる．

〈リンパ節の触診〉

　リンパ節は種々の疾病で腫脹する．**リンパ節腫脹**には，局在性感染の流域のリンパ節炎としての炎症性限局性腫脹，ウイルスそのほかによる全身性感染症に伴う全身性リンパ節炎，薬剤などによるアレルギー反応，膠原病・サルコイドーシスなど病因不明の疾病の際の増殖・肉芽腫形成，悪性リンパ腫・白血病・癌転移による腫瘍性腫脹，特殊な代謝異常症に伴う腫脹などがある．

　縦隔や腹腔内のリンパ節腫脹は触診できない．リンパ節の触診は，後頭部・後耳介部，頸部，下顎部，鎖骨上窩，腋窩，肘窩，鼠径部など表在性リンパ節について行う．リンパ節腫脹が局在性・単発性か，全身性・系統性かのほか，次の諸点に留意する．

① 大 き さ

　米粒大から鶏卵大あるいはそれ以上に及ぶが，特に大きいものは腺塊形成によることが多い．一般の炎症の場合は融合して腺塊を形成することはない．悪性リンパ腫では腫瘍性増殖により腫大したリンパ節が数個融合して腺塊をつくることがまれでない．鶏卵大以上に及ぶものは腫瘍性である．

② 硬　さ

炎症では急性期は軟らかく，慢性のものは硬さを増すが，悪性腫瘍の転移したものに比べれば軟らかい．硬く表面に凹凸のあるものは癌の特徴である．

③ 移動性

悪性リンパ腫・癌の転移ではしばしば周囲組織と癒着し移動性を失うが，浸潤が周囲組織に及ばぬうちは移動性を保つ．ウイルス性のもの，炎症初期のもの，白血病の初期のものでは癒着はない．炎症性でもリンパ節周囲炎を起こせば癒着するが，移動性はなお比較的よく保たれる．結核性のものも後期になると癒着を起こし移動性を失う．

④ 疼　痛

急性炎症性腫脹は多くは疼痛を伴う．悪性腫瘍の場合は一般に無痛であるが，急激に腫脹したときは被膜が緊張して疼痛を訴えることがある．

なおリンパ腺腫脹部位の皮膚病変に注目する必要がある．一般に化膿性炎症の急性期には腫脹部の皮膚は熱感，発赤，腫脹を伴う．悪性腫瘍による場合は皮膚病変はほとんどみられない．

3）診断に向けて；以後の進め方

診断にあたっては，以上に述べてきたように，病歴を詳細に聴取した後，綿密な視診，打診，聴診，触診などの理学的身体的手技を用いて現症を掌握し，知識と経験とに深く根ざした思考過程を経て，必要と思われる臨床検査を行い，得られたすべての情報を総合的に判断し，鑑別すべき疾病を除外して，最も適切と思われる疾病を同定（診断）する一定の手続きを踏む．

次節で述べられる臨床検査の進歩によって，これまで診断が困難であったり，確診することが不可能であった多くの疾病も驚くほどの正確さをもって診断しうるようになった．かつては剖検時にしか立証しえなかった形態的異常が，現在はX線，超音波，シンチグラフィー，CT，MRI（磁気共鳴画像），内視鏡，細胞診，生検などによって明らかにしうるようになった．また形態学的に同定できないほかの多くの疾病は，化学的，細菌学的，血液学的，免疫学的，電気生理学的およびそのほかの検査によって確認されるようになった．さらに疾病の診断にとどまらず，それぞれの疾病の病態生理や合併症の有無・程度も明らかにすることが可能となり，その結果，適切な治療法を選択し，その効果を経時的に正確に把握しうるようになった．

B 高齢者精神機能の診断

1 高齢者精神機能の三大領域

臨床場面で最もよく出合う**高齢者の三大精神症状**は，英語表記の頭文字を取って3Dとよばれる．すなわち，**認知症**（dementia），**せん妄**（delirium），**うつ病**（depression）である．これらの三大領域をそれぞれ正確に診断することが要求されるが，現実にはある時点での鑑別診断が困難で，経過を追って初めて診断が確定されることも多い．

2 認知症の診断

認知症とは，①記憶障害（特に最近の記憶である近時記憶から障害される），②失読，失書，失算，失行など高次精神機能障害，③これらの症状による職業上・生活上の障害，によって診断される．認知症の診断は目の前の高齢者のみならず，高齢者の家族など生活の様子をよく知る者からの情報が重要である．高齢者本人に対する**認知症のスクリーニングテスト**としては，**長谷川式認知症スケール（HDS-R）**または**簡易精神機能評価尺度（ミニメンタルステート：MMSE）**（図3-7）が必須である．MMSEでは，24点以下であると認知症の疑いありとされる．

3 せん妄の診断

せん妄とは，意識の質の障害のために，幻覚・妄想などの精神症状が，興奮・発動性の低下などとともに一過性に出現する病態である．高齢者であることは，脳血管障害や認知症などの合併と同様にそれだけでせん妄の出現リスクを高める準備因子となっており，入院などによる環境変化や不安などの心理状態などの促進因子のみでもせん妄が出現する．まして，低酸素脳症や電解質バランスの変化，あるいは薬剤など直接原因があれば高率にせん妄を出現する．高齢入院患者において，異常な精神状態が1日あるいは数日の間に急速に出現してきた場合，または異常な精神状態が1日あるいは数日の間に出現したり消えたりする場合はせん妄と診断してまず間違いない．せん妄の診断がいったん下された場合は，先に述べた準備因子や促進因子，直接原因の特定と調整を行い，現実的には昼夜の睡眠・覚醒リズムを整えることによって意識の質の障害を改善することが必要である．これらは看護の重要な役割である．認知症の患者において，特に夕方から夜間にかけてせん妄が生じる場合は，**夜間せん妄**とよばれる．

図3-7 ● MMSE

実施日： 　年　　月　　日

Mini-Mental State Examination

		質問内容	回　答	得　点
1.	5点	今年は何年ですか． 今の季節はなにですか． 今日は何曜日ですか． 今日は何月何日ですか．	年 　　　　曜日 　月　　日	
2.	5点	ここは，なに県ですか． ここは，なに市ですか． ここは，なに病院ですか． ここは，なん階ですか． ここは，なに地方ですか．（例：関東地方）	県 　　　　市 　　　　病院 　　　　階	
3.	3点	物品名3個（相互に無関係）． 検査は物の名前を1秒間に1個ずついう． その後，被検者にくり返させる． 正答1個につき1点を与える．3個すべていう までくり返す（6回まで）． 何回くり返したかを記せ＿＿回．		
4.	5点	100から順に7を引く（5回まで）あるいは「フジノ ヤマ」を逆唱させる．		
5.	3点	3.で提示した物品名を再度復唱させる．		
6.	2点	（時計をみせながら）これはなんですか． （鉛筆をみせながら）これはなんですか．		
7.	1点	次の文章をくり返す． 「みんなで　力を合わせて　綱を　引きます」		
8.	3点	（3段の命令） 「右手にこの紙を持ってください」 「それを半分に折りたたんでください」 「机の上に置いてください」		
9.	1点	（次の文章を読んで，その指示に従ってください） 「目を閉じなさい」		
10.	1点	（なにか文章を書いてください）		
11.	1点	（次の図形を書いてください）		

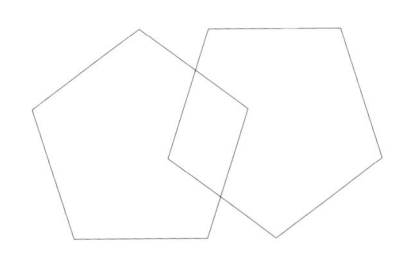

得点合計

4 うつ病の診断

うつ病は年齢を問わず出現率の高い（一生涯に罹患する確率は15～18%とされている）病態であり，①2週間以上継続する抑うつ気分，②2週間以上継続する意欲の低下，興味の喪失，③これらに伴う職業的・社会的適応の低下，によって診断される．高齢者，特に入院患者においてはさらに高率（30%）で出現する．うつ病が合併すると直接的に治療期間を延長させるだけでなく，食欲やリハビリテーションへの意欲の低下などから間接的に治癒率の低下をきたすので，診断とマネジメントが必要となる．うつ病は小児から高齢者まで広く認められるが，高齢者のうつ病は，①抑うつ気分よりも焦燥感（焦りの気持ち，いらいら感）が前面に立つことが多い，②身体症状の訴え（自律神経症状が主で，不定愁訴様である）が多く，抑うつ気分の寛解後も長く残存する，③若年者よりも薬物治療に対する効果発現が遅延する，などの特徴がある．うつ病の重症度評価には，**ハミルトン抑うつ評価尺度（HAM-D）**が用いられることが多いが，高齢者特有のものとして，**高齢者抑うつ評価尺度（GDS）**などがある．

5 高齢者精神機能の診断上の留意点

高齢者，特に認知症のある患者に対し診断を行う際には，若年者以上に不安にさせないようなアプローチが有効である．一般に高齢者の精神状態は不安の影響を受けやすい．認知症のある患者においては表面上のとりつくろいが多く見られ，発言自体はもっともらしく，特に問題がないように見えても，生活の様子をよく知る家族やそのほかの人から聞くと，まったく患者本人の陳述と異なることも多い．そのため，一度本人を退席させて家族のみから様子をうかがう機会を設けることが，診断のためには必要である．

高齢者精神機能の診断のためには，本人の生活歴・職業歴の聴取も必要である．高齢者のそれまでの人生の物語に対する，健全な好奇心に基づいた傾聴は基本的な姿勢であろう．この姿勢なしにはその後の治療・ケアプランを立てるための基本情報は得られない．

2 検査の進め方と各種検査法

A 検査の基本と検査の進め方

1 生体情報の特徴；ホメオスターシスとゆらぎ

1）臨床検査とは

臨床検査は，いろいろな計測技術を利用して，生体の変化をとらえることである．便宜的に，心電図など患者からの情報を直接計測する場合を**生理機能検査**とよび，患者から採取した血液・体液や組織の一部について計測する場合を**検体検査**とよんでいる．

2）生体変化はあいまいなもの

臨床検査の対象となる生体の変化はファジー（fuzzy）（あいまい）なものであり，無生物を計測するのとは根本的に異なる．生体は常にゆらいでいるが，そのゆらぎは一定範囲内にあり**恒常性（ホメオスターシス）**を維持している．

すなわち，身長の計測にたとえると，たとえば乳児は背筋をちゃんと伸ばすことはないので，1mm単位まで測ることは困難で，あるがままの体勢で迅速に測らなければならない．また，髪の毛の多い人とない人では身長が違ってくる．日本髪ではどこまでを身長とするか定かではないし，洗いざらしと結い上げた後では高さが変化している．また，一般に朝に比べ夕方では身長がやや短くなる．

このように，生体の測定は単に細部まで測定すればよいというのでなく，常に変化するものとしてとらえ，その変化が一定の範囲内のものであるかどうかを観察することが重要である．

すなわち，臨床検査結果を判読する場合には，検査数値をもう一度あいまいな変化のなかに戻して判断することが要求される．単純な算術的現象ではないことをまず理解すべきで，それが十分になされていないために，臨床検査において様々な誤解や問題が発生している．

2 検査のながれ

1）検査結果の考え方

検査結果の**正しさ**（**正確さ**）（accuracy）は，**真度**（trueness）（**正確度**ともよばれる）と**再現性**（reproducibility）（**精密度**（precision）ともよばれる）からなり（図3-8），検査結果について疑問があれば，検査部や検査センターに気軽に質問し，決して曖昧なままで日常検査を診療に利用してはならない．

近年，簡単な迅速簡易検査装置が開発されてベッドサイド検査が増加している．これによって，検査に要する時間が短縮されることが最も大きな利点である．しかし，こうした検査装置は検査結果の精度管理上，問題点が指摘されている．血糖測定用機器，尿試験紙などは患者によって在宅のまま自己検査が行われている．尿たんぱく定性検査，尿糖定性検査，尿妊娠検査は一般検査薬として自由に購入できる．一般的に，臨床検査が簡易化されたとはいえ，注意を怠ると誤った検査結果が得られるので，これらの検査データについては確認したうえで臨床的判断が必要である．

2）臨床検査のながれ

実際の臨床検査は図3-9に示すようなながれで行われている．

①検査計画

主治医が問診，診察の結果，臨床的に必要と考える最小限度の検査について，どのような種類の検査を，どのような順序で実施するかを計画する．患者の心身的苦痛や経済的負担を軽減するためにも，効率的な計画が必要

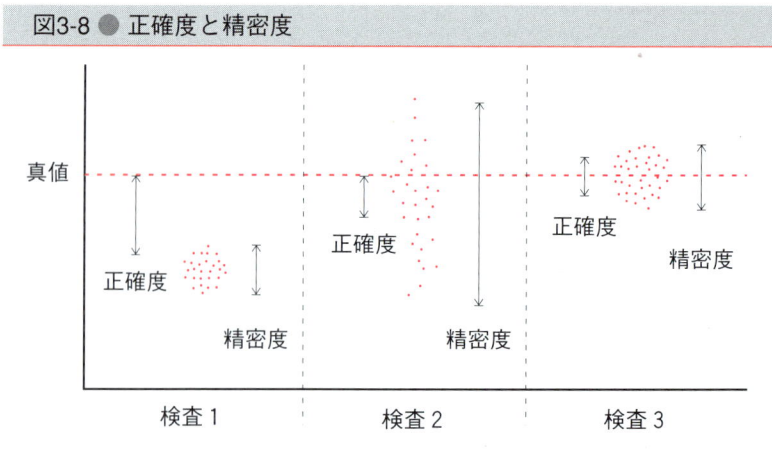

図3-8 ● 正確度と精密度

検査1 ── 正確度：悪，精密度：良
検査2 ── 正確度：良，精密度：悪
検査3 ── 正確度：良，精密度：良

図3-9 ● 検査のながれと検査部の機能

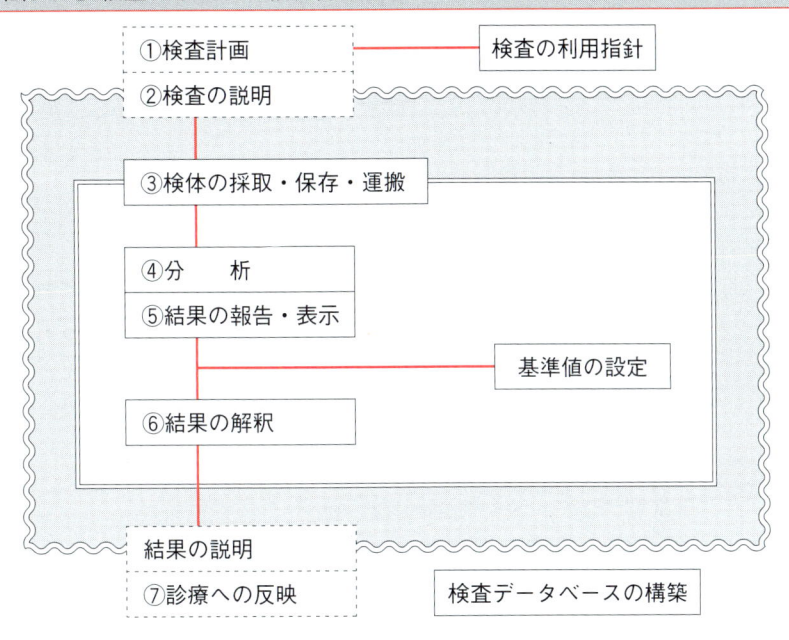

```
①検査計画 ─────── 検査の利用指針
②検査の説明

    ③検体の採取・保存・運搬

    ④分　　析
    ⑤結果の報告・表示 ─── 基準値の設定

    ⑥結果の解釈

結果の説明
⑦診療への反映      検査データベースの構築
```

・点線枠は主として主治医・看護師が行うこと
・二重実線枠は現在の検査部が行っている業務内容
・二重波線枠は近未来の検査部の行うべき業務

である．検査結果が，それ以後の診療，特に治療方針の決定に役立つことを重点に検査計画を立てるべきである．日常診療と臨床研究とを混同してはならない．

②検査の説明

現在，患者への説明は主として主治医，看護師などが行っている．しかし，近未来には検査の専門技師が行うべきものであろう．

③検体の採取・保存・運搬

④分析

一般には検査部や検査センターで行われる．一部，病棟や外来でも行われる．

⑤検査結果の報告・表示

検査結果は，そのまま検査部から主治医に提供されている場合が多い．単に結果を羅列するだけではなく，基準値を外れた測定値に印を付けたり，グラフ化したりすることで，重要な検査結果の見落としがなくなり，多種多様化する検査結果を臨床の場に一層有効に反映することができる．

ここで**基準値**について簡単に述べる．それぞれの検査結果は，適切な基準値と対比して初めて臨床的判断が可能である．すなわち，検査結果の臨

床的判断に必要な指標となる数値を基準値といい，検査結果の判読にきわめて重要である．近年，世界的に，正常値，正常範囲という言葉に代わって，基準値，基準範囲が使われ，さらに種々の疾患の診療ガイドラインなどに示される「**臨床判断決定値**」とよばれるものも用いられる．近い将来，施設ごとに異なった基準値は用いられなくなる方向にある．

⑥結果の解釈

検査結果は主治医が解釈している．しかし，多種多様化する日進月歩の臨床検査のすべてについて，1人の主治医が精通することは不可能になりつつある．また，ICUなどでは情報に初めて接した看護師が結果を解釈する必要がある．特にパニック値とよばれる生命の異常を示唆するような値が出た場合は，検査技師，看護師，医師のすべてが適切に対応する必要がある．

⑦診療現場での検査情報の有効利用

個々の検査結果が病名の診断などに直結する場合はむしろ少なく，1つの医療情報を提供するにすぎない．したがって，主治医は問診結果と診察結果，さらにほかの検査所見などを総合的に判断して，診断，予後判定，治療方針の決定をすべきである．新しい検査を数多く実施することにより，あたかも先端技術を駆使しているとの妄想にとらわれることのないようにする．

有効な臨床検査の使い方を身につけることは容易ではなく，不断の生涯研修に加えて，豊富な臨床経験に負うところが大きい．最近，evidence based laboratory medicine；**EBLM**（根拠に基づく臨床検査医学）の重要性が認識され，科学的根拠に基づいた検査の有効利用の改善が期待される．

3 臨床検査データの読み方の順序

①第一に，個人健常値を基準にする

臨床検査値には個体差があるので，まず健康なときに示す**健常値**を基準にして，高いか低いか，陽性化しているかなどを判断する．検診などで健康時の検査値を知っておくことが望ましい．

②健康者集団の基準範囲を基準にする

健康者集団について，あらかじめ求めてある基準範囲を基準にして検査値を判断する．個体差があるので，基準範囲に入っているからといって，その患者が健康な状態にあるとは限らない．

③経過観察では前回の検査値を基準にする

繰り返し同じ検査を実施して経過を観察するときは，その人の前回の検

査値を基準にして，増加傾向なのか低下傾向なのかをみて，判断する．

4 感度・特異度の概念

多くの専門用語がありわかりにくいが，検査のことを詳しく知るためには重要な概念である．

1) 基準範囲とカットオフ値

臨床検査値を解釈する際の基本的な尺度としての**基準範囲**は，健常者検査値の分布に基づき95％が含まれる範囲と定義され，疾患群を想定せずに設定を行う．また基準範囲は健康診断や疾病のスクリーニングなどを目的とする際に主に利用される．これに対し，**カットオフ値**は目的とする疾患群について非疾患群との判別を主目的とする基準であり，両群の識別が臨床的に効率的に行われるように設定される．このように，臨床検査の利用目的によって用いる判断基準も異なってくる．

2) 感度と特異度

カットオフ値に基づく検査成績と目的とする疾患の有無との関係は，2×2分割表にまとめることができる（図3-10）．すなわち，疾患のある者のうち検査成績が陽性の患者（真陽性true positive；TP）の数をa，疾患がないにもかかわらず検査が陽性の者（偽陽性 false positive；FP）の数をb，疾患がありながら検査が陰性の患者（偽陰性 false negative；FN）の数をc，疾患がなく検査も陰性な者（真陰性 true negative；TN）の数をdとする．

ここで，検査の性能を評価するための指標として，真陽性率を意味する**感度**（sensitivity）や，真陰性率を意味する**特異度**（specificity）などが用いられる．これらの指標は検査法に固有な値であり，疾患の存在する**確率（有病率）**（prevalence rate）によって左右されない．優れた検査法とは感度と特異度の両者が満足されたものをいうが，そのような検査は少ない．実際には臨床上の目的に適する検査が選択されることになり，スクリーニングには疾病の見落としを少なくするために感度の高い検査を用い，疾患の存在を確認するためには特異度の高い検査を用いる．

3) ROC曲線

複数の検査の性能比較を目的とする手法として，感度と特異度のトレード・オフ（損益）の関係を考慮し，カットオフ値のレベルを移動して得られる感度の値を縦軸に，横軸に（1－特異度）の値をとったROC曲線（receiver operating characteristic curve）（受信者動作特性曲線）によ

図3-10 ● カットオフ値に基づく検査成績と目的とする疾患の有無との関係

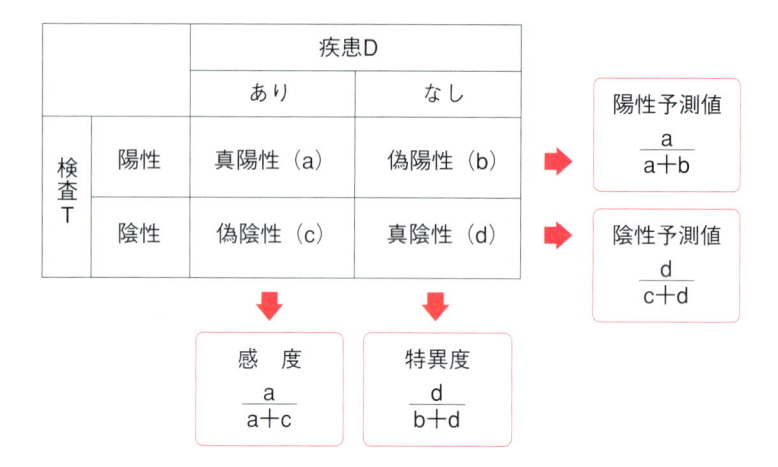

		疾患D		
		あり	なし	
検査T	陽性	真陽性（a）	偽陽性（b）	→ 陽性予測値 $\dfrac{a}{a+b}$
	陰性	偽陰性（c）	真陰性（d）	→ 陰性予測値 $\dfrac{d}{c+d}$

感度 $\dfrac{a}{a+c}$　　特異度 $\dfrac{d}{b+d}$

・有病率（prevalence）＝疾患D（＋）数／総数＝$\dfrac{a+c}{a+b+c+d}$

○感度（sensitivity）＝真陽性数／疾病D（＋）数＝$\dfrac{a}{a+c}$

○特異度（specificity）＝真陰性数／疾病D（－）数＝$\dfrac{d}{b+d}$

○偽陽性率（false positive value）＝偽陽性数／疾患D（－）数＝$\dfrac{b}{b+d}$

○偽陰性率（false negative value）＝偽陰性数／疾患D（＋）数＝$\dfrac{c}{a+c}$

●陽性予測値（positive predictive value）＝真陽性／検査（＋）数＝$\dfrac{a}{a+b}$

●陰性予測値（negative predictive value）＝真陰性／検査（－）数＝$\dfrac{d}{c+d}$

○有病率の影響を受けない指標　●有病率の影響を受ける指標

って検査の総合的な特性を表すことができる．ここで，2群を完全に区別できる検査は左上角を通る直角な線となり，まったく無能な検査は右上方向の対角線となる（**図3-11**）．したがって，ROC曲線が左上に近づく検査法ほど優れているといえる．ROC曲線は検査法の感度と特異度を総合的に比較評価できる手法として適している．

5　検体の採取・提出上の注意事項

1）インフォームドコンセント

　検査を行うことのみを患者に話すのではなく，具体的な検査項目についての目的，必要性，痛みなどの侵襲性，検体の種類（血液，尿など）とその量について，患者に説明し同意を得ることが重要である（後述）．

2）精度保証のための一般的注意

　検体採取，検体の提出にあたって留意する点を列記する．検体検査に関

図3-11 ● カットオフ値とROC曲線

＜カットオフ値とROC曲線の関係＞

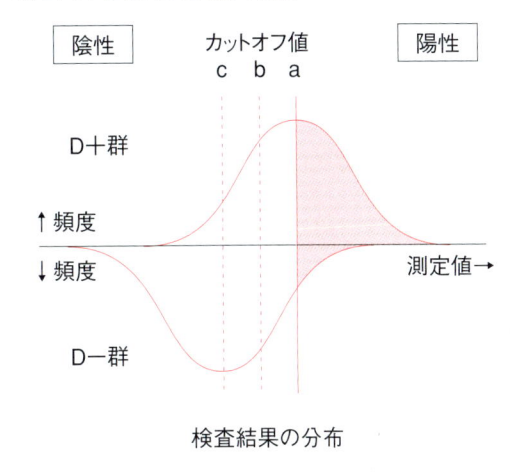

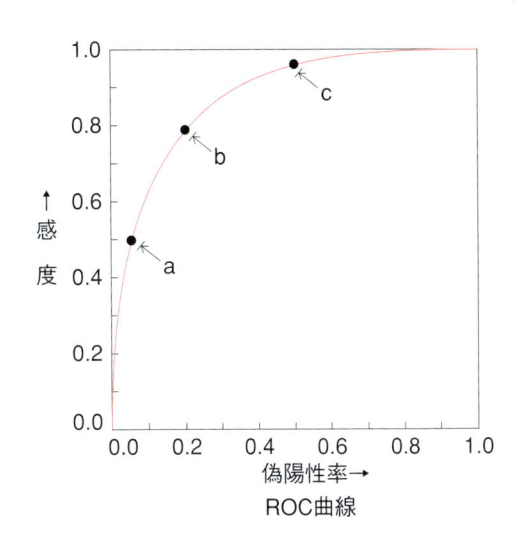

検査結果の分布

ROC曲線

＜ROC曲線と検査の識別能力＞

有疾患, 無疾患群の測定値分布

ROC曲線

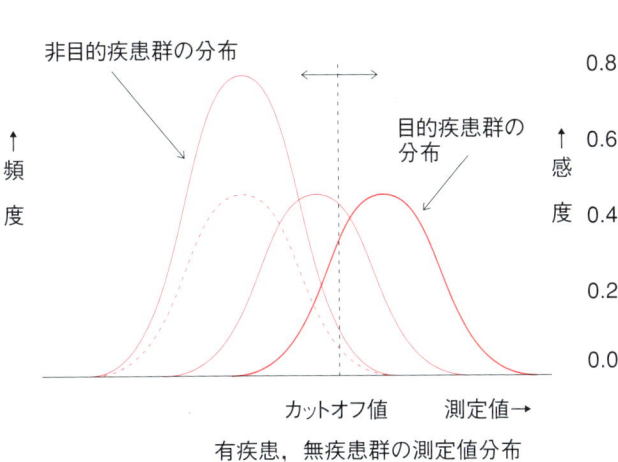

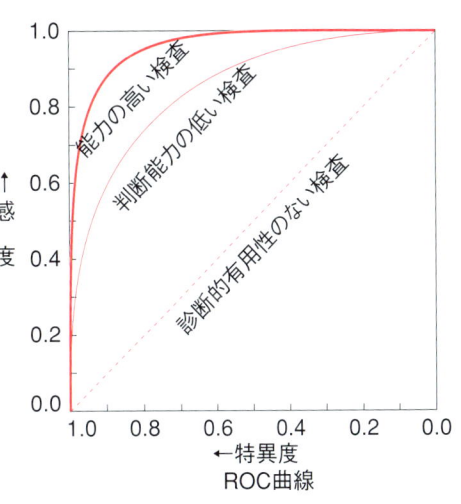

する誤りや事故は，検体採取から検査室搬入までの間に起こることが多い．

①臨床検査は試料採取後，直ちに検査を実施することが原則である．時間が経過すればするほど検体は劣化し，本来の値と離れる．

②やむをえない場合（外注センターなどを利用する場合）は保存の手段を考え，正しい値が得られる条件（検体を引き渡すまでの日数・時間，温度など）を明らかにしておく．

③検体採取時の患者の状態を明らかにしておく．食前か食後何時間経過した状態か，服用している薬剤などは，結果判読のときのために記載して

おく．
　④検査項目によって容器・試験管が異なるので，適切なものを用いる．
　⑤検体の容器・試験管のラベルや検査伝票の記載は，誤りがないように明確にする．いわゆる"検体の取り違え"はあってはならないことであり，重大な事故につながる恐れがある．

6 臨床検査における患者とのコミュニケーション

　現在，採血による一般的な検査については，インフォームドコンセントがとられていないのが現状と思われる．しかしながら，どんな簡単な検査であってもインフォームドコンセントをとる精神で患者に接するべきである．すなわち，"十分な説明，理解，納得と同意"が重要である．

　医師・看護師はまず患者に対して行う検査について十分に時間をかけて説明しなければならない．検査を行う理由，検査の手技，検査のriskとbenefitなどである．そして，患者に検査について十分に理解してもらった後に，誰からも強要されることなく自分の意志で検査を受けることに同意してもらうことが必要である．

　得られた検査結果についても，実際の結果（測定値），基準値，その解釈について十分に解説すべきである．HIVをはじめとして，腫瘍マーカー，HBV，HCVなど，その結果によっては患者に大きな精神的ショックを与える可能性もあり，その結果の説明の仕方には十分配慮しなければならない．もちろん，正しい情報を提供するのが第一であるが，それと同時に患者のアフターケアが十分にできるような配慮が必要である．また，これらの情報の取り扱いは患者のプライバシーの保護という観点からも非常に重要で，厳格な管理を必要とする．

B 各種検査

1 一般検査

　一般検査は，スクリーニングとしてテステープによる定性試験が一般的になっている．テステープによる検査でも判読の時間や対照色との比較を十分明るいところで行うなど注意すべき点は多い．定性検査で陽性であれば，尿沈渣の検査や，定量検査などにより詳しい検査を行い，場合によっては血液検査を行う．

1）尿たんぱく

　糸球体基底膜でのsize barrier（コラーゲン線維の網目の小孔，半径約

70Åといわれている）あるいはcharge barrierが障害されて尿中へたんぱくが排泄されたものが尿たんぱくである（糸球体性たんぱく尿）．通常は比較的分子量の小さいアルブミンとβ-グロブリンが主であるが，基底膜の破壊が強いとき（膜性増殖性糸球体腎炎，糖尿病，アミロイドーシスなど）には，β-グロブリンなど大きなたんぱくも排泄される．

慢性糸球体腎炎，糖尿病腎症，巣状糸球体硬化症など多くの腎疾患で尿たんぱく陽性になる．起立性あるいは熱性などの良性たんぱく尿は，1日1g以上排泄されることはまれである．早朝尿でたんぱく陰性で立位負荷したときにのみ陽性であれば，起立性たんぱく尿の可能性が大きい．

判読に際しては，尿潜血，沈渣などを合わせて総合的に判断する．定性で陽性であれば必ず定量検査を行う．尿定量は1日量で判断する．試験紙による定性ではアルブミンに感度が高く，免疫グロブリン，ベンス・ジョーンズ（Bence Jones）たんぱく，ムコたんぱくには反応しない．感染でpHがアルカリに傾いている場合には偽陽性となる．

2）尿潜血

腎あるいは尿路からの出血により尿中へ赤血球が排泄されたときに陽性反応を示す．腎糸球体〜尿細管〜腎盂以降の，尿路のいずれの部位からの出血も尿潜血陽性となる．溶血によるヘモグロビン尿や筋融解によるミオグロビン尿でも尿潜血反応は陽性となる．沈渣で赤血球を見出せば血尿と確定できる．

3）尿　糖

健常者では糸球体で濾過された糖は尿細管で再吸収されるため尿糖は陰性である．血糖値が160〜180mg/dl以上で濾過された糖の量が尿細管での再吸収閾値を超えるため尿に糖が出現する．

高血糖を伴う尿糖陽性となる病態では糖尿病が最も重要である．しかし，心筋梗塞，膵炎，膵癌，甲状腺機能亢進症，クッシング（Cushing）症候群，褐色細胞腫，低K血症など，様々な病態でも高血糖，尿糖陽性となる．これらの疾患の鑑別診断を行う．

高血糖がなくても尿細管での糖の再吸収が低下した場合にも尿糖は陽性となる．尿糖が定性で陽性なら，蓄尿を行い1日の糖排泄量を計算する．併せて血糖値を検査して，血糖値が高いための尿糖なのか，腎障害のための腎性糖尿なのかを鑑別する．

4）尿ウロビリノゲン，尿ビリルビン

尿中ウロビリノゲンが増加するのは，①肝からウロビリノゲンの胆汁排

泄が障害され，大循環に入るウロビリノゲンが増加する場合（急性肝炎，肝硬変，うっ血肝など），②腸管内容の停滞のためウロビリノゲンの腸からの吸収が増加する場合（便秘，腸閉塞），および③ビリルビン産生の増加する場合（溶血性貧血，体内での出血など）などである．

尿中ビリルビンの排泄が増えるのは，肝障害で抱合型ビリルビンが増加する病態（急性肝炎，劇症肝炎，肝硬変，肝内胆汁うっ滞，Dubin-Johnson症候群など）である．

5）尿沈渣

尿中赤血球の増加は腎・尿路系からの出血を意味するが，糸球体性血尿による尿中赤血球は大小不同，形態のふぞろいが多くみられ，同時に赤血球円柱を伴うことが多い．非糸球体性血尿による尿中赤血球の増加には変形は少なく，赤血球円柱は伴わない．また，肉眼的血尿を呈することが多い．

尿中白血球は大部分が好中球で，濃染細胞と，淡染細胞（生きている好中球）および淡染細胞のうち細胞質内にBrown運動をする顆粒を認める輝細胞（glitter cell）に分けられる．尿路感染では輝細胞が多くみられる．

中間尿の定量培養で10^5/ml以上の細菌がみられたら尿路感染と考える．一般細菌が陰性の場合は結核菌，真菌などによる感染の可能性もある．非感染性の白血球の増加はループス腎炎，急性糸球体腎炎，慢性糸球体腎炎の急性増悪などでみられる．

6）便潜血

上部消化管において出血が生じた場合，血液中のヘモグロビンは胃液や十二指腸液で変性を受け，さらに腸管粘液および細菌によって分解・変性を受ける．化学的便潜血検査では，変性ヘモグロビンも反応するので，消化管のどの部位での出血も検出される利点をもつが，反面，食事や薬剤の影響を受けるために面倒な食事制限が必要となる．一方，免疫学的便潜血検査はヒト以外のヘモグロビンとは反応せず食事制限を必要としないが，変性ヘモグロビンと反応しないので上部消化管における出血の検出率は低い．

化学的便潜血検査では，感度の高いオルトトリジン法と感度の低いグアヤック法を組み合わせて使用すると，異常かどうかの判読がしやすくなる．便潜血検査で陽性の場合，黒色便であれば上部消化管出血，血便であれば下部消化管出血の場合が多い．直腸での出血では血液が均等に混和されないことから，便の一部分から採便をすると偽陰性となる危険がある．

2 血液検査

1）赤血球の検査

赤血球数（RBC），血色素量（ヘモグロビン（Hb）），ヘマトクリット（Ht），網赤血球数（Ret）が赤血球の検査である．基準値を表3-13に示した．これらから平均赤血球容積などの恒数が計算される．

（1）検査の意義と異常のメカニズム

RBC，Hb，Htは貧血や赤血球増加症の検索のために行われるが，日常遭遇する頻度は貧血がほとんどである．赤血球増加症には，赤血球量が増加しているものと循環血漿量が減少して起きる見かけ上のものがある．また，RBC，Hb，Htだけでは原因的な診断はできないので，網赤血球数，MCV，MCH，MCHC，白血球数，血小板数などと合わせて，診断，鑑別や病態の把握をする．MCV，MCH，MCHCは貧血の鑑別診断に有用である（表3-14）．

網赤血球は成熟赤血球になる前段階の幼若な赤血球で，その測定により骨髄の造血能を推定することができ，貧血などの血液疾患の診断や治療効果の判定に有用である．骨髄検査は，患者の負担を考慮すると頻繁に行えないので，その点からも有用性は高い．

（2）異常を示す疾患

RBC，Hb，Htが高度高値（Hb：18g/dl以上）では真性多血症を疑う．軽度～中等度増加（Hb：16～18g/dl）している場合は二次性多血症（動脈血酸素分圧の低下を伴う心肺疾患，エリスロポエチン産生腫瘍による多血など），ストレス多血症，脱水による赤血球増加症を疑う．

表3-13 ● 基準値（静脈血）

- ●RBC
  - ・男性：427～570×10^4/μl
  - ・女性：376～500×10^4/μl
- ●Hb
  - ・男性：13.5～17.6g/dl
  - ・女性：11.3～15.2g/dl
- ●Ht
  - ・男性：39.8～51.8%
  - ・女性：33.4～44.9%
- ●網赤血球数（Ret）
  - ・男性：0.2～2.7%（2～27‰）
  - ・女性：0.2～2.6%（2～26‰）
- ●平均赤血球容積（MCV）
  - ・男性：82.7～101.6fl
  - ・女性：79～100fl
- ●平均赤血球血色素量（MCH）
  - ・男性：28～34.6pg
  - ・女性：26.3～34.3pg
- ●平均赤血球血色素濃度（MCHC）
  - ・男性：31.6～36.6g/dl
  - ・女性：30.7～36.6g/dl

MCV，MCH，MCHCの算出法
- ・MCV＝Ht（%）/RBC（10^4/μl）×1000
- ・MCH＝Hb（g/dl）/RBC（10^4/μl）×1000
- ・MCHC＝Hb（g/dl）/Ht（%）×100

表3-14 ● 赤血球指数による貧血の分類と検査所見，病態，原因

赤血球指数 MCV	MCHC	分類	その他の検査所見			病態と原因
80以下	30以下	小球性低色素性貧血	Fe ↓ ↓ ↓ ↓	UIBC ↑ ↓ ↓ ↓	フェリチン ↓ ↑ ↑ ↑	鉄欠乏性貧血，慢性出血 慢性の血管内溶血 慢性感染症，慢性炎症 一部の鉄芽球性貧血 まれにサラセミア
80〜100	31〜36	正球性貧血	網赤 ↓ * * * *	白血球 ↓ ↓ * ↑ *	血小板 ↓ ↓ * * *	再生不良性貧血 脾機能亢進症 急性白血病 慢性白血病 種々の続発性貧血 骨髄線維症
80〜100 または 101以上	31〜36	正球性貧血 または 大球性貧血	網赤 ↑ ↑	Coombs + −		自己免疫性溶血性貧血 時に薬剤性溶血性貧血 遺伝（先天）性溶血性貧血 微小血管性溶血性貧血 発作性夜間ヘモグロビン尿症
101以上	31〜36	大球性貧血	骨髄巨赤芽球 + + −	VB₁₂ → * *	葉酸 ↓ * *	悪性貧血 胃全摘後巨赤芽球性貧血 回腸切除後巨赤芽球性貧血 葉酸欠乏性巨赤芽球性貧血 赤白血病 肝硬変，甲状腺機能低下症 高度の寒冷凝集や連銭形成

MCV：平均赤血球容積，MCHC：平均赤血球血色素濃度，Fe：血清鉄，UIBC：不飽和鉄結合能，網赤：網赤血球，Coombs：Coombs試験（抗グロブリン試験），VB₁₂：血清ビタミンB₁₂
↑：上昇・増加，→：正常範囲，↓：低下・減少，＊：特異的な変動なく様々
出典／日本臨床病理学会編：日常初期診療における臨床検査の使い方；血液・造血器疾患（案），1992.

RBC，Hb，Htが低値（減少）しているのは貧血で，貧血をきたす疾患は血液疾患以外にも非常に多い．貧血を赤血球恒数で分けて原因診断を行う．

・大球性正色素性貧血はMCV：100fl以上（増加），MCHC：32〜36％（基準範囲）で，悪性貧血（ビタミンB₁₂欠乏など），葉酸欠乏性貧血，肝障害性の貧血などがある．
・正球性正色素性貧血はMCV，MCHCともに基準範囲にある貧血で，溶血性貧血，急性出血，再生不良性貧血，白血病，腎性貧血，感染症，悪性腫瘍など多くのものがある．
・小球性低色素性貧血はMCV：80fl以下（減少），MCHC：32％以下（減少）で，鉄欠乏性貧血，サラセミア症候群，鉄芽球性貧血，妊娠

貧血，慢性炎症に伴う二次性貧血などがある．

2）白血球の検査

（1） 白血球数

白血球数（WBC）の基準値は，4000〜8000/μl（静脈血）である．白血球数の異常を認めた場合，必ず白血球分類を行い，増加あるいは減少している白血球の種類を同定する．

① 白血球数増加・減少の原因

増加あるいは減少している白血球の種類が明らかになれば，診断の幅がより狭くなる．白血球増加の原因を以下にまとめる．

白血球増加は造血器腫瘍性疾患が重要で，急性ならびに慢性白血病，骨髄増殖性疾患により白血球が増加する．頻度が高いのは反応性の増加で，感染症やそのほか炎症に伴う急性期反応の一つに造血因子（G-CSF，GM-CSF，M-CSFなど）の産生がある．これらの造血因子に反応して，造血の亢進あるいは白血球プールから流血中への白血球の動員が起こり，白血球数の増加をきたす．

次に白血球減少の原因を列挙する．

- 造血幹細胞ならびに造血微小環境の異常：再生不良性貧血，骨髄異形成症候群ではこれらに異常があり，白血球造血が低下する．
- 材料不足：悪性貧血などでは，造血に必要なビタミンの不足により，造血の低下，無効造血が起こる．
- 破壊の亢進：脾臓機能亢進，抗白血球抗体の存在などの病態がある場合，白血球寿命が短縮する．

② 白血球数増減をきたす疾患

白血球数の増減をきたす具体的疾患をあげるが，白血球数のみでは確定診断は困難である．

- 5万/μl以上（高度増加）は，白血病，骨髄増殖性疾患，重篤な感染症（粟粒結核，敗血症），悪性腫瘍の全身散布転移などでみられる．骨髄増殖性疾患には，慢性骨髄性白血病，真性多血症，本態性血小板血症，骨髄線維症などが含まれる．
- 1万〜5万/μl（軽度〜中等度増加）は，感染症（細菌，ウイルス），自己免疫性疾患（リウマチ熱，膠原病など），物理的（寒冷，出血など）や心理的ストレス，重症の代謝異常（腎・肝不全など），薬物中毒，白血病，骨髄増殖性疾患，妊娠などがある．
- 3000/μl以下に減少するのは，再生不良性貧血，抗癌薬の投与，薬物アレルギー（サルファ剤，抗生物質，解熱薬，抗痙攣薬，抗甲状腺薬），放射線照射，癌の骨髄転移，骨髄異形成症候群，悪性貧血，脾機能亢

進症（特発性門脈圧亢進症など），腸チフス，ウイルス感染症（麻疹，風疹，水痘など）などでみられる．高度な場合，無菌室の適応となる．

（2）白血球像，白血球分類

① 白血球像

- 好中球　杆状核球：7.5%（2～13）
　　　　　分葉核球：47.5%（38～58.9）
- リンパ球：36.5%（26～46.6）
- 単球：5%（2.3～7.7）
- 好塩基球：0.5%（0～1）
- 好酸球：3%（0.2～6.8）

② 白血球分類

各分画の増減は，割合（%）のみならず，白血球数を乗じた絶対数でも判断することが重要である．

〈好中球増加（60%以上，7500/μl以上）〉

①感染症：肺炎，敗血症など，②血液疾患，③悪性腫瘍，④膠原病，⑤生理的：妊娠，新生児，肉体労働，入浴．

〈好中球減少（40%以下，1000/μl以下）〉

①血液疾患：再生不良性貧血，悪性貧血，骨髄異形成症候群，急性白血病，②重症感染症：粟粒結核，③ある種の感染症：チフス，ウイルス性疾患．

〈好酸球増加（5%以上，700/μl以上）〉

①アレルギー性疾患：気管支喘息，蕁麻疹，薬物アレルギーなど，②血液疾患，③寄生虫疾患．

〈絶対的リンパ球増加（4000/μl以上）〉

①生理的：小児期，②急性感染症：伝染性単核球症，百日咳，結核，腺熱，水痘症後期，③血液疾患．

〈リンパ球減少（25%以下，1000/μl以下）〉

いずれも高頻度にその可能性がある．①急性感染症の初期，②リンパ組織の破壊：悪性リンパ腫，結核．

3）血小板数の検査

基準値は次のとおり．

- 自動血球計数器：15～35×10^4/μl（静脈血）
- 視算法（直接法）：14～34×10^4/μl（毛細管血）

（1）測 定 法

自動血球計測器による測定が一般的だが，血小板数 2×10^4/μl以下の

ときは値が不正確になるので，視算法（直接法）との併用がよい．

（2）血小板減少の機序と疾患

血小板減少の機序は産生の低下と破壊の亢進であり，前者は骨髄機能不全，後者は免疫的機序によることが多い．抗凝固薬にEDTAを用いるとEDTA血小板凝集が起こり，自動計数器で血小板減少になることがある（偽性血小板減少症）．

4）凝固出血能の検査

（1）出血時間

出血時間は，皮膚に切創をつくり，そこからの出血が一次止血，すなわち血小板血栓形成により止まるまでの時間を測定するものである．止血機構には，血小板，凝固因子，血管の因子が関与しており，これらのどれかに異常があれば，出血時間が異常値をとる．出血時間延長の原因として最も頻度の高い疾患は血小板減少であり，まず血小板数を確認すべきである．血小板数が正常でも，アスピリンの服用など血小板機能異常があると出血時間の延長がありうる．

（2）プロトロンビン時間（PT）

血漿に組織トロンボプラスチン（組織因子とリン脂質の複合体）とカルシウムイオンを加えていわゆる外因系凝固を活性化してトロンビンが生成され，トロンビンによりフィブリノゲンがフィブリンとなって析出するまでの時間を測定する．これに関連する因子は第Ⅰ（フィブリノゲン），Ⅱ（プロトロンビン），Ⅴ，Ⅶ，Ⅹ各因子活性である．

各因子は肝で産生され，第Ⅱ，Ⅶ，Ⅹ因子はビタミンK依存性凝固因子であり，各因子の循環抗凝血素があればその活性は低下する．

検査試薬のPIVKAに対する感受性の違いがあることから，各試薬の感度ISI（international sensitivity index）が決められ，プロトロンビン比を国際的に標準化してINR（international normalized ratio）と表現するようになっている．

$$INR = (検体のPT（秒）/正常のPT（秒））^{ISI}$$
$$= (プロトロンビン比)^{ISI}$$

特にワーファリン治療のコントロールではINR値が要求され，2～3に保たれることが多い．

（3）活性化部分トロンボプラスチン時間（APTT）

血漿に接触相の接触因子（プレカリクレイン，HMWK，第Ⅻ因子，第Ⅺ因子）を活性化する物質とカルシウムイオン，リン脂質を加えて，いわゆる内因系の凝固系を活性化させてみる凝固時間である．したがってこれに関連する因子は，プレカリクレイン，HMWK，第Ⅻ，Ⅺ，Ⅸ，Ⅷ，

Ⅹ，Ⅴ，Ⅱ（プロトロンビン），Ⅰ（フィブリノゲン）因子である．

第Ⅷ因子以外は肝で産生され，第Ⅱ，Ⅸ，Ⅹ因子はビタミンK依存性因子である．

von Willebrand病では第Ⅷ因子の減少によって延長することが多い．

3 生化学検査

1）逸脱酵素

（1）AST aspartate aminotransferase（**GOT** glutamic oxaloacetic transaminase）

基準値は，11～40IU/*l*/37℃である．

ASTはアスパラギン酸アミノトランスフェラーゼの略．GOT（グルタミン酸オキサロ酢酸トランスアミナーゼ）と同義だが，ASTが使われる傾向にある．ASTは主として肝，筋細胞内，赤血球内に存在する酵素で，これらの細胞の壊死，破壊によって血中に逸脱する．このため，血中AST活性の上昇は，肝細胞，筋肉，赤血球の壊死，破壊の程度を反映する．しかし厳密には，細胞内の含量や形質膜透過性の影響を受ける．肝細胞の壊死，破壊の原因は，肝炎ウイルス，アルコール，薬物，虚血などいずれでもよい．

疾患ごとに臨床像や経過に特徴があり，鑑別上重要である．アルコール性肝炎ではAST＞ALTとなる．

1000IU/*l*以上（高度増加）となる疾患として，ウイルス性急性肝炎（極期），ウイルス性慢性肝炎の急性増悪，劇症肝炎，薬物性肝炎などがある．中等度の増加は，ウイルス性慢性肝炎，自己免疫性肝炎，急性アルコール性肝炎，薬物性肝炎，脂肪肝，閉塞性黄疸，原発性胆汁性肝硬変，心筋梗塞，筋肉疾患，溶血性疾患などでみられる．

（2）ALT alanine aminotransferase（**GPT** glutamic pyruvic transaminase）

基準値は，6～43IU/*l*/37℃である．

ALTはアラニンアミノトランスフェラーゼの略．GPT（グルタミン酸ピルビン酸トランスアミナーゼ）と同義だが，ALTが使われる傾向にある．ALTは主として肝細胞内に存在する酵素で，肝細胞の壊死，破壊によって血中に逸脱する．このため，血中ALT活性の上昇は，肝細胞の壊死，破壊の程度を反映する．

1000IU/*l*以上（高度増加）はウイルス性急性肝炎（極期），ウイルス性慢性肝炎の急性増悪，劇症肝炎，薬物性肝炎などでみられ，中等度増加は，ウイルス性慢性肝炎，自己免疫性肝炎，急性アルコール性肝炎，薬物性肝

炎，脂肪肝，閉塞性黄疸，原発性胆汁性肝硬変などでみられる．

（3）乳酸脱水素酵素　lactate dehydrogenase；LDH

基準値は，200〜400IU/*l* である．

乳酸脱水素酵素（LDH）は体内のすべての細胞に存在する．LDHには5種類のアイソザイムがあり組織ごとに含まれるアイソザイムが異なる．血清LDH活性の上昇は細胞の損傷による．したがって活性上昇の程度は組織障害の程度を表す．細胞からの遊出が止まれば血清LDH活性は正常化するが，その消失の速さはアイソザイムにより異なる．

1000IU/*l* 以上の高度増加は心筋梗塞，急性肝炎，急性骨髄性白血病，悪性リンパ腫，悪性貧血などでみられ，中等度増加はリンパ性白血病，慢性骨髄性白血病，悪性腫瘍，皮膚筋炎，進行性筋ジストロフィーなどでみられる．溶血により高値を示すので，保存不良の検体では異常高値を示す．

（4）アルカリホスファターゼ　alkaline phosphatase；ALP

基準値は，80〜260IU/*l* である．

アルカリホスファターゼ（ALP）は，γ-GTPとともに，肝胆道系酵素とよばれ，閉塞性黄疸や肝内胆汁うっ滞の指標として用いられる．さらに肝内占拠性，浸潤性病変を示唆する酵素としても広く肝胆疾患の指標となっている．

肝胆由来以外に，骨，胎盤，小腸由来のアイソザイムがあり，ALP高値の場合は，アイソザイムの測定が必要である．

高度上昇がみられるのは，閉塞性黄疸（胆管癌，肝門部胆管癌，膵頭部癌，総胆管結石，ファーター（Vater）乳頭癌），肝占拠性病変（転移性肝癌など），肝内胆汁うっ滞，転移性骨腫瘍などがある．中等度の上昇は，胆道感染，骨疾患（骨折，骨軟化症など），薬物性肝障害，アルコール性肝障害，脂肪肝，うっ血肝，急性肝炎，慢性肝炎，肝硬変，肝細胞癌（進展例），悪性腫瘍，甲状腺機能亢進症，生理的上昇（成長期，妊娠など）でみられる．成長期（小児は成人の3倍），妊娠後期（妊娠前の2〜3倍）には生理的に上昇する．

（5）γ-GTP　γ-glutamyl transpeptidase

基準値は，成人男性：10〜50IU/*l*，成人女性：9〜32IU/*l* である．

肝臓内ではγ-グルタミルトランスペプチダーゼ（γ-GTP）は肝細胞毛細胆管膜から胆管上皮に分布する．肝胆疾患で血清中の活性が上昇するが，その機序は複数ある．アルコールや薬物は酵素誘導作用があり，肝内のγ-GTPたんぱく量を増加させる．肝内胆汁うっ滞，閉塞性黄疸，肝内占拠性病変では，ALP，LAPなど，ほかの肝胆道系酵素とともに上昇する．肝細胞癌では癌特異的なγ-GTPアイソザイムを認める例がある．

高度増加は急性アルコール性肝炎，閉塞性黄疸，肝内胆汁うっ滞（PBCなど）でみられ，中等度増加はアルコール性肝障害，薬物性肝障害，慢性活動性肝炎，肝硬変，肝癌，脂肪肝，胆道疾患でみられる．

（6）アミラーゼ

基準値は，60～200IU/lである．

血清アミラーゼの由来は，膵臓と唾液腺が主である．それぞれの臓器に特異的なアイソザイムがあり，血中では通常唾液腺型アミラーゼがやや多い．血清アミラーゼの上昇機序には，膵臓や唾液腺の，①炎症や，②腫瘍，結石が引き起こす閉塞による血中への逸脱，腸からの漏出，腎からの排泄障害（マクロアミラーゼ血症，慢性腎不全），異所性産生（腫瘍）などがある．

高アミラーゼ血症は急性膵炎，慢性膵炎，膵嚢胞，膵癌，総胆管結石，ファーター（Vater）乳頭癌，急性耳下腺炎，唾石，消化管穿孔，腸閉塞，腹膜炎，子宮外妊娠，アミラーゼ産生腫瘍（肺癌，卵巣癌，卵管癌など），マクロアミラーゼ血症，慢性腎不全などでみられる．

（7）クレアチンキナーゼ creatine kinase；CK（クレアチンホスホキナーゼ creatine phosphokinase；CPK）

基準値は，男性：57～197IU/l，女性：32～180IU/lである．

クレアチンキナーゼは心筋と骨格筋の障害で上昇する．日常臨床では，急性心筋梗塞の診断に有用であり，診断と治療を急ぐ．小さい梗塞巣や，不安定狭心症では，経時的に測定を繰り返す必要がある．心筋と骨格筋ではアイソザイムが異なるので鑑別に有用である（骨格筋はCK-MMのみ，心筋にはCK-MBが含まれる）．疾患以外にも，激しい運動，筋肉注射，注射液の漏洩，手術後，分娩後，てんかん大発作後，カウンターショック後，筋電図後，こむらがえりなどでも上昇する．

2000IU/l以上（高度上昇）は急性心筋梗塞に加え，心筋炎，進行性筋ジストロフィー（Duchenne型，肢帯型），悪性高熱症（サクシニルコリン全身麻酔），末梢循環不全，多発性筋炎，皮膚筋炎，外傷や熱症や動脈閉塞による筋障害などでみられる．

2）たんぱく

（1）血清総たんぱく（TP）

基準値は，6.3～7.8g/dlである．

血清中には様々なたんぱく成分が存在するが，通常，総たんぱくの増減は，血清たんぱくの大部分を占めるアルブミンとγ-グロブリンの変化を反映している．

総たんぱくの増加はγ-グロブリンの増加を反映しており，アルブミン

が増加することは脱水症以外にはない．

総たんぱくの減少はγ-グロブリンの減少も関与するが，多くの場合，アルブミンの低下を反映している．アルブミンの低下は，栄養不良，肝合成能の低下，体外への喪失により起こる．

・5 g/dl 以下（高度減少）

ネフローゼ症候群，重症肝障害，悪液質，たんぱく漏出性胃腸症．

・5～6 g/dl（中等度減少）

上記の疾患に加え，栄養障害，吸収不全症候群，無γ-グロブリン血症，炎症性疾患，血液希釈．

・9 g/dl 以上（高度増加）

多発性骨髄腫，原発性マクログロブリン血症，自己免疫性肝炎．

（2）血清アルブミン

基準値は，3.7～4.9 g/dl である．

血清アルブミンは肝臓で合成される分子量6万6000のたんぱく質で，血中での半減期は約15日である．アルブミンの減少は，①産生の低下（肝障害，炎症性疾患），②体外（尿，胃腸管，皮膚）への漏出，③代謝亢進（甲状腺機能亢進症，炎症性疾患），④栄養不良（低栄養，消化吸収障害）で起こる．また血液希釈でもアルブミン濃度は軽度低下する．血清アルブミンの増加は脱水症以外では認められない．

高度減少はネフローゼ症候群，重症肝障害，悪液質，たんぱく漏出性胃腸症，吸収不全症候群，栄養障害，火傷などによる．

（3）血清たんぱく分画

基準値は，以下のとおり．

アルブミン（Alb）：60.5～73.2％，α_1-グロブリン：1.7～2.9％，α_2-グロブリン：5.3～8.8％，β-グロブリン：6.4～10.4％，γ-グロブリン：11～21.1％．

血清をセルロースアセテート膜電気泳動すると，血清たんぱくがアルブミン，α_1-グロブリン，α_2-グロブリン，β-グロブリン，γ-グロブリンの5分画に分かれる．それをたんぱく染色し，各分画の相対量をデンシトメーターにより算出している．

種々の疾患でたんぱく分画に特徴的な変化がみられるが，それぞれの分画に多くのたんぱくが含まれており，疾患に特異的な検査ではない．総たんぱく濃度に血清分画の相対量を乗じて，各分画の絶対量の増減を推定することも重要である．日常の臨床では，Mたんぱくや特定のたんぱく欠損（低下）症のスクリーニングに役立つ．

臨床診断に役立つパターンを列記する．

・無アルブミン血症：Alb↓

- ネフローゼ症候群：Alb↓，$α_2$↑
- 無トランスフェリン血症：$β$↓
- 無（低）免疫グロブリン血症：$γ$↓
- 肝硬変：(Alb, $α_1$, $α_2$)↓，$γ$↑，$β$–$γ$ bridging
- Mたんぱく（多発性骨髄腫，マクログロブリン血症など）：$α_2$–$γ$に急峻なピーク

3）腎機能

（1）血中尿素窒素　blood urea nitrogen；BUN

基準値は，9～21mg/dlである．

組織たんぱく質や食事たんぱく質の分解により生じたアミノ酸の脱アミノ反応により生じたアンモニアが，最終的に肝臓の尿素回路で代謝されて，尿素となる．血中に放出された尿素は，腎糸球体で濾過された後35～70％が尿細管で再吸収され，残りが尿中に排出される．尿細管の再吸収量は尿量に強く依存し，2ml/分以下では尿量の減少に応じて再吸収量が増加する．

BUNの異常は，主に腎からの尿素排泄異常を反映しているが，腎外性因子にも強く影響を受ける．すなわち，①腎前性因子（脱水，心不全，出血など）による再吸収率の亢進や，②高たんぱく食・消化管出血，組織の異化亢進/崩壊時の産生の亢進により増加する．したがって，一般臨床ではBUNとCrを同時に測定し，BUN/Cr比が10以上であれば，腎外性因子が関与していると考える．逆に，低たんぱく食や血液透析直後では，BUN/Cr比は10以下となる．

60mg/dl以上（高度上昇）は腎不全を考える．

30～60mg/dl（中等度上昇）は腎機能障害，消化管出血，脱水，心不全，閉塞性尿路疾患などを考える．

軽度上昇は高たんぱく食，絶食，低カロリー食，副腎皮質ステロイド剤使用時，甲状腺機能亢進症，腎機能障害，消化管出血，脱水，心不全，閉塞性尿路疾患などでもみられる．

（2）血中クレアチニン（Cr）

基準値は，男性：0.6～1.2mg/dl，女性：0.4～0.9mg/dlである．

クレアチニンは筋肉中のクレアチンの終末代謝産物であり，腎糸球体で濾過され，尿細管での再吸収や分泌が少ないので糸球体濾過率（GFR）の指標として用いられる．しかしながら，GFRが2/3程度に低下するまでクレアチニンには著変はない．

クレアチニンの上昇は腎前性因子（脱水，ショック，心不全など），腎性因子（糸球体腎炎，間質性腎炎，尿細管障害など），腎後性因子（尿路

閉塞など）で起こりうる．また筋肉量の増加（先端巨大症など）があれば，クレアチニンは軽度上昇しうる．反対に，筋肉量が減少したり（長期臥床，筋ジストロフィーなど），多尿（尿崩症など）でクレアチニンは低下する．

2 mg/dl 以上の増加は腎不全でみられる．

1.2（女性 0.9）〜2 mg/dl（軽度上昇）は脱水，心不全，ショック，糸球体腎炎，間質性腎炎，尿管結石，前立腺肥大，先端巨大症などでもみられる．

（3）血清尿酸　uric acid；UA

基準値は，男性：3〜7.2 mg/dl，女性：2.1〜6 mg/dl である．

血清尿酸値は，尿酸産生量と腎臓からの排泄量によって決まる．尿酸はプリン体の最終代謝産物であるので，プリン産生が多くなると尿酸産生も亢進する．またプリンのサルベージ経路の異常でも尿酸値は影響を受ける．尿酸生合成酵素欠損症で低尿酸血症になる．血漿中での尿酸ナトリウムの飽和溶解度は 6.8 mg/dl 程度であり，その濃度を超えると尿酸結晶が析出する可能性がある．男性は女性より 1〜2 mg/dl 高い．

8 mg/dl 異常に増加するのは，痛風，無症候性高尿酸血症，腎不全，飢餓，サイアザイド系降圧薬，白血病，骨髄腫，悪性リンパ腫などがある．

4）脂質代謝

（1）総コレステロール

基準値は，130〜220 mg/dl である．

血清コレステロール濃度は主として肝臓におけるコレステロールの合成と異化を反映している．肝臓でリポたんぱくを取り込む受容体の異常などで高コレステロール血症が出現する（家族性高コレステロール血症）．閉塞性黄疸では，胆道を介したコレステロールの異化障害により高コレステロール血症が出現する．種々のホルモンの異常は，コレステロールの合成，異化に影響し高コレステロール血症を出現させる．ネフローゼ症候群では肝臓でのコレステロールの合成亢進のために高コレステロール血症を示す．また食事によるコレステロール摂取過剰も，最終的に肝臓のリポたんぱく受容体活性を抑制し，高コレステロール血症を出現させる．

高コレステロール血症は粥状動脈硬化症の危険因子となるため，治療が必要となる．動脈硬化症発症に直接関係するのは，LDL-コレステロール濃度であり，これに注目しながらの治療が必要となる．生理的には，20歳以降，加齢に伴い徐々に増加する．特に女性では更年期を機に急速に増加する傾向にある．

低コレステロール血症は，主として肝臓でのコレステロール合成の低下により出現しているものが多い．甲状腺機能亢進症による低コレステロー

ル血症は異化の亢進により出現していると考えられている．

　数値が増加する疾患としては，家族性高コレステロール血症，特発性高コレステロール血症，糖尿病，甲状腺機能低下症，先端巨大症，下垂体機能低下症，閉塞性黄疸，肝細胞癌，脂肪肝，原発性胆汁性肝硬変，膵炎，ネフローゼ症候群，痛風，高尿酸血症，妊娠などがある．

（2）トリグリセリド　triglyceride；TG（中性脂肪）

　基準値は，50〜150mg/dlである．

　トリグリセリドはカイロミクロン（CM），VLDLといった大型のリポたんぱくに主として含有されている．CMは小腸でつくられるリポたんぱくで，異化速度は非常に速く食後6時間後にはほとんど血中より消失している．CMはアポたんぱくC-Ⅱ存在下にリポたんぱくリパーゼの作用を受けて代謝されるため，アポたんぱくC-Ⅱやリポたんぱくリパーゼの欠損状態では高トリグリセリド血症を生じる．糖尿病，糖質過剰摂取，脂肪肝などではVLDL合成が亢進し高トリグリセリド血症を呈する．CMやVLDLの異化にはアポたんぱくEが重要な役割を果たしているため，アポたんぱくEに異常がある疾患（家族性Ⅲ型高脂血症，アポたんぱくE欠損症）ではCMやVLDLやそのレムナントの蓄積が起こりうる．

　高中性脂肪血症は動脈硬化症の危険因子であるとともに，極端なものは急性膵炎の原因となりうるので治療が必要となる．

　数値が上昇するのは，リポたんぱくリパーゼ欠損症，アポたんぱくC-Ⅱ欠損症，家族性Ⅲ型高脂血症，家族性複合型高脂血症，家族性Ⅳ型高脂血症，甲状腺機能低下症，糖尿病，クッシング（Cushing）症候群，下垂体機能低下症，ネフローゼ症候群，閉塞性黄疸，脂肪肝，急性膵炎，高尿酸血症，自己免疫疾患，肥満，妊娠，アルコール多飲，高カロリー食などであり，食事の影響を受けやすく，食後高値を示す．

（3）HDL-コレステロール　high density lipoprotein cholesterol

　基準値は，40〜65mg/dlである．

　HDLは末梢細胞に蓄積したコレステロールを引き抜くことで，動脈硬化症に予防的役割を果たしているリポたんぱくである．すなわちいわゆる善玉コレステロールである．疫学調査において，低HDL血症では虚血性心疾患の発症頻度が増加することが知られている．低HDL血症の原因として，高脂血症（特に高中性脂肪血症）に伴うものが多く認められる．

　低HDL血症は動脈硬化症の危険因子となるのでHDLを低下させる原因（喫煙，運動不足，肥満など）を取り除く必要がある．

　数値を低下させる病態は，高脂血症，肥満，糖尿病，甲状腺機能亢進症，肝硬変，慢性腎不全，骨髄腫，脳梗塞，喫煙などがある．生理的には，①女性は男性より高値を示し，②多価不飽和脂肪酸，糖質の多い食事で低下

し，③喫煙，運動不足，肥満により低下する．

（4）LDL-コレステロール　low density lipoprotein cholesterol

基準値は，60～120mg/dlである．

LDL-コレステロールは基本的に総コレステロールと連動して増減することが多い．

LDL-コレステロールは動脈硬化症起因性のコレステロールとして知られている（いわゆる悪玉コレステロール）．疫学調査の結果からも，LDL-コレステロール値が高くなると虚血性心疾患の頻度が増加することが知られている．

LDLコレステロールが直接測定できないときの計算式として，Friedewaldの式を用いる．

〈Friedewaldの式〉

・中性脂肪≦400mg/dlのとき
 LDL-コレステロール（mg/dl）
  ＝総コレステロール（mg/dl）－HDL-コレステロール（mg/dl）
   －中性脂肪（mg/dl）×0.2
・中性脂肪＞400mg/dlのとき
 LDL-コレステロール（mg/dl）
  ＝総コレステロール（mg/dl）－HDL-コレステロール（mg/dl）
   －中性脂肪（mg/dl）×0.16

数値が増加する疾患としては，家族性高コレステロール血症，特発性高コレステロール血症，糖尿病，甲状腺機能低下症，先端巨大症，下垂体機能低下症，閉塞性黄疸，肝細胞癌，脂肪肝，原発性胆汁性肝硬変，膵炎，ネフローゼ症候群，痛風，高尿酸血症，妊娠などがある．

5）鉄代謝・ビリルビン代謝

（1）血清鉄

基準値は，男性：64～187μg/dl，女性：40～162μg/dlである．

健常成人の総鉄量は約4gでありたんぱくと結合して存在している．約2/3はヘモグロビンとして赤血球中にあり，約1/3はフェリチンやヘモジデリンと結合し，貯蔵鉄として細胞中に存在する．約0.1％がトランスフェリンと結合して血漿中に存在する．

血清鉄の低下は，①鉄の喪失（出血），②需要の増大，③貯蔵鉄を利用できないとき（感染症，膠原病など）にみられる．

反対に増加する原因として，①多くの鉄が体内に入る（頻回の輸血），②需要の低下（再生不良性貧血），③貯蔵鉄の放出（急性肝炎などによる細胞の破壊）がある．

数値が低下する疾患としては，鉄欠乏性貧血，感染症，膠原病，悪性腫瘍などがあり，増加する疾患としては，ヘモクロマトーシス，急性肝炎，再生不良性貧血，急性白血病，不応性貧血，鉄芽球性貧血などがある．

（2）**総鉄結合能** total iron binding capacity；TIBC，**不飽和鉄結合能** unsaturated iron binding capacity；UIBC

基準値は，次のとおり．

TIBCは，男性：238〜367 μg/dl，女性：246〜396 μg/dl．UIBCは，男性：117〜275 μg/dl，女性：159〜307 μg/dlである．

総鉄結合能（総鉄結合能＝血清鉄＋不飽和鉄結合能）とは血清中のトランスフェリンが結合しうる総鉄量であるので，総鉄結合能の増減はトランスフェリンの増減を意味する．不飽和鉄結合能は，肝臓でのトランスフェリンの産生量，体外喪失（腎または腸管）と血清鉄量によって影響される．

不飽和鉄結合能（UIBC）が減少する疾患として，慢性感染症，ネフローゼ症候群，急性肝炎，肝硬変，悪性腫瘍，再生不良性貧血，ヘモクロマトーシス，ヘモジデローシス，たんぱく漏出性胃腸症，膠原病，先天性無トランスフェリン血症などがあり，増加する疾患として，鉄欠乏性貧血などがある．

（3）**総ビリルビン**

基準値は，0.2〜1.2mg/dl（酵素法，比色法）である．

総ビリルビンは直接ビリルビンと間接ビリルビンの和である．

（4）**直接ビリルビン**

基準値は，0〜0.4mg/dl（酵素法，比色法）である．

非抱合型ビリルビンは，肝臓で抱合型ビリルビンに変化した後，胆汁中に排泄される．この抱合型ビリルビンが直接ビリルビンに相当し，これは水溶性である．

直接ビリルビンの増加は肝胆道系疾患（肝細胞障害，肝内胆汁うっ滞，胆道閉塞）の存在を示唆する．肝炎，肝硬変などの肝細胞障害では細胞内小器官や毛細胆管の破綻によりビリルビンが血中に流入する．肝実質障害が強ければ間接ビリルビンの取り込み障害により，高間接ビリルビン血症も同時に出現する．肝内外の胆汁うっ滞では，ビリルビンの逆流により高直接ビリルビン血症が出現する．

数値が増加する疾患として，急性肝炎，慢性肝炎，非代償性肝硬変，肝癌，劇症肝炎，アルコール性肝炎，自己免疫性肝炎，薬物性肝障害，急性脂肪肝，肝内胆汁うっ滞，原発性胆汁性肝硬変，原発性硬化性胆管炎，閉塞性黄疸がある．

（5）**間接ビリルビン**

基準値は，0～0.8mg/dl（酵素法，比色法）である．

ビリルビンはヘムたんぱくが処理されて生成される物質である．体内で産生されたビリルビンは非抱合型ビリルビンとして肝臓に運ばれた後，抱合型ビリルビンに変化する．この非抱合型ビリルビンが間接ビリルビンに相当する．

したがって間接ビリルビンの増加は，①体内での生成過剰，②肝臓での抱合異常により出現する．体内での生成過剰を起こすものとして溶血性貧血や無効造血などがある．肝臓での抱合異常は体質性黄疸で認められる．

数値が増加する疾患として，溶血性黄疸，新生児黄疸，Gilbert症候群などがある．

6）血液ガス・電解質

（1）Pao_2（動脈血O_2分圧）

基準値は，成人男性では95±7torrで，約100としてよい．$Pao_2＝107－0.4×$年齢（安静臥位）として表す．

Pao_2は肺における血液酸素化能力の指標である．実際には吸入気酸素分圧，肺胞気酸素分圧，A-aDO_2の3者により規定される．

Pao_2の低下は呼吸器系の異常すなわち呼吸不全を意味する．呼吸不全の病態は同時に測定した$Paco_2$と組み合わせて考えることにより，換気不全によるPao_2の低下と肺でのガス交換の障害によるPao_2の低下とに大別できる（例外：循環系に問題がある右→左シャントの場合である）．したがって，動脈血ガス分析を行うことで呼吸不全の原因のある程度の鑑別を行うことができる．すなわち，①肺胞低換気によるPao_2低下は$Paco_2$の上昇を伴う，②換気/血流の不均等，シャント，拡散障害によるPao_2低下のみられるとき，$Paco_2$は正常もしくは低下している．

実際の臨床の場では，両方の因子が混在していることが多く，A-aDO_2を計算することも有用である．A-aDO_2は肺胞気と動脈血の酸素分圧の差であり，肺胞でのガス交換能力の指標である．臨床的には$Pao_2＜60$torrを呼吸不全とみなして対応することになる．

（2）$Paco_2$（動脈血CO_2分圧）

基準値は，38～46mmHgである．

生体は細胞の好気的代謝の最終産物として1日当たり1万5000mmolのH_2OとCO_2を生成する．血液中のCO_2は一部が溶解CO_2やH_2CO_3として存在するが，大部分はHCO_3^-などの結合型として存在している．動脈血CO_2分圧は肺胞気CO_2分圧と平衡状態にあり，体内産生量に比例し，肺胞換気量に反比例する．すなわち次の式が成り立つ．

$$Paco_2 ≒ PACO_2 ∝ CO_2産生量/肺胞換気量$$

Pco_2を評価するときには，血液pHと合わせて考えることが重要である．

Pco_2上昇（hypercapnia）およびpH＜7.4がみられる疾患として，慢性閉塞性肺疾患（慢性気管支炎，気管支喘息，肺気腫）などがある．

Pco_2低下（hypocapnia）およびpH＞7.4がみられる疾患として，低酸素状態（換気血流不均等，重症貧血，低血圧），アスピリン中毒，脳血管障害，脳炎，髄膜炎，肝不全，敗血症，発熱，過換気症候群がある．

（3）血漿HCO_3^-濃度

基準値は，24±2mEq/*l*である．

HCO_3^-は血漿のなかで最も重要な緩衝系である炭酸・重炭酸系の共役塩基である．生体内での酸負荷に対して速やかに中和するように作用し，消費した分は腎で生成される．血漿HCO_3^-は糸球体から100％濾過されるが，そのほとんどが尿細管で再吸収され，尿中にはごくわずかにしか排出されない．尿pHが6.0では1〜2mEq/*l*しか出ない．それ以下では0と考えてよい．

血漿HCO_3^-が上昇するためには，まずアルカリ負荷があることが必要で，次に腎でのHCO_3^-再吸収が亢進していなければならない．たとえば，嘔吐でみられる代謝性アルカローシスの出現は，胃酸であるHClの体外喪失のため体内にHCO_3^-が残り，かつ腎でのHCO_3^-再吸収閾値が上昇しているためである．多くは細胞外液の減少があり，アルドステロン作用が増強し，そしてカリウム欠乏を伴っていることがその条件を満たす．

一方，血漿HCO_3^-が低下するのは酸負荷であり，腎でのHCO_3^-生成が追いついていない場合である．有機酸の蓄積の場合は有機酸が肝でアルカリに変換されるので，炭酸水素ナトリウムの過剰使用では代謝性アルカローシスに振れてしまうことに注意する．

数値が増加する疾患として，代謝性アルカローシス（嘔吐，低カリウム血症，高度の脱水，利尿薬使用，炭酸水素ナトリウム投与，大量輸血，原発性アルドステロン症，ミルク-アルカリ症候群），呼吸性アシドーシス（肺気腫，慢性気管支炎，呼吸不全）がある．

数値が減少する疾患として，代謝性アシドーシス（下痢，腎尿細管性アシドーシス，有機酸蓄積，高カリウム血症，酸性化剤投与，炭酸脱水素酵素阻害薬，異化亢進），呼吸性アルカローシス（過換気症候群）がある．

（4）ナトリウム（Na）

基準値は，135〜149mEq/*l*である．

血清Na濃度は体内Na総量と体内水分量との割合で決まる．低Na血症はNa欠乏を意味するものではなく，相対的水過剰と考える．高Na血症もNa過剰とは限らず相対的水欠乏状態と理解すべきである．すなわちNa代謝異常は水代謝異常と考えたほうが理解しやすい．

数値が低下する疾患として，抗利尿ホルモン不適合分泌症候群（SIADH），慢性腎不全，浮腫性疾患（うっ血性心不全，ネフローゼ症候群，肝硬変），Na欠乏，アジソン（Addison）病があり，上昇する疾患として，脱水，尿崩症，原発性アルドステロン症，Na過剰投与がある．

（5）カリウム（K）

基準値は，3.5～4.9mEq/*l* である．

体内K総量のうち98％は細胞内に存在し，細胞外液中に含まれるKは全体K量のわずか約2％である．このため細胞内外のK移動により容易に血清K濃度は変わりうる．この移動に影響する因子として，酸塩基平衡状態（pH），インスリン，カテコールアミンなどがある．

細胞内のK濃度は細胞外液（血清）より30～40倍高いため，溶血により高値となる．溶血以外にも同じ原理で白血球数5万～10万，血小板数100万以上でみられることがあり，偽性高K血症とよばれる．

低K血症の原因は摂取不足，あるいは腎性喪失か腎外性喪失であるかを考えればよく，高K血症の原因としては腎機能低下時での摂取過多，腎からの排泄低下に大きく分類される．そしてこれら体内バランスの異常をきたす病態以外に，細胞内外の移動による因子を考慮すればよい．

数値が低下する疾患として，嘔吐，下痢，下剤服用，利尿薬投与，原発性アルドステロン症，腎尿細管性アシドーシスがある．上昇する疾患として，急性腎不全，透析患者，偽性高K血症（白血球増加症，血小板増加症），慢性腎不全，アンジオテンシン変換酵素阻害薬，β-ブロッカー，スピロノラクトン，非ステロイド性消炎鎮痛薬，糖尿病（低レニン性低アルドステロン症），アシドーシスがある．

（6）塩　素（Cl）

基準値は，96～108mEq/*l* である．

血清中のClは陽イオンであるNaに対する主たる陰イオンと理解できる．したがってNaの代謝異常では血清Cl濃度もその変化に見合った変動を示す．通常Na：Clの濃度比は14：10くらいである．

Naとかけ離れた変動を示す場合は，酸塩基平衡状態を伴う場合である．血清中の陰イオンはClとHCO$_3$がほとんどであり，血清の電気的中性を維持するためには，ClとHCO$_3$は反比例を示す．

数値が低下する疾患として，低Na血症をきたす原因，原発性アルドステロン症，嘔吐，胃液吸引などがあり，上昇する疾患として，高張性脱水，高Na血症をきたす原因，下痢，腎尿細管性アシドーシスがある．

（7）カルシウム（Ca）

基準値は，8.5～10.5mg/d*l*（4.2～5.2mEq/*l*）である．

正常の血清Ca濃度は10mg/d*l* であり，アルブミンと結合しているもの，

Ca塩の形（炭酸塩，リン酸塩，クエン酸）で存在するもの，そしてfreeのイオン化Ca（Ca^{2+}）の3分画に分かれる．アルブミン1gにつきCa 1 mgが結合するとされ，正常アルブミン濃度（4 g/dl）では4 mg/dlがアルブミンと結合した分画である．したがって低アルブミン血症では血清Caは見かけ上低値となり，注意が必要である．血清アルブミン値の変動を加味した補正Ca濃度は，臨床的には次のPayneの式を用いる．

$$補正Ca濃度(mg/dl) = Ca実測値(mg/dl) + (4 - 血清アルブミン濃度(g/dl))$$

血中Caを調節する器官としては，入口に相当する小腸，出口に相当する腎，それに骨と副甲状腺の4つが重要である．血液Caレベルは副甲状腺ホルモン（PTH）と活性型ビタミンDにより維持され，これら2つが機能しないと直ちに低下する．しかし血液と骨との動的平衡状態は5 mg/dlとされ，これを下回ることもまれである．逆に血中Ca濃度が上昇するとPTHの産生と分泌を抑制し，ビタミンDの活性化も抑制される．活性型ビタミンDもPTHの遺伝子発現を抑制する．このようなフィードバック機構が存在するために，血中Ca濃度は8.5～10.5 mg/dlというきわめて狭い範囲に維持されている．

数値が低下する疾患として，低アルブミン血症，慢性腎不全，副甲状腺機能低下症，低Mg血症，ビタミンD欠乏症，ビタミンD依存性くる病，ビタミンD抵抗性くる病，偽性副甲状腺機能低下症がある．上昇する疾患として，原発性副甲状腺機能亢進症，悪性腫瘍によるもの，ビタミンD過剰症，サルコイドーシスがある．

4 内分泌検査

1）糖代謝

（1）グルコース（血糖，ブドウ糖）

基準値は，空腹時血漿血糖70～110 mg/dlである．

高血糖をきたす機構は，インスリン分泌低下，インスリン感受性低下などにより，肝の糖新生亢進，末梢組織でのグルコース利用の低下による．また，グルカゴン，アドレナリン，下垂体ホルモンは，インスリンの作用を抑制するため血糖の上昇をきたす．

低血糖は，摂食時のインスリン過剰分泌や膵ランゲルハンス島β-細胞腫瘍，インスリン過剰投与などのインスリン過剰状態で起こる．

1999（平成11）年の日本糖尿病学会の新しい診断基準では糖尿病の診断には慢性高血糖の確認が不可欠で，空腹時血糖値≧126 mg/dlまたは75g糖負荷試験（75gOGTT）2時間値≧200 mg/dlあるいは随時血糖値≧

200mg/dlを糖尿病型，空腹時血糖値＜100mg/dlかつ2時間値＜140mg/dlを正常型，どちらにもあてはまらないものを境界型とし，持続的に糖尿病型を示すものを糖尿病と診断することとしている．

（2）HbA1, HbA1c（ヘモグロビンA1, A1c）

基準値は，HbA1c：4.3～5.8％である．

ヘモグロビンが血中の糖と徐々に結合し，糖化ヘモグロビンが形成される．ヘモグロビンが糖化されると，より陰性に荷電するため，HbAの主要成分であるHbA0と区別することができ，これをHbA1と総称している．HbA1cはHbAのβ鎖のN末端アミノ酸にグルコースが結合したものであり，HbA1の大部分を占める．

赤血球が骨髄で形成された後，血中に浮遊している期間に曝された血糖値に比例して糖化ヘモグロビンの生成量が増加するため，長期の血糖コントロールを表す指標として有用である．糖化ヘモグロビンの値には，直前の1か月間の血糖値が50％，その前の1か月間の血糖値が25％，さらに前の2か月間の血糖値が25％寄与するといわれている．

（3）インスリン（IRI）

基準値は，5～15μU/ml（空腹時）である．

1型糖尿病では自己免疫異常により，インスリンを分泌する膵β細胞が破壊されるため，典型的な症例ではインスリンはきわめて低値となる．2型糖尿病では空腹時のインスリン値は軽度低下～軽度上昇まで様々であり，75g経口ブドウ糖負荷試験（OGTT）においても，負荷後のインスリン反応は低下−過剰反応を示すものまで種々ある．ただ2型糖尿病のインスリン反応の特徴は，負荷後早期のインスリン分泌が遅延することである．

肥満者では糖尿病の有無にかかわらず，高インスリン血症を呈することが多く，これは肥満による末梢でのインスリン抵抗性に対して，膵β細胞からインスリンが過剰分泌されるためである．

（4）グルコース負荷試験（GTT）

基準値は，負荷後2時間値：140mg/dl未満である．

測定法は，8時間以上の絶食後，75gブドウ糖溶解液を5分以内に服用し，採血は前および負荷後30，60，120，(180)分に行い，血糖，IRI，尿糖を測定する．

基本的には糖尿病の診断を目的として行うもので空腹時血糖値が126mg/dl未満の症例が対象となる．

負荷後2時間血糖値が200mg/dl以上を糖尿病とし，140～200mg/dlを耐糖能異常（impaired glucose tolerance；IGT）とする．日本糖尿病学会では正常型，糖尿病型に属さないものを境界型とよぶ．

〈インスリンインデックス（insulinogenic index；II）〉
　II＝（負荷後30分IRI－前値）／（負荷後30分血糖値－前値）
糖尿病ではIIが0.4以下を示すことが多い．

2）ホルモン

（1）遊離トリヨードサイロニン（FT$_3$）

基準値は，2.5〜4.5pg/mlである．

バセドウ（Basedow）病のように，甲状腺自身が機能亢進状態にある甲状腺中毒症の患者では，特に血中FT$_3$値の上昇がFT$_4$値のそれよりも著しくなる．その原因は，甲状腺内でT$_3$の産生がT$_4$よりも高まるためである．

血中のFT$_3$は，標的細胞の膜を通過して直接にT$_3$レセプターと結合するため，T$_4$に比べるとホルモン作用はきわめて早く発現する．一方，血中半減期も短く，約6時間である．

数値が増加する疾患として，バセドウ病による甲状腺機能亢進症，無痛性甲状腺炎，亜急性甲状腺炎がある．

減少する疾患として，種々の原発性甲状腺機能低下症，下垂体性（中枢性）甲状腺機能低下症，euthyroid sick症候群（肝硬変症，腎不全，癌末期など），空腹状態，神経性食欲不振症がある．

（2）遊離サイロキシン（FT$_4$）

基準値は，0.7〜1.7ng/dlである．

甲状腺ホルモンは血中ではその99％以上が結合たんぱく（TBGなど）と結合した形で存在している．これらのたんぱくと結合しない遊離型，すなわちFT$_4$はきわめて微量な血中濃度である．しかし，このFT$_4$が標的細胞内に入りT$_3$に転換した後，甲状腺ホルモン作用を発揮するため，血中FT$_4$濃度は甲状腺機能の指標として最も信頼性のある測定である．

数値が増加する疾患として，バセドウ病による甲状腺機能亢進症，無痛性甲状腺炎，亜急性甲状腺炎がある．

減少する疾患として，種々の原発性甲状腺機能低下症，下垂体性（中枢性）甲状腺機能低下症，euthyroid sick症候群（肝硬変症，腎不全，癌末期など），空腹状態，神経性食欲不振症がある．

（3）甲状腺刺激ホルモン（TSH）

基準値は，0.34〜3.5μU/mlである．測定するアッセイ系によって基準値は多少異なる．

TSHは下垂体前葉のTSH産生細胞で合成・分泌される糖たんぱくホルモンでαとβの2つのサブユニットから成り，αは黄体形成ホルモン（LH），卵胞刺激ホルモン（FSH）と共通である．TSH分泌は甲状腺刺激

ホルモン放出ホルモン（TRH）によって刺激され，甲状腺ホルモンによってネガティブフィードバック抑制を受ける．このフィードバック調節は鋭敏で，甲状腺ホルモンの分泌がわずかに亢進しているが血中甲状腺ホルモン値が基準域を超えないような状態でも，TSHは低値となり，逆に甲状腺ホルモンのわずかな分泌低下でも高値となる．このようなTSHの分泌の変化は，TRHに対するTSHの反応をみればさらに明確になる．日常の臨床において，TSH値の異常をみた場合には，まず甲状腺原発疾患を疑う．

5 感染症検査

1）基本的知識

　感染症の診断にあたっては，医療面接によって病歴を十分に把握し，主訴と身体所見によって局所的な感染症か全身疾患かを鑑別することが重要である．年齢，発熱の有無と発熱の仕方，悪寒戦慄の有無，発疹の有無と発熱との関係，痛み，咳・喀痰・呼吸困難の有無，消化器症状，排尿異常などの一般的事項に加えて，基礎疾患の有無，渡航歴，ペットの飼育，虫さされなどに注意する．集団発症の可能性を考え，家族や職場など周囲に同様の症状の人がいないかどうかにも注意を払う必要がある．

　病原体検査は一般細菌ではグラム染色，分離培養，抗菌薬感受性検査へと進む．常在細菌叢の混入の避けられない喀痰などの材料や，皮膚の常在菌が混入する可能性のある血液培養においては，常在細菌に留意して検査結果の判定を行う．検査材料としてよいサンプルを得ることに留意する．定量性が重要な尿の細菌検査では，採取した尿を室温に長時間放置してはいけない．結核菌では抗酸菌染色を行うが，培養に長時間（4週間ほど）かかることを知っておく必要がある．

　近年，HIVやHCV，HBVなどのウイルスや抗酸菌などではDNA診断が行われるようになってきた．寄生虫疾患では，マラリアのように血液スメアの顕微鏡検査で病原体を確認できる場合がある．赤痢アメーバやジアルジア，クリプトスポリジウムなどの原虫による下痢症では便の直接顕微鏡検査が大切である．回虫や条虫などの虫卵も検便で検査できる．

　多くのウイルス感染症や，リケッチア，マイコプラズマ，クラミジアなどの感染症では病原体検査が一般的でなく，抗体による検査が診断の決め手となる．2～3週間離れたペア血清の診断的価値が高い．

2）塗抹検査

塗抹検査は，臨床材料（喀痰・膿・髄液・尿・穿刺液など）をスライドグラスに塗布し，染色を施し細菌菌体の有無（陽性・陰性），量（＋，2＋，3＋）を表現する検査をいう．抗酸菌検査（結核菌を含む）では陽性の場合，菌量をガフキー号数（ⅠからⅩ）で表現していたが，「新結核菌検査指針」では検出菌数記載法が（－，±，1＋，2＋，3＋）となった．常在菌叢の存在する部位からの検体と，通常無菌の検体からの検査があり，意義づけは著しく異なる．染色形態と検査材料から菌名が推定可能な場合がある．

測定法は主としてグラム染色を用いる．ほかにチール-ネールゼン染色，螢光染色，ヒメネス染色，墨汁法などがある．

3）培養検査

（1）呼吸器系材料の一般細菌培養検査

呼吸器感染症の原因菌を特定するには，常在菌の存在と病変部が直接外気と接している部分であり，通過菌の存在などのため困難である．上気道（鼻咽頭・口腔）には，viridans group streptococci, *Neisseria spp.*などの常在菌が存在する．そのため，喀出痰，咽頭分泌物，口腔分泌物などにはこれらの常在菌が検出される．下気道のうち気管から分岐部まではほぼ無菌，気管支や肺胞は無菌である．鼻腔分泌物からは，皮膚の常在菌であるcoagulase negative staphylococciやGram positive rods（GPR）が検出される．

喀出痰を採取するときには，常在菌の混入を少しでも減らすよう患者に協力を求め，指導する．採取時間は，早朝・起床時が望ましい．検体の採取は原則的に化学療法前に行う．もし治療中なら薬剤血中濃度の最低時を選ぶ．

担当医は，提出前に受け持ち患者の喀出痰を観察し，唾液の多いものは再度採取すべきである．食べたものの混じった痰など論外である．また，ティッシュなどに包んではいけない．採取した検体はすぐ検査するのが望ましい．検体の室温放置により，腸内細菌や緑膿菌などのブドウ糖非発酵グラム陰性桿菌や酵母など普通寒天に発育する菌種が増殖し，*Streptococcus pneumoniae*や*Haemophilus influenzae*など呼吸器系感染症の起因菌と考えられる栄養要求の厳しい菌種は死滅する．なお，咽頭分泌物や鼻腔分泌物は，MRSA保菌調査や溶血性レンサ球菌検出に用いられている．喀出痰は，一般的には，膿性痰で白血球の多くみられる痰が培養検査に適するものとされる．

〈呼吸器感染症の主要原因菌〉
● 気道感染症

・急性気管支炎

ウイルスによるものが大部分であるが，膿性痰喀出時には細菌の二次感染と推定してよく，その菌種は*Haemophilus influenzae*, *Streptococcus pneumoniae*や*Staphylococcus aureus*が多い．

・慢性気道感染症，細汎気管支炎

膿性痰を頻繁に大量喀出する．このときの増悪菌種は*H. influenzae*, *S. pneumoniae*, *Branhamella catarrhalis*などで，持続感染には*P. aeruginosa*が関与する．

● 肺　　炎

喀痰量はそれほど多くない．

・市中肺炎

S. pneumoniae＞H. influenzae＞S. aureusの順に起炎菌となる．まれに常在菌の"*Streptococcus milleri*" groupが起炎菌となるという報告もある．

・院内肺炎

*Klebsiella pneumoniae*をはじめとする腸内細菌や*P. aeruginosa*, *S. aureus*などが起炎菌となる．

● 肺化膿症

肺実質の化膿性炎症性疾患で肺内に腫瘍を形成する．複数菌感染が多く，好気性菌では*S. aureus*, *Escherichia coli*, *K. pneumoniae*, *P. aeruginosa*, *S. milleri* group，嫌気性菌では*Peptostreptococcus spp.*, *Prevotella spp.*，などが起炎菌となる．

（2）血液の一般細菌培養検査

敗血症の診断，治療には血液培養による菌検出が必須である．重症感染症の場合，流血中から原因菌が検出できる．したがって，発熱患者（38℃以上）に対しては適切な時期に採血し，検査する．そのほか，血液培養を実施すべき状態は，①≦36℃の低体温，②核の左方移動を伴う＞1万/m*l* の白血球増多，③成熟多核白血球＜1000/m*l* などである．抗菌薬投与時には，抗菌薬の血中濃度が最低となる時間帯を見計らって採血する．なお間隔をおいて24時間に3回施行すれば，その検出率はほぼ100％近くなるといわれている．

現在，血液培養は液体培地を用いる増菌法で行われているので，採血・検査過程で1個でも雑菌が混入すると誤った判断がなされてしまう．したがって，採血・検査には十分な注意が必要である．

提出された血液培養ボトルは7～10日間，毎日朝夕2回観察し，培養後同定・感受性検査を行う．また，グラム染色の結果（陽・陰性，球・杆菌）はすぐ受け持ち医に連絡する．迅速性の要求される検査なので，ボトル内

で菌体のみられるような場合には，取り出した液から直接，同定・感受性試験をすることもある．

血液中に細菌が存在する状態を菌血症といい，それに加え，局所感染症状と全身症状の加わった状態を敗血症という．抜歯などで一時的にその部位の常在菌が血液中に入り込むこと（一過性菌血症）もある．

● 感染性心内膜炎

心臓に異常のある患者に発症し，心内膜または弁膜に起炎菌の増殖の場をもち，間欠的あるいは持続的に血液中に菌を証明する敗血症である．この起炎菌には，口腔内常在菌である α-溶血性レンサ球菌も多い．

● 中心静脈カテーテル関連敗血症

カテーテル挿入が菌の侵入門戸となり発症する敗血症で，カテーテル抜去により改善する．酵母や *Staphylococcus spp.* が起炎菌となりやすい．

血中への侵入門戸として，多い順に，①尿路，呼吸器，消化器，②皮膚，軟部組織，③生殖器，心血管，骨・関節，中枢神経系である．

4）薬剤感受性検査

希釈法と感受性ディスク法がある．

（1）希釈法の判定

薬剤不含有培地を対照として菌の発育を確認した後，肉眼的に菌の発育が認められないウェルの最小濃度を最小発育阻止濃度（minimum inhibitory concentration；MIC）とし，"$\mu g/ml$" で表される．また，培地中の菌が完全に殺菌され，発育不能な最小濃度を最小殺菌濃度（minimum bactericidal concentration；MBC）とよぶ．

（2）ディスク法の判定

KB法に準じたディスクではNCCLSでの判定法により判定する．阻止円の直径より1濃度法・3濃度法では（3＋）・（2＋）・（1＋）・（－）の4段階の判定基準がある．

・（3＋）：常用量の抗菌薬投与で効果が期待できる．
・（2＋）：増量することにより効果が期待できる．
・（1＋）：局所濃度が高い場合効果がある．
・（－）：臨床効果が期待できない．

（3）MRSA

メチシリン耐性黄色ブドウ球菌（methicillin-resistant *Staphylococcus aureus*；MRSA）の分離頻度は，1977（昭和52）年頃から多剤耐性MRSAは増え続け，1980（昭和55）年には10％を超え，次いで1984〜85（昭和59〜60）年に入り全国的に拡大し，現在ではその分離率は全国平均60％を超えている．MRSAは，病原性は普通の黄色ブドウ球菌と変わら

ず分離菌の2％前後が感染症の原因菌となる．この治療にバンコマイシン（VCM），テイコプラニン（TEIC），アルベカシン（ABK）などの抗MRSA薬とST合剤（スルファメトキサゾール/トリメトプリム），リファンピシン（RFP）など限定された抗菌薬しかない点が問題である．最近では，VCM低感受性菌が分離され，治療薬がさらに限定されてきている．これ以外に欧米で問題となっているVCM耐性腸球菌がわが国でも分離され，その動向が危惧されている．

5）結核菌検査

（1）抗酸菌培養検査

培養検査は，固形培地によるものと液体培地によるものとに分けられる．前者は発育してきたコロニーを観察できるが迅速性に欠ける．後者は感度と迅速性に優れているが，コロニーの観察ができず汚染率が高い．また，どの培養法においても培養で陽性になった菌は，必ず抗酸染色により確認する．

- 固形培地：わが国において小川培地に接種する方法が最も広く用いられている．
- 液体培地：観察は発育の速い抗酸菌検出と雑菌汚染の確認のため，接種後1週間は毎日行う．検査日数が，小川培地などの固形培地では，検体接種後から8週間観察し，肉眼的に集落が観察された場合を陽性（迅速発育株なら3日目，結核菌なら早いときには2週間目）とし，みられなかった場合を陰性として報告する．液体培地では培地の濁度発生確認後，チール-ネルゼン染色を行い抗酸菌を確認したうえで報告する．

（2）抗酸菌遺伝子検査

① 検査材料直接検出

PCR法（アンプリコアマイコバクテリアを用いる方法）が代表的なもので，結核菌群，*Mycobacterium avium*, *M. intracellulare*を検出同定する．16sリボソームRNA遺伝子をコードするDNAの584bpをPCR法により増幅，その後特異的なDNAプローブを用いた核酸ハイブリダイゼーション法を利用し，検出・同定する．いずれの方法においても偽陽性（carry over，クロスコンタミネーション，治療後の死菌などによる），偽陰性（抗酸菌核酸抽出の困難，反応阻害物質，保存の影響などによる）があり，結果の判定には十分注意する．抗酸菌検査における材料直接検出法は，あくまでも抗酸菌症診断の補助的検査として考えたほうがよい．治療中は塗抹陽性・培養陰性・遺伝子検査陽性となることもある．

② 抗酸菌同定

全工程が約2〜6時間で終了し，いずれの同定検査とも分離されたコロニーより検査を行うため，従来の継代培養の時間を省くことができる．

6）肝炎ウイルスマーカー

肝炎ウイルスの検出には，近年の分子生物学的手法によるウイルスの検出と抗体系の検出が主流である．ウイルスマーカーの選択には，以下の①〜④などの状況により用いるウイルスマーカーが異なる．①病因ウイルスの検索，②病態把握のためのウイルス動態の検討，③治療方針設定のためのウイルス測定，④治療効果判定のためのウイルス動態の検討．

また，肝炎ウイルスには各種のウイルスマーカーが存在している．各ウイルスマーカーの臨床的意義を表3-15，病期・病態に応じたウイルスマーカーの選択基準を図3-12に示す．

（1）急性肝炎

急性肝炎が疑われる場合は，IgM型HA抗体，HBs抗原，HCV抗体を測定する．

HBsAg陽性者ではIgM型HBc抗体も測定し，急性肝炎か慢性B型肝炎の急性増悪を検査する．

（2）治療前の判断

・HBV：急性増悪期にはIgM型HBc抗体とHBV-DNAの定量を行う．
・HCV：治療前にHCV-RNA定量とウイルス型（セロタイプ）を測定し，治療効果を予測する．

（3）治療中の判定

・HBV：HBV-DNA定量とALTの変動を定期的に確認する．
・HCV：HCV-RNA定性検査を定期的に行う（インターフェロン治療の最終効果判定は終了後6か月（3か月）以降にHCV-RNA定性で行う）．

6 免疫的検査

1）血液型検査

ABO式血液型検査判定およびRh式血液型検査判定を表3-16に示す．

（1）ABO式血液型検査

患者血球の抗原を調べるオモテ試験，患者血清中の抗A，抗B抗体の存在を調べるウラ試験の両方を実施し，その結果の一致により血液型を判定するが，一致しない場合もある．ABO型の各型の頻度は日本人において，ほぼA：O：B：AB＝4：3：2：1である．

なお輸血の場合は，必ず交差試験を行う必要がある．

表3-15 ● 肝炎ウイルスマーカーの臨床的意義

A型肝炎ウイルス（HAV）	
IgG型HA抗体：過去のHAV感染	
IgM型HA抗体：急性A型肝炎の確定診断	
HAV-RNA：HAV感染（感染ごく早期のみ）	
B型肝炎ウイルス（HBV）	
HBs抗原：HBV感染状態	
HBs抗体：過去のHBV感染，ワクチン接種後	
HBc抗体　高力価：現在のHBV感染状態	
低力価：過去のHBV感染	
IgM型HBc抗体　高力価：急性B型肝炎	
低力価：慢性B型肝炎	
HBe抗原：HBV増殖期，ウイルス量多，強い感染力	
HBe抗体：ウイルス量少を反映	
HBV-DNA ──┐	
DNAポリメラーゼ ──┴─ HBV増殖，ウイルス量を反映	
C型肝炎ウイルス（HCV）	
第2，第3世代：過去および現在のHCV感染	
HCV-RNA定性：現在のHCVの存在	
HCV-RNA定量：ウイルス量→インターフェロン効果予測	
HCVサブタイプ：ウイルス型→インターフェロン効果予測	
デルタ型肝炎ウイルス（HDV）	
デルタ抗体　高力価：HDVの持続感染	
低力価：過去のHDV感染	
HDV-RNA：HDVウイルス感染	
E型肝炎ウイルス（HEV）	
HE抗体：E型肝炎の診断法	
HEV-RNA：HEVのウイルス感染	
G型肝炎ウイルス（HGV）	
HGV-E2抗体：過去の感染	
HGV-RNA：HGV感染	

（2）Rh式血液型検査

Rh式にはC，c，D，E，eの5種類の抗原があるが，特にD抗原の有無は輸血に際し重要である．D抗原をもっていればRh陽性といい，D抗原をもっていなければRh陰性という．日本人でのRh陽性率（D抗原陽性率）は99.5％で，陰性率はわずかに0.5％程度（白人は15％）である．

2）交差適合試験

交差適合試験には次の2つの試験がある．
・主試験：患者（受血者）血清＋供血者血球
・副試験：患者（受血者）血球＋供血者血清

交差適合試験は血液型不適合による輸血時の副作用を防止するために，

図3-12 ● 肝炎ウイルスマーカーの選択基準

	急性肝炎の型別診断	慢性肝疾患の型別診断	慢性肝疾患の急性増悪期	B型 急性肝炎 経過観察 *1	B型 急性肝炎 治癒判定	B型 慢性肝炎 経過観察 *2	B型 慢性肝炎 抗ウイルス剤の適応判定	C型 急性肝炎 経過観察 *3	C型 急性肝炎 治癒判定	C型 慢性肝炎 経過観察 *3	C型 慢性肝炎 抗ウイルス剤の適応判定	無症候性キャリアの経過観察 B型	無症候性キャリアの経過観察 C型	HBワクチン接種対象者選別
IgM型HAV抗体	■		■											
HBs抗原*4	■	■	■	■	□	■						■		■
HBs抗体*5		□			■									■
HBc抗体定性判定		■												■
HBc抗体高抗体価判定		□												
IgM型HBc抗体	■		■											
HBe抗原		■	■		■	■						■		
HBe抗体		■	■		■	■								
HBV-DNA／DNA-p		■			□	■								
HCV-NS抗体		□						□	□	□			□	
HCVコア抗体		□						■	■	■			■	
HCV第2世代抗体	■	■											■	
HCV-RNA		□						□	□	■				

■：必須　□：必要に応じて行う
*1：検査間隔は通常週1回
*2：検査間隔は通常2〜4週に1回
*3：検査間隔は通常3〜4か月に1回
*4：HBs抗原陰性化の判定はEIA，RIA法などの鋭敏な方法で行う
*5：HBs抗体出現時の判定はEIA，RIA法などの鋭敏な方法で行う

出典／日本消化器病学会肝機能研究班：肝疾患における肝炎ウイルスマーカーの選択基準，日消誌，91：1472-1480．1994．

表3-16 ● 血液型検査

〈ABO式血液型検査の判定〉

オモテ試験		ウラ試験		判定
抗A血清	抗B血清	A型血球	B型血球	
＋	－	－	＋	A
－	＋	＋	－	B
＋	＋	－	－	AB
－	－	＋	＋	O

〈Rh式血液型検査の判定〉

抗D血清	Rh-hrコントロール	判定
＋	－	陽性
－	－	陰性（要確認試験）*1
＋	＋	判定保留 *2

*1：D陰性確認試験（間接抗グロブリン法）を行う．
*2：再採血のうえ再検査し，直接抗グロブリン試験も行う．

ABO式，Rh式の同型血液を選び，併せて行う．

生理食塩水法は完全抗体（主にIgM）を，またブロメリン法，アルブミン法，間接抗グロブリン法，低イオン強度塩類溶液法（LISS）などは不完全抗体（主にIgG）を検出する．

輸血できるのは，主試験：陰性，副試験：陰性の場合のみである．

3）梅毒血清反応

梅毒血清反応は梅毒トレポネーマの感染により生じる血中抗体を検出する方法である．梅毒血清反応には，抗原としてリン脂質のカルジオリピン（CL）を用いる方法とトレポネーマパリダム（TP）を用いる方法とがあり，それぞれ特徴を有しているので，必要により両者を併用する．

判定は，①CL抗原法，TP抗原法ともに陰性：非梅毒または血清反応陰性期の第1期梅毒血清，②CL抗原法陰性，TP抗原法陽性：主として治療後の梅毒または梅毒の既往歴がある患者血清，③CL抗原法，TP抗原法ともに陽性：梅毒または治癒した梅毒患者血清．梅毒患者血清はCL抗原法，TP抗原法ともに陽性であるが，生体側における種々の条件により生物学的偽陽性反応（BFP）が出現することがある．

4）自己抗体

膠原病に関する特異性と感度のよい検査法は少なく，それぞれの膠原病に特徴的な臨床症状と合わせて診断する．診断基準を用いると診断が容易になることが多い．すなわち膠原病における臨床検査は，一つひとつは確定診断のためでなく，診断の確認と活動性，障害臓器の存在と機能の程度を知る目的で行うものである．しかし，抗核抗体を含めた自己抗体のなかには疾患特異性の高いものがあり，これらが陽性の場合は，他の所見が少なくても当該疾患の存在を考えて診療を進める必要がある．多くの自己抗体の検査があり，1次スクリーニングとしてすべてを行うべきではない．まず，リウマトイド因子，間接蛍光抗体法による抗核抗体，抗DNA抗体などの検査を行い，陽性所見が得られればさらに検査を進める．

（1）リウマチ因子（RF）

変性ヒトIgGのFcレセプター部分と強く反応する自己抗体である．通常のRAテストにおいてはIgM型RF抗体価が反映される．RAの80～85%で陽性．混合性結合組織病（MCTD）の50～60%，SLEの15～35%，強皮症の20～30%，シェーグレン（Sjoegren）症候群の75～95%でも陽性とされている．また健常者の2～4%，健常高齢者の10%で陽性．

（2）抗核抗体

細胞核内成分に対する抗体が血清中に存在する場合，スライドグラス上

に固定された細胞に患者血清を添加することで，抗体が核内抗原と反応し，洗浄後に抗体に対する螢光標識2次抗体を添加し，抗抗体が検出される（間接螢光抗体法）．希釈倍率により抗体価の程度を示す．健常者でも80倍程度の陽性を示すことはあるが，陽性を示す場合には，染色型を知る必要がある．これにより疾患特異的抗体の存在を疑いうる．

抗核抗体はSLEの95～99％，MCTDの95～100％，強皮症の95％，シェーグレン症候群の75～90％，多発筋炎/皮膚筋炎の80％，自己免疫性肝疾患の60～90％で陽性となる．健常者の3～5％，また70歳以上の健常者の20～40％で陽性とされている．男性より女性に高頻度である．

5）免疫グロブリン

免疫グロブリンはIgG，IgM，IgA，IgD，IgEの5種類があるが，一般には前3者を測定する．IgEは即時型アレルギーの診断に抗原特異的なものを測定する．

免疫グロブリンの異常低値には，先天的な免疫グロブリン産生の不全によるもの（原発性免疫不全症候群）と，他疾患に続発するものとがある．前者は幼少時より易感染性を呈する．全免疫グロブリンが低値を示すものと，特定の免疫グロブリンクラスの産生不全を認めるものとがある．薬剤や放射線照射は，後天的に免疫グロブリン産生を障害する．ネフローゼやたんぱく漏出性胃腸症では，免疫グロブリンの体外への喪失が起こる．また骨髄腫においては，Mたんぱく以外の免疫グロブリンはその産生が抑制されて低値を示す．

異常高値を示す免疫グロブリンには，単クローン性のものと多クローン性のものとがある．前者はその多くが骨髄腫など免疫グロブリン産生細胞の腫瘍性増殖である．多クローン性高免疫グロブリン血症のメカニズムとしては，慢性的な抗原刺激の持続（感染症），免疫システムの異常活性化ないし抑制不全（膠原病，自己免疫疾患），低アルブミン血症に対する代償作用（慢性肝疾患）などが考えられる．免疫グロブリン値の測定は生体内での液性免疫の状態を総合的に把握するのに有用であり，原発性免疫不全症の診断や骨髄腫および炎症性疾患の活動性評価や治療効果判定に有意義である．

6）補　体

補体は血清中に含まれる約20種に及ぶたんぱくの総称であり，抗原抗体反応により活性化される古典的経路と，菌体成分やエンドトキシンにより活性化される副経路との2種類の活性化経路を構成する．補体価（CH50）とはこのカスケードの活性を全体として把握する検査である．補体価が低

値を示す場合は，補体成分あるいはその制御因子の欠損か，種々の原因による補体消費の亢進を考える．補体たんぱくを生合成する肝臓の広範な障害でも補体価は低下する．消費型の補体低下をきたす代表的な疾患は全身性エリテマトーデスであり，その疾患活動性や治療効果の評価のために有用である．溶血性レンサ球菌感染後急性糸球体腎炎では腎炎の発症に伴って一過性の，慢性増殖性糸球体腎炎では持続性の低補体価を示す．一般の炎症性疾患や悪性腫瘍では補体価が高値を示すが，これらの疾患において補体価をモニターする臨床的意義は少ない．

7）リンパ球サブセット，白血病・リンパ腫解析検査

リンパ球サブセット検査は，リンパ球を抗原をもとに細かく分類することで，分化および機能を調べることができ，リンパ性白血病，悪性リンパ腫などの血液疾患に有用である．T細胞，B細胞の測定は，免疫不全症の診断，リンパ性白血病の分類，免疫抑制剤の効果判定，悪性疾患の経過観察などに重要である．T細胞は，CD3を表出していることによって同定されるが，さらにCD4（細胞表面にヘルパー/インデューサー）をもつものとCD8（サプレッサー/細胞障害性）をもつものに大別される．また，B細胞は細胞表面に，CD19，CD20，あるいは免疫グロブリンを表出していることにより同定される．

CD3を細胞表面にもつことによって同定されるT細胞は，さらにCD4（ヘルパー/インデューサー）を表出するものと，CD8（サプレッサー/細胞障害性）を表出するものに大別される．免疫系が活動状態にある（たとえば細菌感染，膠原病など）場合は，CD4＋T細胞が増加する傾向にあるので，疾患の活動性を把握するモニターになる．ただし，診断や病態の把握に有効な疾患（AIDS，成人T細胞型白血病，EBウイルス感染症など）を除けば，診断に直結しない場合も多い．

7 腫瘍マーカー

1）腫瘍マーカーの効率的利用

腫瘍マーカーとは，正常細胞ではほとんど産生されず腫瘍細胞特異的に産生される物質，または腫瘍細胞が生体内にあることによって産生される物質と定義される．臨床的には，癌の補助診断，病期の判定，治療効果の判定，経過観察，予後推定などの指標となるものである．現在腫瘍マーカーとして臨床検査に使われている項目は50種類近くになっている．主なものを表3-17に示す．

表3-17 ● 主な腫瘍マーカー

腫瘍マーカー	目的疾患	由来
CA19-9	膵癌, 胆道系癌, 大腸癌, 胃癌	糖鎖関連抗原
CA50	膵癌, 胆道系癌	糖鎖関連抗原
KMO1	膵癌, 胆道系癌, 肝癌	糖鎖関連抗原
SPan-1	膵癌	糖鎖関連抗原
Du-PAN-2	膵癌, 胆道系癌	糖鎖関連抗原
エラスターゼ1	膵癌, 胆道系癌	腫瘍関連酵素
PSTI	膵癌, 胆道系癌, 肝癌	腫瘍関連酵素
NCC-ST-439	膵癌, 胆道系癌, 胃癌, 大腸癌, 乳癌, そのほかの腺癌	糖鎖関連抗原
YH-206抗原	膵癌, 腎癌	ムチン抗原
CEA	大腸癌, 膵癌, 胆道系癌, 肺腺癌, 乳癌, 甲状腺髄様癌	胎児性たんぱく
CA72-4	大腸癌, 胃癌, 卵巣癌	糖鎖関連抗原
AFP	肝癌	胎児性たんぱく
BFP	肝癌, 膵癌, 胆道系癌, 腎癌, 前立腺癌, 精巣癌, 膀胱癌, 卵巣癌, 子宮癌, 肺癌, 白血病	胎児性たんぱく
5'-NPD-V	原発性・転移性肝癌	核酸分解酵素
PIVKA-II	肝癌	異常たんぱく
TPA	肺癌	組織産生物質
シアリルSSEA-1	肺癌, 膵癌, 卵巣癌	糖鎖関連抗原
NSE	肺小細胞癌, 神経芽細胞腫, インスリノーマ, 甲状腺髄様癌, 腎癌, 精巣癌	腫瘍関連酵素
CYFRA	肺癌	サイトケラチン
PSA	前立腺癌	組織産生物質
γ-Sm	前立腺癌	組織産生物質
PAP	前立腺癌	腫瘍関連酵素
CA125	卵巣癌（特に上皮性卵巣癌）	糖鎖関連抗原
CA15-3	乳癌	糖鎖関連抗原
SCC抗原	子宮頸癌, 肺癌, 食道癌, 頭・頸部癌	組織産生物質
β-HCG	卵巣癌, 肺癌, 精巣（睾丸）癌	ホルモン
カルシトニン	甲状腺髄様癌	ホルモン
ポリアミン	胃癌, 食道癌, 大腸癌, 肺癌, 血液癌	低分子有機物質
抗ヒトN-mycたんぱく抗体	神経芽腫, ウィルムス腫瘍, 網膜芽腫	癌遺伝子産物

2）施設間差・キット間差

CEA, CA19-9などでは使用キット間での基準値が異なる．多くの場合は数値の互換もないので，経時的変化をみる場合は同一施設の同一キットでの値でみる必要がある．

3）基準値・カットオフ値

基準値の求め方には2種類あり，一つは非癌患者と癌患者の多数の検査成績からROC曲線を書き，最も診断効率の高い点を求める方法であり，もう一つは，健常者の多数の検査成績から基準範囲を求める方法である．
前者では多くの腫瘍マーカーでは偽陽性・偽陰性とも相当数になり，ま

た後者では非癌疾患が偽陽性になり，いずれの場合も臨床的に混乱をきたす．実際的には，低いカットオフ値と高いカットオフ値を設けて，その間をグレーゾーンとするのが有用である．すなわち，低いカットオフ値より低い場合は，ほぼ健常と判断され，高いカットオフ値より高い場合はかなり進行した担癌状態と判断され，グレーゾーンの場合は腫瘍の有無を画像診断などを駆使して判断するというものである．

4）効率性・経済性

多くの腫瘍マーカーでは偽陽性が多く，スクリーニングには適していない．腫瘍マーカーはその名称から，"血液検査で癌かそうでないかがわかる夢のような検査"をイメージしがちであるが，実際は，臨床症状やそのほかの検査で腫瘍の存在を疑った場合（検査前確率の高い場合）のみに検査すべきものであり，いわゆる健康診断や人間ドックで行うには適していない．また，複数の腫瘍マーカーを同時に検査する場合，シアリルLe-aに対するCA19-9，CA50などのように，同じ物質を認識しているにもかかわらず，検査名が異なっていることがあるので十分注意する．

腫瘍マーカーの有効な使用目的の一つに経過観察がある．いったん寛解に入った患者の再発のモニターとして有用であるが，頻度は半減期から考えても1か月に1度程度でよいと考える．

8 生理学的検査

診断学の基本となる検査のなかで，生理学的検査は，身体に電極や器具を装着して，直接，身体情報を得る検査である．したがって，検査対象者に事前に検査の内容をよく説明して不安を取り除き，検査中もできるだけ苦痛や危険のないように配慮する必要がある．そのような配慮が十分であれば，検査で得られるデータがより正確なものとなり，正しい診断と的確な治療につながる．ここでは特に診断学の基本に密接に関連した生理学的検査を中心に説明する．

1）生理学的検査と身体検査技法

生理学的検査は，直接，身体情報を得る検査であり，視診，触診，聴診，打診など**身体検査技法**を駆使して診断を進める際，補助的な役割を果たすことができる．また，それだけではなく，生理学的検査自体が診断をつけるうえでも有用であることも多い．

表3-18に診察所見の感度と特異度を示した．表中にあるgold standardとは，診断をつけるうえで最も適した基準という意味であるが，生理学的検査であるドップラー・エコー・超音波検査が非常に多いことがわかる．

ちなみに，疾患のある人で検査結果が陽性に出る割合を**感度**（sensitivity）といい，疾患のない人で陰性の結果が得られる割合を**特異度**（specificity）という．

2）12誘導心電図

12誘導心電図は多くの心疾患の診断に非常に大きな役割を果たす．12誘導とは**標準肢誘導**（第Ⅰ誘導，第Ⅱ誘導，第Ⅲ誘導），**単極肢誘導**（aV$_R$，aV$_L$，aV$_F$），**単極胸部誘導**（V$_1$，V$_2$，V$_3$，V$_4$，V$_5$，V$_6$）である．一方，実際に装着する電極は，四肢に4か所，胸部に6か所の計10か所である．

まず四肢の電極は色別になっているので，左右を間違えないように装着する．この間違いは意外に多い．胸部の電極は，図3-13に示す位置に正しく装着する．皮下脂肪や乳房のために正しく位置決めをすることが困難なことがあるだけではなく，胸部誘導の電極の位置が数cmずれただけで大きく波形が変化してしまうことがあるため，虚血性心疾患の治療時など頻回に12誘導心電図をとる可能性がある場合は，インフォームドコンセントを得たうえで油性サインペンで皮膚にマーキングを行うことも多い．

いわゆる**心電図モニター**は，過去の心電図記録を一定時間保存してある設計になっていることが多く診断のうえで有用なことも多いが，限られた誘導だけを観察しているため情報としては不十分なこともある．そのため，可能であればすべての医療従事者が12誘導心電図の記録法に習熟し，何か症状があるときなど，他の医療従事者をコールしたうえで12誘導心電図を記録することができれば，その後の診断と治療に大いに役立つ可能性がある．

また12誘導心電図の記録において注意すべきことは，最近の心電図計は自動化が進みすぎ，電位が高い場合，心電図記録が勝手に半分（1mVの較正電圧が5mmに）になってしまうことがある．その場合はマニュアル設定に変えて追加の記録（1mVの較正電圧が10mmに）をとる必要がある．

3）負荷心電図

心臓の冠動脈が動脈硬化により狭窄をきたして狭心症が発症するような状況でも，通常，安静時は無症状で心電図も正常である．したがって狭心症の診断には**運動負荷心電図**が欠かせない．運動負荷心電図は，階段昇降前後に12誘導心電図を記録する**マスター負荷試験**がよく行われている．この方法は簡便ではあるが，そもそも最大負荷をかけることが困難なだけではなく，実際に負荷がかかっているときの心電図がモニターされていないため，虚血性の心電図変化や危険な不整脈を見逃す可能性が高い．また階

表3-18 ● 診察所見の感度と特異度

部位	身体所見	gold standard	感度(%)	特異度(%)
頭蓋	粗い機械的血管雑音			
	•AVM	血管造影	18〜29	94〜100
	•angioma	血管造影	8	94〜100
	•脳室付近の腫瘍	手術所見	17	94〜100
	聴診器を用いた打診法			
	•硬膜下血腫	CT	86	93
頸部	頸動脈狭窄			
	•頸動脈雑音	カラードップラー超音波	35.9	98.4
眼	直眼鏡			
	•視神経乳頭(緑内障)	視野計測	48	73
甲状腺	甲状腺癌			
	•硬く触知する腫瘤	手術所見	42	89
	•癒着した腫瘤		31	94
	•一側のリンパ節腫脹		5	96
	甲状腺腫	剖検,エコー	70 (68〜73)	82 (79〜85)
	胸腔内甲状腺腫			
	•触診	手術所見	52	99
肺	閉塞性換気障害	呼吸機能検査		
	•喘鳴		15	99.5
	•樽状胸部		10	99
	•マッチテスト		61	91
	COPD			
	•身体所見(12項目)	呼吸機能検査(FEV₁, FEV₁/FVC)	40	100
	閉塞型の睡眠時無呼吸症候群			
	•問診と身体所見(性,年齢,BMI,家族の観察,咽頭所見)	ポリソムノグラフィー	60	63
	睡眠時無呼吸症候群			
	•問診と身体所見	ポリソムノグラフィー	94	28
	胸水			
	•打診	胸部X線	95.8	100
乳房	乳癌	生検		
	•癒着した腫瘤		40	90
	•境界不鮮明な腫瘤		60	90
	•硬い腫瘤		62	90
	乳癌			
	•触診	生検	89	60
	T₁乳癌			
	•触診	生検,細胞診	58.9	
	早期の乳癌			
	•腫瘤を触知する	生検	56.6	88.4
	•腫瘤を触知しない		29	88.8
	乳癌			
	•触診による集団検診	生検,細胞診	61.1	94.5

部位	身体所見	gold standard	感度(%)	特異度(%)
乳房	乳癌			
	•身体所見	生検	96	66
	乳癌の腋窩リンパ節転移			
	•触診	手術所見	68	68
心臓	左室拡張	心エコー		
	•心尖拍動			
	・左鎖骨中線より左方		100	33
	・正中線より10cm左方		100	53
	・3cm以上の幅で触知		92	91
	逆流音の聴取	ドップラー心エコー	12〜37	87〜100
	心拡大			
	•第5肋間で胸骨中線から10.5cm以上	胸部X線(CTR>50%)	94.4	67.2
	S3 gallop	cardiology pat simulator	85 (79〜91)	81 (75〜83)
	心機能の評価			
	•頸動脈怒張	肺動脈楔入圧	81	80
	左心不全	左室拡張末期圧		
	•浮腫		8〜10	93〜100
	•45°で頸動脈の拡張		10〜20	97〜100
	•肺底部のラ音		13〜20	91
	•Ⅲ音の聴取		16〜31	95〜100
腹部	大動脈瘤	腹部エコー		
	•はっきりと腫瘤触知		28	97
	•腹部血管雑音		11	95
	•大腿動脈雑音		17	87
	•大腿動脈の拍動を触知しない		22	91
	腎血管性高血圧	血管造影		
	•収縮期および拡張期血管雑音		39 (27〜51)	99 (98〜100)
	•収縮期血管雑音のみ		63 (45〜81)	90 (84〜96)
	•収縮期血管雑音		77.7	63.6
	腹水	腹部エコー		
	•bulging flanks		81 (69〜93)	59 (50〜68)
	•flank dullness		84 (68〜100)	59 (47〜71)
	•濁音界の移動		77 (64〜90)	72 (63〜81)
	•波動の触知		62 (47〜77)	90 (84〜96)
	•puddle sign		45 (20〜70)	73 (61〜85)

表3-18 ●（つづき）

身体所見	gold standard	感度(%)	特異度(%)		身体所見	gold standard	感度(%)	特異度(%)
脾腫				腹部	肛門括約筋の緊張			
●打診法					●直腸診	内圧計	63～84	57
・Traube's space	腹部エコー	62	72		婦人科悪性腫瘍の局所再発			
・Nixon法	シンチグラフィー	59	94	生殖器系	●身体所見	組織診・細胞診	100	93
・Castell法	シンチグラフィー	82	83		前立腺癌			
●触診法	シンチグラフィー, 手術, エコー超音波	58	92		●直腸診	生検	42.8	75.7
脾腫					溶連菌による咽頭・扁桃炎			
●触診法（双手法，浮球法，頭側からの触診）		64.3	55～100		●扁桃部の膿（鼻汁または湿性咳嗽は伴わない）	咽頭培養	68～83	44～74
●打診法（Nixon法，Castell法，Barkun法）		75	60～100	その他	手指および膝の骨関節炎			
脾腫	腹部超音波				●身体所見	X線所見	20～49	87～99
●splenic percussion sign		79	46		若年者の失神			
●Traube's spaceの打診		62	72		●20分間の頭位挙上試験	病歴	57	83
●打診，触診所見とも陽性		46	97					

（　）内の数字：95%CIを表す．
出典／福井次矢，奈良信雄編：内科診断学，医学書院，2000, p.16-17.

図3-13 ● 心電図の胸部誘導（胸部電極の位置）

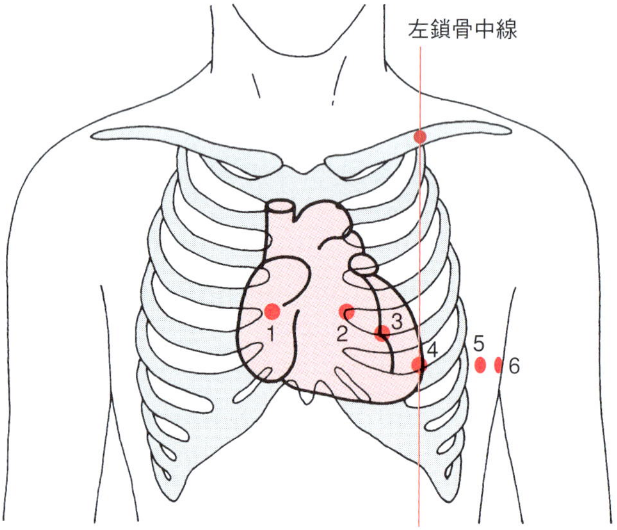

段からの転倒の危険があり高齢者には禁忌ともいえる．そのため，心疾患の危険因子の少ない人に外来でスクリーニング的に施行する程度に留めるべきである．
　一方，心電図電極を装着したうえで，ベルトの上を歩いて負荷をかける

トレッドミルや，ペダルをこぐ**エルゴメーター**は，負荷心電図として安全性が高く非常に有用である．特にトレッドミルは，ベルトのスピードや傾斜を軽くすることで，歩行に問題がある人にも対応できるため，仮に最大負荷までかけられない場合でも参考となる結果が得られる可能性がある．

4) ホルター心電図

小型の心電計を携帯し，胸部に電極を装着して24時間記録を行う検査で，記録部分がデジタル化されたため非常に小型軽量となった．検査を受ける人はメモを携帯し，行動内容（睡眠，食事，歩行，排尿，排便など）と症状（動悸，胸痛など）を記録する．症状のあるときに押すとその時刻が正確に記録される機能もある．風呂やシャワー以外の日常活動は，ほぼすべて平常どおり行うことができるし，特定の活動によって症状が生じる場合（たとえば，運動や飲酒など）は，十分に専門医と相談のうえ，その状況を再現することもある．

不整脈の診断や，虚血性心疾患の診断に役立ち，とりわけ午前3時や4時という時間帯に起こるスパズムによる狭心症の診断に有用である．特に症状があるにもかかわらず心電図に変化が認められない場合は，心臓に起因する症状である可能性はきわめて低くなる．一方，装着した日に症状が現れず，本検査を繰り返すことも少なくない．

最近では，本検査装置に24時間携帯血圧計を合わせたものも開発され，一度の検査で非常に多くの有益な情報が得られるようになってきた．また，これまでは代表的な2つの誘導だけを記録可能であったが，12誘導心電図を24時間記録できる装置も現れた．

5) 24時間携帯血圧計

自由行動下血圧測定（ABPM）ともいい，携帯型の自動血圧計を24時間装着し，一定の時間間隔で血圧を測定し記録する．外来で日中に測定する血圧だけでは一日の血圧変動，特に夜間や早朝の血圧変化がまったくわからないため，高血圧の正確な診断と，降圧剤の選択にこのような24時間の血圧情報が必要であると考えられるようになった．なお，定期的に血圧測定のカフによって上腕部が締め付けられるため，人によっては睡眠を阻害することがあり，検査前に十分な説明が必要である．

6) 四肢血圧の自動測定

最近，脈波伝播速度（PWV）を簡便に測定する装置が開発され，普及しはじめているが，脈波伝播速度そのものの臨床的意義はまだ確立していない．一方，その装置を用いることにより，四肢（両上肢と両下肢）の血

圧を簡便に測定できるため，その血圧比（ABPI）の異常により，下肢の動脈閉塞性疾患を検出することが容易になったことは大きい．

7）心臓超音波検査法

心臓超音波断層法の画像が進歩し，心臓の形態と動きをリアルタイムに非常に正確に観察することが可能になった．ドップラー法で流速をみることにより，これまでカテーテル検査でしかわからなかった弁の前後の圧較差を推定できるようになり，また，カラードップラー法の併用により，弁の逆流を簡単に検出できるようになった．むしろその感度が良すぎるため，臨床的に問題とならない程度の逆流でも，疾患ありとされてしまう恐れがあることに注意しなければならない．

カラードップラー法は，プローブに向かう血流を赤色で，遠ざかる血流を青色で表示する．乱流を生じると様々な色がモザイク状に混じり合う．逆流だけではなく，心室中隔欠損症などのシャント血流の検出にも有用である．

通常の経胸壁心臓超音波検査法は簡便であるが，高齢者や肥満者，呼吸器疾患がある場合など，その解像度や観察範囲が極端に低下する．そのため上部消化管内視鏡検査に用いるようなプローブを用いて，心臓を後側から観察する**経食道心臓超音波検査法**が行われる．特にこの方法は，経胸壁法では観察が困難で，しかも血栓ができやすい左心耳の観察に向いているだけではなく，胸部大動脈をかなり広い範囲で観察できる特徴がある．

なお，血管の超音波検査の一つとして，頸動脈超音波検査によって頸動脈の動脈硬化を直接観察することが一般化してきた．

8）腹部超音波検査

表3-18に示すように，非常に多くの所見や疾患についてエコー・超音波検査がgold standardとなっている．その対象となる臓器は，肝臓，胆嚢・胆管，膵臓，脾臓，腎臓，大動脈，子宮，卵巣，前立腺など多岐にわたる．超音波断層像だけではなくドップラー法の併用により，たとえば腎臓の血流に関する情報を得ることもできる．腹部ではないが，甲状腺の診察にも有用であり，また胎児の診察にも欠かすことができない．

表3-18にはgold standardとして生検，細胞診がしばしばあげられているが，超音波ガイド下に穿刺を行うことにより，安全に検査を施行できるようになった．臓器によっては，超音波・エコーガイド下に穿刺して治療を行う場合もある．

体表面からの超音波検査だけではなく，経腟プローブにより骨盤内臓器の検査が行われ，細径プローブが開発され，胆管内，膵管内の検査も可能

となっている．

9）呼吸機能検査

そのほか，生理学的検査の一つとして**呼吸機能検査**がある．これは**表3-18**にもあるように換気障害のgold standardではあるが，疼痛があったり被験者の体調が十分でない場合，正確な値が得られない可能性がある．また特に高齢者の場合，あまり熱心に努力呼吸をすると肋骨を骨折する可能性もある．

述べてきたように，生理学的検査の進歩は著しく，外来と入院の両方で非常に重要な検査となっている．

9 画像診断

1）画像診断とは何か

人体における疾患の成り立ちをマクロ的に考えると，まず局所で機能的な異常が生じる．この機能的な異常が長らく持続すると，やがて局所の構造的な異常として正常の構造ではみられなかった変化が生じてくる．この構造的な異常を目に見える画像としてとらえて，疾患の診断や治療に役立てるのが**画像診断**＊といえよう（より理想的には機能的な異常の段階でとらえることを目指している）．その際，構造の異常をどのようにしてとらえるか，どのくらいの変化を異常として検出できるかが，画像診断におけるポイントといえる．また，それぞれの画像検査には**表3-19**にあげたような検査の目的が考えられる．各疾患において，それぞれの目的に応じて，各種の画像検査はそれぞれの感度・特異度・正診度をもっている．さらに各検査においては少なからず合併症が存在し，同時に費用の問題もある．各施設における装置の利用のしやすさや装置の性能も関係してくる．そのため，それらの点を総合的に考えながら各種の画像診断を選択していく必要があり，通り一遍の選択の仕方では患者にとって必ずしも利益ばかりになるとは限らない．

画像診断：従来はX線診断・放射線診断とよばれていたが，近年の画像診断の発達に伴い，X線・γ線を用いずに，超音波を利用する超音波診断，磁場を利用する磁気共鳴画像法などが出現してきたため，それらを総合して画像診断とよぶようになってきている．

表3-19 ● 画像診断のいろいろな目的

1. 存在診断・スクリーニング	6. 治療効果判定
2. 部位診断（由来診断・局在診断）	7. 合併症診断
3. 鑑別診断	8. 経過観察・再発診断
4. 病期診断	9. 機能診断
5. 解剖学的マッピング	10. 予後判定

2）単純撮影

■ 単純撮影とは

　X線管球から発生するX線が人体を通りすぎる際に，各部分の原子密度と原子番号に応じてX線の減弱が生じるが，その減弱の違いを画像としてとらえたものが**X線写真**である．通常，1点から放射状に広がるX線束が人体を通過した後，アナログ系の記録媒体であるX線フィルムを感光させたり，デジタル系の記録媒体である螢光倍増管（image intensifier；II）・イメージングプレート（imaging plate）・フラットパネル検出器（flat panel detector）などを介して電気的な信号に変換されてその透過量が記録される．**単純撮影**とは造影剤を用いずに検査するX線撮影のことをいい，**一般撮影**ともよぶ（撮影が単純・容易ということでは決してないので注意する）．X線写真では通常X線の透過量が少ない部分（人体での吸収の多

画像診断とデジタル化

　CT，すなわちコンピュータを用いて人体の断層面内の各点（正確にはピクセルまたはボクセルとよばれる積み木のような直方体）における，X線吸収係数を計算させて表示した画像は，医学の世界におけるコンピュータ利用の華々しい幕開けとなりました．その後，コンピュータのハードウエアおよびソフトウエアの急速な発展とともに，画像診断の世界では多くの画像が，アナログ画像（従来のフィルムに直接記録する方式）からデジタル画像（人体の各点の物理量を数量化して記録する方式）へと移行してきました．その波は，MR画像やDSA画像のみならず，超音波画像や内視鏡画像にも及んでいます．

　単純写真においてもわが国で開発されたコンピューティッド・ラジオグラフィー（computed radiography；CR）を端緒とし，次第にデジタル化が進んでいます．

　さらに，これらのデジタル画像情報を保存・管理し，いつでも見たいときに欲しい画像がさっと見られるシステムの必要性が叫ばれ，PACS（picture archiving & communication system）がハード面・ソフト面で発展してきました．数年後にはわが国にもいくつかのフィルムレス病院が完成するようになり，すべての画像はCRTなどのテレビモニターやパソコン上で見られるようになると思われます．

　また，デジタル化された画像の情報をコンピュータで処理することで，病変の部位や診断名を自動的に選択し，診断の補助に用いる試みも始められています（computer-aided diagnosis；CAD）．

　患者個人個人が自分に撮影された画像を，すべてカードサイズの記録媒体に保存し，病院の診察の際にはそれを持っていくという時代はすぐそこまできています．

図3-14 ● 人体組織のX線の透過のしやすさと画像表示

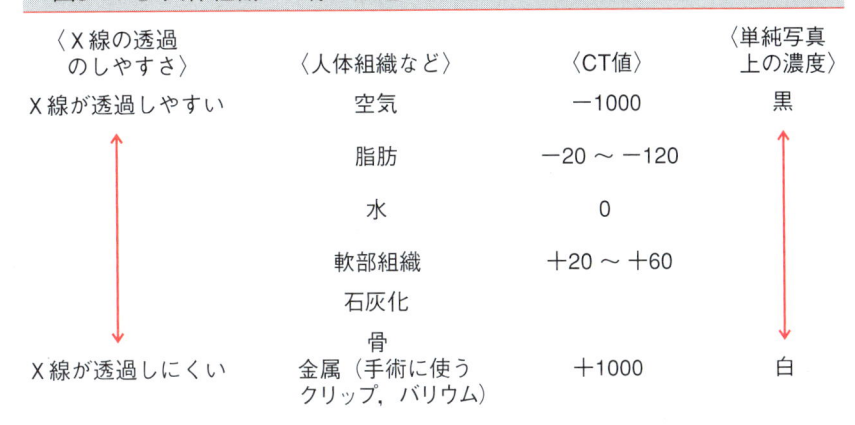

〈X線の透過のしやすさ〉	〈人体組織など〉	〈CT値〉	〈単純写真上の濃度〉
X線が透過しやすい ↕ X線が透過しにくい	空気	−1000	黒 ↕ 白
	脂肪	−20〜−120	
	水	0	
	軟部組織	+20〜+60	
	石灰化 骨 金属（手術に使うクリップ，バリウム）	+1000	

い部分；骨など）が白く，透過量の多い部分（吸収の少ない部分；空気など）が黒く示される．人体における組織をX線の透過しやすいほうから順に並べると図3-14のようになる．

長所：1枚の写真で全体を眺望できる，空間分解能が高い，費用が安い，被曝が少ない，通常，撮影時間が短い．

短所：構造の重なりがある，撮影体位の設定がやや困難，写真の条件設定が難しい場合がある．

前処置：通常不要．

■ 単純撮影の種類

（1） 胸部単純撮影（図3-15）

心臓の大きさを正確に評価し，心臓が肺野の観察に邪魔にならないように，通常，正面像はX線束が背中から胸にかけて通過するような方向で撮影が行われる（入学時検診の撮影を行ったときに，胸のほうにX線フィルムの入ったカセッテの面を当てたことを覚えているでしょう）．そのため，**背腹方向撮影**（postero-anterior view．**PA像**）とよばれる．胸部単純写真は肺や縦隔の比較的大きな病変を検出したり，心臓・大血管の形・大きさの異常を見たり，肺のび漫性変化や拡張・縮小を見たりするのに有効である．肺・縦隔・心臓以外にも上腹部・頸部・骨性胸郭・胸壁の軟部組織などの観察も可能である．また，短時間で容易に撮影でき被曝量も少ないため，病態全体の経過観察にも有用である（例：肺炎，肺腫瘍，肺線維症などの経時的変化の観察）．しかし，空間分解能は高いものの，X線が進む経路のすべての構造が重なり像として投影されるため，その像の解釈はしばしば困難で読影には訓練を要する．またコントラスト分解能があまり高くないため，小さく淡い病変などの検出もしばしば困難である（たとえ

図3-15 ● 胸部単純撮影：43歳女性，左肺癌，PA像

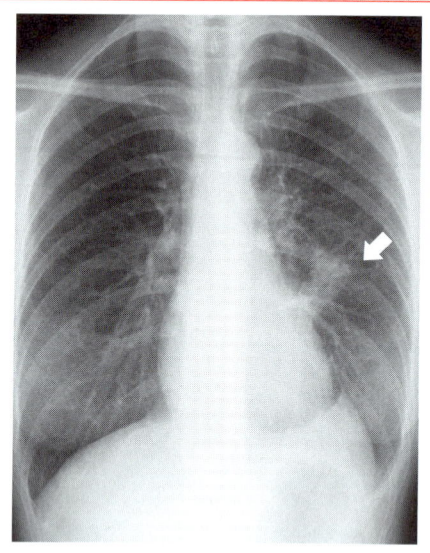

左中肺野にいびつな形をした腫瘤影（矢印）が見られ，
舌区の容積減少により左の横隔膜が挙上している

ば，直径1cm以下の肺癌の検出は単純写真ではかなり難しく，それ以上の大きさでも心臓の裏の部分にあったりすると見逃されることもある．逆に，1cm以下の病変で容易に見つかるものは強く石灰化していることが多く，その代表的なものは肉芽腫など，良性病変である）．

（2） 腹部単純撮影（図3-16）

　仰臥位で腹部を前後方向（X線が腹から背中に抜ける）で撮影する．腹部に存在する肝臓・脾臓・腎臓・膀胱などの大きな臓器の外観を見たり，異常な石灰化の有無，消化管のガスの状態などをチェックする．同時に腹部の骨格や軟部組織にも注意する．適応としては，腹部症状のある患者，特に急性腹症の患者で最初に概観をチェックしたり，腹部外科手術の前後における観察のために行う．急性腹症では腹腔内遊離ガスや**腸閉塞**（**イレウス**，ileus）の診断のため，立位の撮影も追加される．**KUB**（kidney, ureter, bladderの略）とよばれることもある．

（3） 骨・関節撮影（図3-17）

　頭蓋骨・脊椎・骨盤・四肢の骨および関節の撮影を行う．基本的には正面・側面の2方向から撮影する．部位によっては骨の形態が複雑で，また組み合わさっているため，各種の方向から撮影する必要がある．骨軟部の外傷（骨折・脱臼だけではなく，筋肉・腱などの軟部組織の観察も重要），腫瘍性病変などの検査のほか，関節炎や代謝性疾患などのチェックに用いる．また，疾患によっては関節に負荷をかけたり，体位を変化させたりし

図3-16 ● 腹部単純撮影：80歳男性，内ヘルニアによる小腸閉塞，正面像

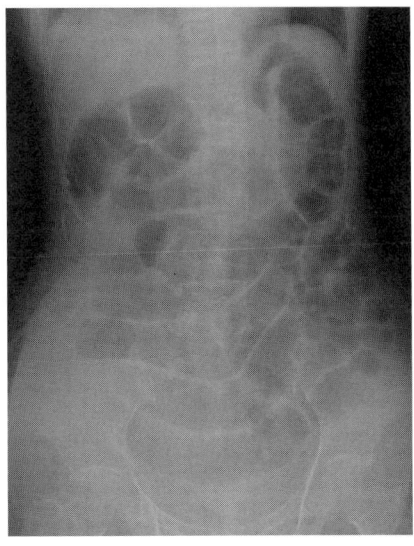

腹部全体にガスで拡張した小腸がび漫性に広がっているのが見える

図3-17 ● 骨単純撮影：20歳男性，左脛骨骨肉腫，側面像

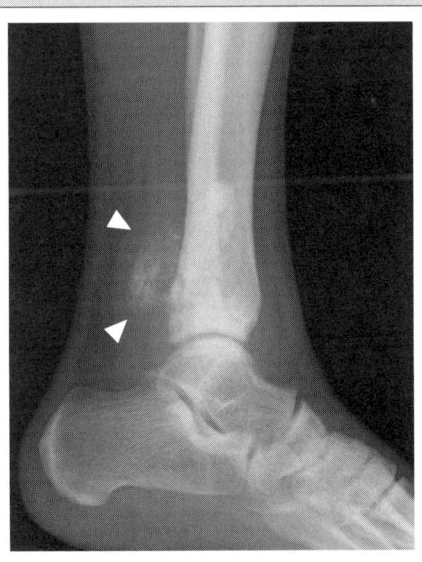

脛骨の遠位骨幹端を中心に骨を破壊する変化が見られ，その部分および後方の軟部組織に石灰化（骨化）を伴っている（矢頭）

て（**機能的撮影**：脊椎などでよく行う）撮影することもある．ただし，全身的な骨の撮影は骨転移のチェックとしては感度が低く被曝量も多いため一般的ではないが，小児では骨系統疾患・代謝性疾患・幼児虐待症候群の診断に用いられる．

（4） ポータブル撮影

重症の患者では検査室まで移動して撮影することが困難なため，病室までポータブルの撮影装置とフィルムカセッテを運んで撮影することがある．機械の制約や，患者の体位が正確に設定できなかったり呼吸停止がうまくいかなかったりするため，その画質はあまりよくない．また，医療従事者への被曝も無視できないため，撮影は必要最小限に限るべきである．患者の体内にあるチューブ類の位置の状態，気胸・肺炎・肺水腫・胸水・腹水・消化管ガスの状態のチェックや一般的な換気循環動態のチェックに用いる．胸部・腹部の撮影に用いられることが多い．

（5） 特殊撮影

① 断層撮影

X線管球とフィルムの位置を連動させて動かすことにより前後の像をボケさせ，ある深さの断層像を得ることを目的とした撮影法である．直線的な軌道以外に楕円や渦巻き型の軌道（多軌道断層撮影とよぶ）を用いることもある．しかし，後述のようにCTによって3次元的なデータが得られ任意の方向で再構成ができるようになった現在では，あまり用いられなくなっている（筆者の施設では2002（平成14）年，断層撮影の装置が廃棄された）．

② 軟線撮影（図3-18）

乳房や甲状腺，四肢の軟組織を観察するため，通常のX線撮影（胸部では100kV以上の高電圧で撮影）よりも低電圧（30kV以下）で撮影して，軟部組織のコントラストを高める撮影法である．特に**乳腺の画像診断**のなかでは重要な撮影法である（乳房では以前ゼロラジオグラフィーという撮影法も用いられていたが，被曝量が多いため，現在では用いられていない）．

③ 拡大撮影

通常の空間分解能よりもさらに高い空間分解能の画像で観察できるように，小さなX線管球の焦点（0.1mmくらい）を用い，撮影部位と記録系との距離を離して撮影する．手足の骨や乳腺，肺の一部などの観察に用いられる．

④ パントモグラフィー

歯・上顎骨・下顎骨を1枚のX線フィルムに撮影するために行われる断層撮影の一種である．歯科領域では有用である．

⑤ ステレオ撮影（立体撮影）

1枚の写真に写った画像は2次元化された画像であり，3次元的な立体感を把握するのが時に困難である．前後の構造の重なりを分離し，病変と周囲との関係を詳しく観察するために，光学的立体写真と同様の原理を用

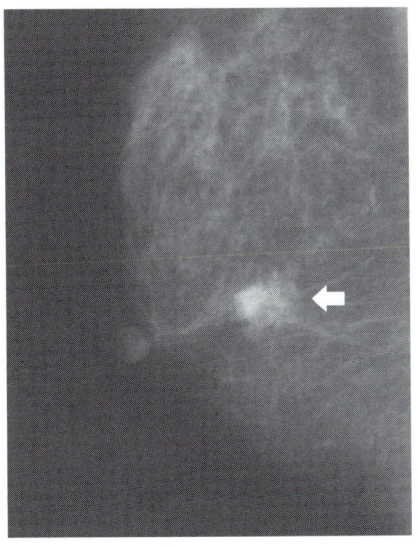

図3-18 ● 乳腺撮影（軟線撮影）：65歳女性，左乳癌，MLO撮影（斜側面像）

乳頭の後方に，辺縁に棘状の所見を伴う軟部腫瘤が見られる（矢印）

いてステレオ撮影を行うことがある．具体的には患者とフィルムは同じ位置で短時間の内にX線管球の位置を移動させ（撮影距離の10〜15％程度），2枚の写真を連続撮影する．それを立体鏡または裸眼で立体視するが，血管造影などで有用である．

⑥ X線透視

穿刺やカテーテルの挿入の際にその位置を確認したり肺や関節の動きを見るため，弱いX線を連続曝射しながらその透過したX線をII（螢光倍増管）によって増幅しテレビカメラで観察する．必要に応じてその像をフィルムやビデオに記録することが可能である．後述の造影検査では造影剤の流れ方やたまり方を観察するのにX線透視は必須で，より詳細な読影と記録のためによいタイミングをねらってフィルム撮影を加える．消化管造影の検査では必要に応じ遠隔装置を用いながら透視を行うことができるため，その場合には術者の被曝は避けられる．

⑦ 間接撮影

フィルムに直接撮影するのではなく，IIに写った画像をカメラなどの光学系を使って小さなフィルムに縮小撮影する方法で，主に肺や胃の集団検診，心血管造影の連続撮影に用いられる．

3）造影検査

通常のX線撮影では軟部組織のコントラスト分解能が低いため，病変の描出がうまくいかないことがある（ただし自然の造影剤ともいえる空気を含んだ肺や石灰化を含んだ骨の領域ではコントラストの高い画像が得られるため，単純撮影の役割が大きい）．それを克服するため，造影剤を用いて撮影する方法を造影検査とよぶ．造影検査にはその撮影部位，撮影装置，用いる造影剤の種類により各種のものがある．

長所：コントラスト分解能・空間分解能が非常に高い，病変の精密検査に最適，造影剤の流れから機能的情報も得られる．

短所：主に造影された部分しか見えない，病変が陰影欠損としてしか見えないことがある，手技・読影に訓練を要する，被曝量が多いことがある，時に侵襲的．

前処置：各検査に応じて必要となる．

（1）造影剤の種類

造影された部分が周囲の軟部組織より高い濃度（X線写真上は白）として描出される効果をもつ造影剤が**陽性造影剤**，低い濃度（X線写真上は黒）として描出されるのが**陰性造影剤**である．陽性造影剤としてはX線吸収係数が非常に大きい（X線を吸収するためフィルムに到達する量が減る）バリウムやヨード化合物，陰性造影剤としてはその逆である空気や二酸化炭素がある．消化管では陽性造影剤である硫酸バリウム（$BaSO_4$）と，陰性造影剤である空気を組み合わせて病変を描出させる**二重造影法**をしばしば用いるが，本法はわが国において開発された．

（2）ヨード造影剤の種類

① 水溶性造影剤

その投与方法により経口用（ガストログラフィンなど），経直腸用，血管用，脳脊髄腔用，気管支造影用，関節腔用などに分けられる．また，従来はイオン性（その浸透圧は血漿の3〜4倍程度）の造影剤であったが，脳脊髄腔用に**非イオン性造影剤**が開発され，その後，血管用造影剤としても大幅に普及している（体内でイオンに分離しないため，浸透圧が低くなり，同時に低浸透圧造影剤ともいえる）．非イオン性造影剤により，後述の副作用のうち，造影剤投与時の熱感・吐き気などの軽度の副作用は激減した（重度の副作用の頻度は同等かやや減少）．

② 油性造影剤

従来，リンパ管用，子宮卵管用に用いられたが，前者はリンパ節自体の評価がCTや超音波で行われるようになり，後者は非イオン性造影剤が用いられるようになったため，現在ではあまり用いられていない．

（3）造影剤による副作用

① バリウム

消化管に投与されたバリウムは吸収されずにやがてそのまま肛門から排泄される．しかしバリウム溶液中の水分が腸管で吸収されるとバリウムが固まり排出が困難となり，時に腸管に閉塞を生じる．したがって便秘がちの人では検査後に水分をたくさん摂ってもらい，下剤を与える必要がある．また腸閉塞の可能性のある患者では，バリウムにより腸閉塞が悪化し消化管穿孔をきたしてバリウムによる腹膜炎を生じることがあるため，その使用は禁忌である．その場合には水溶性ヨード造影剤（ガストログラフィン）を用いるが，バリウムに比べると少しコントラストが悪い．ただし，食道の閉塞性病変や誤嚥の可能性のある患者では，ガストログラフィンにより致死的な化学性肺炎を生じることがあるので禁忌であり（特に小児），診断が必要な場合はごく少量のバリウムなどを用いて行ったほうがより安全である．

② ヨード造影剤

ヨード造影剤による副作用では，大別して急性と遅発性がある．急性の副作用には，軽症のものとして投与直後から感じる熱感，注射部位の血管痛（造影剤が皮下に漏れていないかどうかをチェックする），悪心，嘔吐，皮膚の紅潮，蕁麻疹などがある．重篤なものでは血圧低下，声門浮腫，肺水腫などがみられ，さらに重篤なものではショック，心停止，意識障害などがある．遅発性の副作用として投与後，1～6日中に全身の皮膚の発赤が出現することもある．造影剤の投与にあたっては，各種アレルギーの有無（特に喘息），造影剤の使用の既往とその際の副作用の有無などに関して問診し，カルテに記載しておく必要がある．また，血管用の造影剤は腎臓から排泄されるため，腎機能のチェックも重要である（胆道排泄性の場合は肝機能のチェック）．これらの点に関しては各造影剤の添付書を一度は読んで確認しておかなければならない．また，副作用の出現に関しては有効に予測できる方法が現時点ではない．従来行われていた少量の造影剤を用いるヨードテストは，その有効性が証明されなかったため，現在では行われていない．したがって，いつでもどの患者にも副作用が生じる可能性があることを念頭において，副作用が生じたときのために常に救急カートの整備や連絡体制（特に救急治療室）の徹底，各スタッフの訓練を行っておくべきである．

■造影検査の種類と検査方法（血管造影検査に関しては別項）

（1） 上部消化管検査 (図3-19)

食道・胃・十二指腸の検査を行う．**バリウム**と空気による**二重造影**が基本で，癌や潰瘍，ポリープの検出や性状・広がり診断に有用である．また，び漫性病変の観察にも用いられ，内視鏡と比較すると全体像の把握に優れ

図3-19 ● 上部消化管検査：59歳男性，胃癌，二重造影正面像

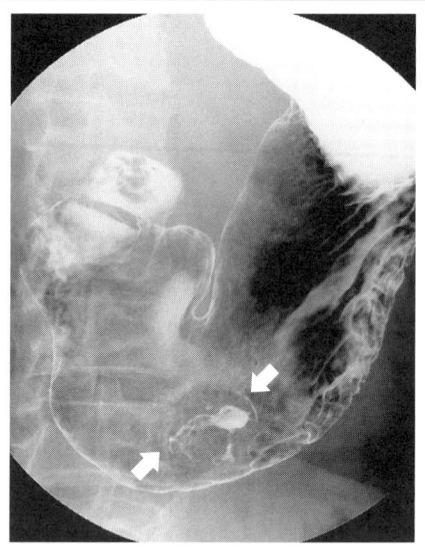

胃体部下方に立ち上がりの急峻な周堤をもつ
陥凹性の病変が見られる（矢印）

ている．さらにゾンデを十二指腸に挿入して精密検査を行う低緊張性十二指腸造影や，小腸に入れて行う小腸造影などがある．前処置としては検査前の食事を1食抜き，飲水も制限する．検査中には消化管の蠕動運動を止めるため（蠕動により造影剤が通過するのを制限し，詳しい観察を行う目的）抗コリン剤を使用することが一般的なので，高血圧・心疾患・緑内障・前立腺肥大などの有無を検査前にチェックしておく．良い画像を得るためには患者自身が台の上に立つことができ，指示に従って体位変換を行えることが必要となる．

（2） **下部消化管検査**（図3-20）

バリウムを肛門から逆行性に注入した後，空気で大腸を膨らませて体位変換などを用いながら大腸の検査を行う．癌やポリープの検出，炎症性疾患の評価に有用である．また，大腸の閉塞部位の観察にも用いる．前処置として，食物残渣が腫瘍などの病変と間違われないように，1日前から低残渣食を開始し，浣腸することが必要となる．また，抗コリン剤を用いるため，上部消化管検査と同様の注意を要する．さらに上部消化管検査以上に体位変換などが必要となるため，全身状態の悪い患者ではあまり無理をして行わない．

（3） **尿路造影**（図3-21）

腎・尿管・膀胱などの病変を検査するため，40ml程度のヨード造影剤を急速静注し，時間を追って撮影するのが**排泄性尿路造影**（intravenous

図3-20 ● 注腸検査：66歳男性，直腸癌，二重造影正面像

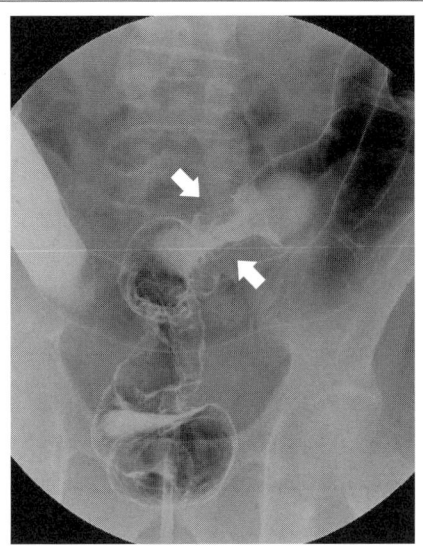

直腸からS状結腸にかけて，りんごの芯のような形態を示す狭窄性病変が見られる（矢印）

図3-21 ● 排泄性尿路造影検査：58歳女性，右腎癌，静注30分後の臥位正面像

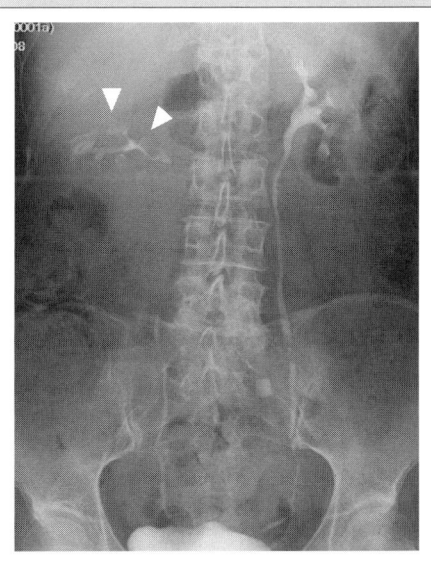

左の腎臓は正常であるが，右の腎盂・腎杯は腫瘤により圧排され，右腎自体も全体的に傾いていることがわかる（矢頭）

pyelography；IVP，IP）である．骨盤の手術前などに尿管の走向を評価したりする際にも用いる．100mlの造影剤を点滴静注する場合（drip infusion pyelography；DIP）もある．

また，膀胱・尿道を評価するため，排尿しながら撮影する**排泄性膀胱造**

影・尿道造影という手法もある．一方，尿道口から逆行性に造影剤を注入して尿道の造影を行う**逆行性尿道造影**や，膀胱鏡で見ながらカテーテルを尿管に進めて尿管・腎盂のより詳細な撮影を行う**逆行性腎盂造影**（retrograde pyelography；RP）などの検査を行うこともある．

（4）脊髄腔造影

脊髄や脊髄腔の病変を診断するため，腰椎穿刺や後頭下穿刺でクモ膜下腔を穿刺し，非イオン性等浸透圧のヨード造影剤を注入する（**ミエログラフィー**，myelography）．最近では後述のMRIを用いた**MRミエログラフィー**をまず行うことが多い．

（5）胆嚢・胆道造影

前日に造影剤を経口的に服用して撮影する**経口胆嚢造影**，経静脈性造影剤を点滴して造影する**経静脈性胆道造影**（drip infusion cholangiography；DIC），閉塞性黄疸に対し体外から細い穿刺針を肝臓に刺入して拡張した肝内胆管を穿刺・造影する**経皮経肝胆管造影**（percutaneous transhepatic cholangiography；PTC），内視鏡的にカニューレを十二指腸のファーター乳頭から膵管・総胆管に挿入して造影する**内視鏡的逆行性胆管膵管造影**（endoscopic retrograde cholangiopancreatography；ERCP）などがある．しかし最近では超音波検査に引き続き，MRIを用いた**MRCP**（MR cholangiopancreatography）を行うことが多い．PTCやERCPは侵襲的であるため，より精密な検査を行ったり，胆汁・膵液の採取による細胞診や経路からの組織診を併用したり，黄疸を軽減するための処置を同時に実施するといった治療目的で行ったりすることが中心である．

（6）子宮卵管造影

子宮の内腔や卵管の状態を観察するため，子宮口から非イオン性ヨード造影剤（従来は油性造影剤を用いていた）を注入して撮影する方法である．超音波検査やMRIが普及した現在でも，妊孕性の評価などにおいては重要である．

（7）気管支造影

メトラゾンデという特殊なカテーテルを気管支内に挿入し，粘稠性の高いヨード造影剤を用いて，気管支の末梢まで観察することを目的とする．気管支拡張症，気管支狭窄，先天性気管支病変などの検査に用いられてきたが，現在ではCTで代用することが多い．

（8）リンパ管造影

下肢・骨盤・腹部の傍大動脈領域のリンパ節およびリンパ管の評価のために行われてきた．両側の足背に小切開を加え，リンパ管を露出し，細い針を刺入する．その後，両側の針から各々7 ml程度の油性造影剤を自動注入器で1時間余りかけてゆっくりと注入する．注入直後と24時間後の撮

影を行い，リンパ節病変を欠損像として描出するのであるが，造影されるリンパ節が限られているわりに侵襲が大きいため，現在ではリンパ節自体の評価には超音波検査やCTが用いられる．

（9） そのほかの造影検査

カニューレを鼻涙管に挿入して行う**鼻涙管造影**，唾液腺の管に挿入して行う**唾液腺造影**，乳管に挿入して行う**乳管造影**，などがある．また，経皮的に精嚢を穿刺して行う**精嚢腺造影**や精管を露出して造影する**精管造影**などもある．瘻孔*が見られた場合，瘻孔にカニューレを刺入して膿瘍の状態やその連絡部位を調べる**瘻孔造影**も重要である．

4） X線CT検査 （図3-22a, b）

■ X線CT検査とは

X線CT検査は1972（昭和47）年Hounsfieldが最初の画像を発表して以来，急速に発展をとげ，現在では画像診断において必須の検査となった．X線管球から出るX線束を薄い扇状に絞り（撮影したい断層像の厚みに合わせてX線束の厚みを調節する；スライス厚），それを人体に透過させた後，対側に円弧上に並んだ1000個程度の検出器でその放射線量を信号としてデジタル形式で検出する．そのX線管球-検出器系を体の軸の回りに回転させ，各点で収集したデータから，人体の横断面の小さな区域（ピクセル）の中のX線吸収係数をコンピュータにより計算させる．それを2次元の白黒（**グレースケール**）画像として表示したものが**CT画像**である．従来はある位置でX線管球-検出器系を1回転させ，その後，患者の寝ている寝台を数mm移動させ（この距離がスライス間隔にあたる），また，X線管球-検出器系を回転させる方式をとっていた（axial scan）．しかし，これでは1枚の画像を撮影するのに時間が長くかかるため，現在ではX線管球-検出器系を連続回転させながら，患者の寝ている寝台を一定速度で移動させる**ヘリカルスキャン**（helical scan）方式が一般的となっている．このとき，X線管球の軌跡は患者の体の周りにらせん状に描かれるのでヘリカルまたはスパイラルという名前でよばれる．さらに最近では検出器系を複数列（2列から16列）備えたマルチディテクター（多列検出器）方式のヘリカルスキャンも開発されている．

画像を表示するときはCT値によってグレースケールの色付けをするのであるが，通常CT値は−1000（純粋な空気）から＋1000（緻密骨）までの値が定められている（開発者の名前にちなんでHounsfield number/unitとよばれている）．純粋な水のCT値は0となっており，これをウィンドウ幅，ウィンドウレベルという数字を設定してCRT（CT装置用のモニ

瘻孔：深部器官が皮膚や粘膜または他の器官と交通をもつ状態を瘻孔という．体表面と交通したものを外瘻，内器官相互または腔相互の交通を内瘻という．瘻孔より，分泌物，排出物が出る．

図3-22a ● X線CT検査（単純頭部CT）：75歳女性，急性脳梗塞

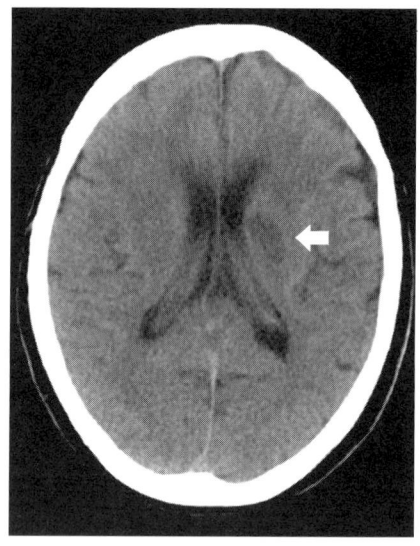

左の基底核上部に低濃度を示す領域が見られる（矢印）

図3-22b ● X線CT検査（造影上腹部CT）：61歳男性，肝硬変・肝臓癌

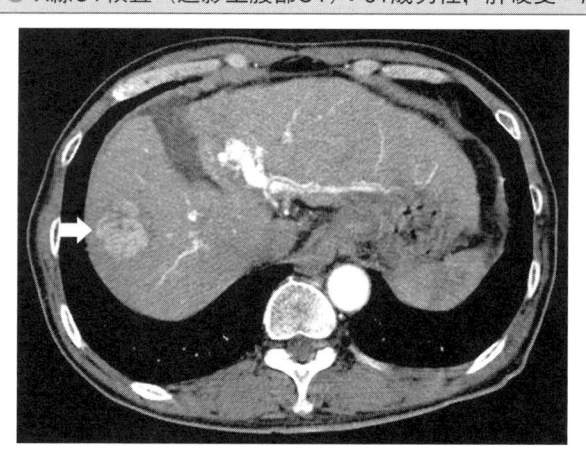

造影剤を急速静注した直後の撮影．肝臓の右葉によく染まる3cm程度の病変が見られる（矢印）

ター）上に表示する．簡単な例をあげるとCRT上のグレースケールを16段階とし，ウィンドウ幅280，ウィンドウレベル40に設定すると，CT値が180（＝40＋280/2）以上のピクセルはすべて白（したがって骨は白く描出される），－100（＝40－280/2）以下のピクセルはすべて黒（脂肪の一部，および空気は黒く描出される）に表現され，＋180から－100までのCT値を有するピクセルに対して中間の14色が振り分けられるということにな

る．このウィンドウの設定は自由に変えられるため，骨をよく見たいときはウィンドウレベルを上げた骨用の，肺野をよく見たいときはウィンドウレベルを下げた肺用の設定を用いる．

■ 長所・短所・注意点

長所：断層像であるため臓器の重なりなどを区別できる．従来の断層写真に比べコントラスト分解能・空間分解能が高い．各種の造影剤を用い（経口・経静脈性・経直腸），その造影効果を細かく検出できる．MRIに比べると時間分解能も高い．得られたデータ（3次元データ）から任意の方向の画像を得たり血行動態なども評価できる．

短所：単純写真に比べ時間分解能・空間分解能は劣る．超音波検査に比べ時間分解能は劣る．被曝が避けられない．装置が高価である．

前処置：頭部・胸部・四肢の検査などでは不要であるが，腹部の検査では，食事をすると消化管の蠕動によるアーチファクトが増え，胆嚢が収縮して胆嚢の評価ができなくなり，消化管内容物が腫瘤状に見えたりするので，食止めにすることが望ましい．また，造影剤を用いる場合は誤嚥を防ぐため食止めにしている施設もあるが，必ずしも必要ではない．骨盤部の検査ではある程度膀胱に尿を溜めておくほうがよい．

注意点：検査は通常，仰臥位で行われるが撮影に少し時間がかかるため，10分程度の安静ができる状態でないといけない．また，胸部-腹部の撮影では撮影中の呼吸運動によるアーチファクトをなくすため，呼吸停止が必要である．そのため，乳幼児・意識障害患者では画質が低下することが多く，呼吸機能低下・咳嗽症状などの強い患者や耳の聞こえにくい患者では画質を上げるための工夫が必要である．

患者の観察・治療のため，スキャン中にスキャン室の中に入らなくてはならない場合には必ず防護衣をつけ，X線管球の回転面から離れるようにすることが重要である．

造影剤を用いた場合は検査後，通常より飲水を多めにしてもらい，利尿を付け，造影剤の排出を促す．また，**遅発性副作用**の発生に関しても注意を払う．

被曝は1回のスキャンの皮膚線量で0.5radから数rad（cGy）である．CTでは細い線束を用いるため，被曝するのはそのスキャンを行っている部分が中心であり，その上下の位置では50％以下の線量増加が加わる程度である．したがって，単純写真に比べると被曝の量は多いが，消化管透視や血管造影の連続撮影に比べると被曝量は少ない場合も多い．ただし最近では検査法がより複雑になり，造影剤の注入のタイミングに合わせて同じ箇所を何度もスキャンしたり（多相スキャン），より高分解能の得るため

厚みの薄いスキャン（厚みを薄くした場合，透過してくるX線の量が少ないため，画質を保つためにはより多くの線量を曝射する必要がある）をすることもあり，被曝量の増加が問題となっている．

5）超音波検査法（図3-23）

■ 超音波検査法とは

　人間の耳では聞こえない2万Hz以上の周波数の音波を探触子から発生させ，それを人体に入射させる．超音波は物質により伝播する速さや減衰率が異なり，かつ組織と組織の境界面で強く反射する．この反射してきた超音波を同じ探触子で検出し，電流に変換してブラウン管上に表示したものが**超音波画像**である．反射波が探触子まで戻ってくる時間によりその点までの距離が決定される．水は非常によく超音波を通すが，空気や固体は

医用画像の空間分解能

　現在の画像検査機器を用いるといったいどれくらい細かいものが見えるのでしょう？

　単純X線写真の（物理的）空間分解能は100μmといわれています．ただし，これは単純写真を使えば100μmの大きさの異常が診断できるというわけではなく，最高の条件で，点として物理的に区別できる最低の大きさが100μmということです．実際は，その点が5点程度，塊として集まって初めて異常として認識できるわけで，骨の単純写真の骨梁などはその程度の太さとなっています．しかし単純写真は透過像であるため前後の陰影の重なりが問題となり，実際に検出できる異常の大きさはもっと大きなものとなります．

　現在のCTでは，画像が512×512個のピクセルからなるため，視野範囲が25cmの場合は250/512で約0.5mm（500μm）となります．現時点でCTの最高の空間分解能は約300μmといったところです．MRIはそれよりも空間分解能が悪いのですが，MRIの空間分解能は静磁場の強さにもよるため，より高磁場の装置の開発が進められています（たとえば，3Tesla装置など）．

　超音波画像の空間分解能も，その周波数に大きく依存します．超音波の進行方向に沿った分解能は，焦点の深さにおいて，3.5MHzで1.1mm，7.5MHzで0.5mm程度です．核医学は残念ながら，RIから放出されたγ線が指向性がないためそれをコリメーターで方向付けをするのですが，SPECTで1cm程度，PETで6～7mm程度です．現在，研究室のレベルではシンクロトロンCTやMR顕微鏡といった，より空間分解能の高い装置の開発が進んでおり，100μmの壁を越えた臨床画像も夢ではなくなるでしょう．

図3-23 ● 上腹部超音波検査：正常像

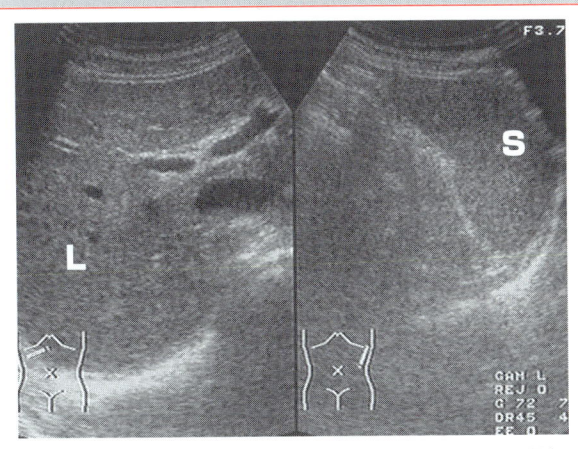

左図：右季肋部から見た肝臓（L），右図：左肋間部から見た脾臓（S）

超音波を伝播しにくい．したがって，水分の貯まったところ（胆嚢や膀胱，嚢胞の内部）では反射波が乏しいため，超音波上，黒く表示され，嚢胞性病変と充実性病変の鑑別に有用である．空気のある肺や消化管，固体である骨や体内の金属では表面で強い反射が起こり，その境界面は白く表示され，その深部には超音波が到達せず観察しにくくなる．超音波の探触子を皮膚に当てる際，その皮膚表面にゼリーや生理食塩水を塗るのも，探触子と皮膚の間に気泡が入り超音波の入射を妨げるのを防ぐためである．また，血管も血液があるため，超音波画像では無信号に近く（黒く）表示されよく観察できるが，液体の貯留した病変との区別が難しいことがある（たとえば動脈瘤と嚢胞の区別）．しかし音波は動いている物体に当たって反射した場合，その周波数が元の周波数とは変化するため（**ドップラー現象**），この性質を利用すると流れている液体（血流や尿流）をその速度と方向に応じてカラー表示することができる（**カラードップラー法**）．さらに，方向性は示せないものの，より感度を高めて流れている血液の量を表示する**パワードップラー法**という方法もあり，これらを利用することにより，心臓・血管だけでなく，病変内の細かい血流の評価も可能となる．

■ 長所・短所・注意点

長所：時間分解能・空間分解能が高い．リアルタイムに観察できる．比較的自由に観察面が選べ，スキャン位置も微妙に調節可能である．被曝がない．装置は比較的安価で外来や病室でも施行可能．カラードップラー法やそのほかの方法を用いて血流の評価ができる．

短所：深部を見ようとすると空間分解能が悪くなる．空気や骨があると

深部を見ることができない．術者の技量に画質が左右される．

　前処置：腹部の検査では検査前の1食を抜き（食事をすると胆嚢が収縮し，消化管にガスが入るとともにその蠕動運動が激しくなる），飲水も控える（通常の液体には気泡が多数混入しているため）．下腹部の検査では膀胱に尿を溜めておくことが必要．

　注意点：患者は通常仰臥位で検査するが，時に体位変換をしたり座位・腹臥位で撮影したりする．腹部・胸部の検査では息止めが必要となることが多く，呼吸停止の困難な患者や意識障害のある患者では十分に検査できないことがある．膵臓の検査では脱気水を飲んでもらって胃内のガスを排除する必要がある．最近では超音波検査用の造影剤も開発されており，循環器系の検査のみならず，各種の検査で用いられるようになってきている．

■ 超音波検査の種類

　超音波を用いることで以下の部位の検査が有効にできる．

（1）心　　臓

　心臓の各室の大きさ，心室壁の厚み，弁や壁の動き，心囊液の有無，シャントの有無などを検査する．

（2）上　腹　部

　肝・胆・膵・脾・腎などに関し，腫瘍や結石の有無，び漫性疾患の状態などを検査する．

（3）下腹部・骨盤

　膀胱，前立腺，子宮，卵巣の腫瘍の有無などを評価する．また，急性腹症の虫垂炎や付属器炎の診断に有効である．

（4）甲状腺・乳腺

　癌や囊胞などを検出する．

（5）胎児・胎盤

　X線被曝がないため，胎児にも安全に使用できる．出生前に胎児の異常（先天性奇形や感染症による異常）をチェックしたり，妊娠の状態（胎児の体位，胎盤の位置，羊水の量など）を評価することができる．

（6）特殊検査

　直腸内に棒状の探触子を挿入して，直腸や前立腺の異常を評価することがある．また，子宮や卵巣をより詳しく調べるため，腟内に挿入するタイプの探触子もある．さらに，消化管内視鏡の先端に取り付けた，もしくは内視鏡の孔の中を通して用いる細径の超音波探触子を使うと，食道・胃や胆道・膵臓の精査が可能となる．膀胱鏡や胆道内視鏡に併用するタイプや，血管造影に使うカテーテルの中を通すタイプの超音波装置もある．手術時

には，超音波探触子を直接臓器に当てて（特に肝臓），体外から観察するよりもより細かく，自由な視野で検査できる術中超音波検査も行われる．

(7) 超音波ガイド下穿刺

超音波装置で病変をとらえながら，探触子の脇から穿刺針を進める方法で，針が病変に向かって進んでいく様子を画像で確認することができる．病変に向かって針の進む過程に危険物がないことを確認でき，より安全でもある．針を到達させた後は，細胞診や組織診のための生検を行ったり，膿瘍や貯留液のドレナージを行う．さらに，針先からエタノールを注入したり，マイクロ波やラジオ波を出すことができる穿刺針を刺入して灼熱することにより，肝臓癌などの腫瘍を壊死させる治療も行われる．

6）磁気共鳴CT検査 magnetic resonance imaging；MRI（図3-24）

■ 磁気共鳴CT検査とは

核磁気共鳴（nuclear magnetic resonance；**NMR**）の理論体系が発表されて以来，この方法は主に化学分析法として用いられてきたが，1973（昭和48）年LauterberがNMR法を用いて人体の断層像が得られる可能性を提案し，1970年代後半にはDamadianやMansfieldらにより初めて生体のNMR画像が発表された．以来，超伝導磁石の進歩，受信コイルの改良，変動磁場回路のデジタル制御・コンピュータ技術の進歩，新しいパルスシークエンスの開発などにより，本法は目覚しい発展を遂げた．

現在臨床で汎用されている**MRI装置**は主に生体の水素原子核を対象として画像化している．水素原子核が強い静磁場のなかに置かれると，その原

図3-24 ● MRI検査（左：頭部T1強調像矢状断，右：頭部T2強調像軸位断）：正常像

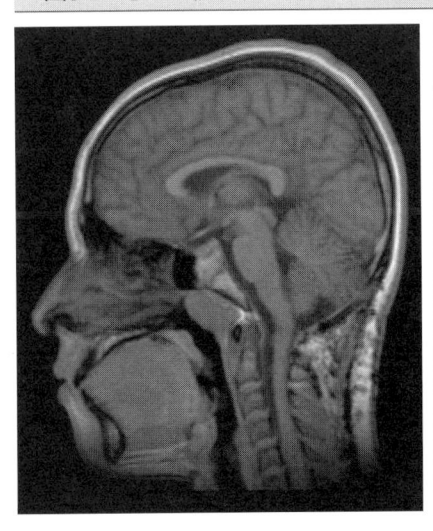

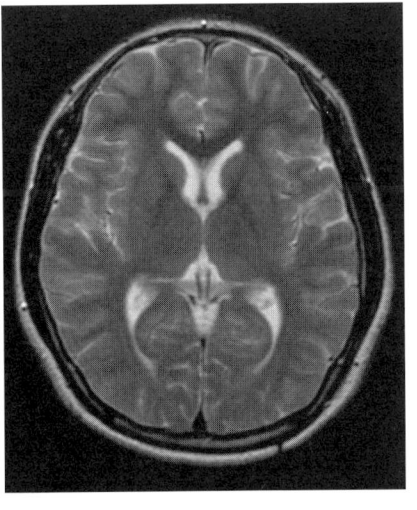

子は小さな磁石としての性質をもっているため，静磁場の向きに沿った方向と，静磁場とは逆の方向に向いて分離する．前者は後者に比べエネルギー的に安定なため，前者の原子核の個数のほうが多くなり，全体の磁気モーメントで見るとその総和（巨視的磁気モーメントという）は静磁場の方向を向くことになる．ここに新たに原子核のもつ固有の回転周波数と同じ周波数を有する電磁波を与えると，原子の一部が励起され，エネルギー準位の高い逆向きの状態の原子核の個数が増える．しかし，その磁場を加えるのを止めると励起された原子核は元あった低いエネルギー準位へと戻り始めるが，この際そのエネルギー準位の差が電磁波として放出される．この電磁波を受信コイルでとらえてその振幅を信号強度として測定するわけであるが，位置情報も加えることにより画像化したものが**MRI画像**である．詳しい原理に関しては成書にゆずる．

　画像の白黒は検出されるNMR信号の強さ（MRIでは信号強度とよぶ）により決まるが，これは原子核の密度，緩和をする速さ（これには静磁場方向の縦緩和とそれに直交する方向の横緩和の2方向があり，その緩和の速さの時定数をT1，T2とよぶ），および断層面を通過する原子核の速度の関数（代表的には血流）の4因子によっている（厳密にはほかに拡散なども関係する）．人体の各部分における水素原子の状態はその組織構成や周りに存在する分子の状態，ひいては水の存在状態により変わってくるため，その状態を検出することにより病変を識別できる．水素原子核の密度，T1値，T2値のそれぞれを強調して撮影された画像が**プロトン密度強調像，T1強調像，T2強調像**である．T2強調画像のうち，水からの信号だけを主に集めることができるようにした撮像法を用いると，胆汁・膵液の溜まった胆嚢やそのほかの胆道系，膵管を描出したり（MR cholangiopancreatography；**MRCP**），脳脊髄液で満たされた脊髄腔を描出することができる（MR myelography）．また，血流のみを画像化したMRアンギオグラフィー（MR angiography；MRA）という手法もある．

■ 長所・短所・注意点

　長所：単純写真やX線写真，超音波検査に比べコントラスト分解能が高い．病変の組織特性を示すT1，T2や拡散係数などを知ることができる．造影剤を用いることなく血流を画像化できる．空気や骨によるアーチファクトが見られない．任意の方向の断層像が得られる．X線被曝がない．

　短所：撮影に時間がかかる（検査時間は通常30分）．磁性体の金属クリップやペースメーカーをつけた患者では禁忌である．装置が高価で維持費も高い．胸腹部の撮影では呼吸により画質が患者によって異なる．

　前処置：特にないが，MRCPを撮影するには胆嚢や胆道系が収縮しない

ように，食止めをしておくことが必要である．

　注意点：患者は寝ているだけでよいが，検査時間中（特に傾斜磁場を与えて大きな音が鳴っているとき）は安静にしている必要がある．また，患者の入る磁石内のスペースは狭いため，閉所恐怖症の患者では検査ができないことがある．図3-25のような注意事項がMRI室には必ず表示されているのでそれを厳守しなければならない．特に一般に病室で用いている車椅子・ベッド，点滴台，酸素ボンベなどは磁石に引き付けられるため危険である．さらにCTやX線撮影とは異なり，MRIでは撮影をしていないときでも強い磁場がかかっているため，不用意にスキャン室に入らないことである．症例によっては造影剤（経静脈性造影剤としてGd-DTPAというキレート剤や鉄剤，経口造影剤として鉄剤）を用いることがある．

医用画像のコントラスト分解能

　医用画像は内視鏡などを除いて，一般に白黒のグレースケールで表示されます．それではこのグレースケールはどれくらいの色の違い（階調）を区別できるのでしょう？

　アナログの単純写真と遜色なく表示しようとすると，最低256（2^8）階調必要といわれています．日本で開発されたデジタル写真の先駆けであるコンピューティド・ラジオグラフィーは約1000（2^{10}）の表示が可能でした．最近注目されているフラットパネルという方式の単純写真の検出器では，16000（2^{14}）まで濃度を分解することが可能です．CTではCT値が－1000から＋1000まで約2000段階に定められており，かなり細かい濃度分解能をしかも断層面内で示すことができます．

　MRIにおいて，そのコントラスト分解能をCTと同様に議論するのは難しいことですが，CTでは単にX線吸収係数という一つの物理量を表示できるのに対し，MRIではT1緩和時間・T2緩和時間・水素原子密度・血流速度といった多数のパラメーターを組み合わせて表示できるため，様々なコントラストをつけることが可能となります（その分，画像の解釈が難しくなります）．

　核医学画像ではそのコントラスト分解能は，投与したRIの量とそのカウント時間に依存しますが，バックグラウンドとしての周囲の取り込みの大きさも関係します．病変部にのみ特異的に取り込まれる放射性医薬品が開発された場合は，バックグラウンドとの差が大きくなるため，コントラストは非常に高くなるといえます．

　では，人間の眼はどのくらいのコントラストを区別できるかというと，2^4から2^6程度といわれておりその意味では十分な分解能が達成されているわけですが，コントラストが強いほど，より病変の検出が容易になり，かつ読影者により読影のばらつきが少なくなります．

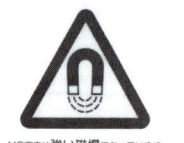

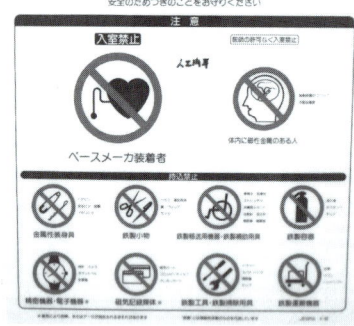

図3-25 ● MRI検査における注意事項

7）血管造影検査（図3-26）

■ 血管造影検査とは

　カテーテルという細い管（通常，直径2mm以下）を**セルジンガー法**という方法を用いて大腿動脈や静脈を穿刺して挿入し，目的とする血管までワイヤーと組み合わせて進める．そこでヨード造影剤を流して連続撮影を行い，血管性病変の有無，腫瘍の血管の状態などを観察する．カテーテル類が細くなり，装置もよくなったため，造影剤の量も少なくなり，より侵襲性の低い検査となってきたが，元来，侵襲的検査であるためその適応に関してはよく吟味して行う必要がある．MDCTの開発により3次元的データが容易に得られるようになった今日では，工夫すればCTのデータを使って血管造影で得られるのと同等の情報を得ることができるようになってきた（CT angiography；**CTA**）．また，MRIや超音波検査のカラードップラー・パワードップラー法を用いても血流の情報が十分に得られるようになってきたため，診断のためだけの血管造影の件数は減少しつつある．しかし一方，血管造影の技術を用いてカテーテルを病変の部位まで進め，そこから薬剤を流したり，血管を閉塞（塞栓）させたり，逆に狭窄を広げたりすることができるようになってきたため（interventional radiology；**IVR**），血管造影全体の検査数は増加し手技はより複雑になってきている．

　従来のフィルムを用いた撮影に対して，現在ではフィルムの代わりにII（螢光倍増管）にとらえられた情報をコンピュータによび込み計算した画像をつくる．すなわち，造影剤が注入される前の画像をマスク像とし，造

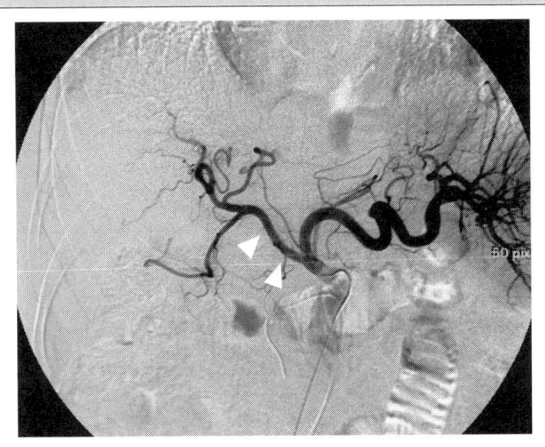

図3-26 ● 腹腔動脈造影検査：67歳男性，肝硬変

腹腔動脈から左胃動脈，総肝動脈（矢頭），脾動脈が分岐しているのがわかる

影剤を入れた後の画像から引くことにより，造影剤の入った部分のみの画像（すなわち血管）を得ることができる（digital subtraction angiography；**DSA**）．この方法により，従来のフィルム法では骨に重なり見えにくかった細い血管などもより見やすくなったが，造影剤の注入前後で動きがあった部分もすべて像として描出されるため，消化管や心臓の動きなどによるアーチファクトが生じる．従来の血管造影に比べリアルタイムで画像を見ることができ，かつ使用する造影剤の量も1/2程度で済む．

■ 長所・短所・注意点

　長所：血管の詳細な解剖を高い空間分解能・コントラスト分解能で観察することができる．時間分解能も高く心臓や血管の拍動の評価も可能である．カテーテルを用いて行う治療（IVR）に移行できる．

　短所：侵襲的である．術者の技量に左右される．検査時間が長い．被曝がある．装置・検査料が高い．

　前処置：検査前の1食は抜き，鼠径部の刈毛を行う．前投薬として，安静のためアタラックスP，迷走神経反射の予防のため硫酸アトロピンの筋肉注射を行う．点滴確保も必要である．

　注意点：実際の検査は仰臥位で行うことが一般的である．検査は30分から数時間（治療を含む場合）かかるので，その間安静が必要となる．検査後はカテーテルを抜去した部分の止血を用手的に行った後，穿刺部に砂嚢を乗せて安静を数時間保つ．その間，動脈の圧迫がないかどうか，"患者の訴え，下肢の皮膚の変色，足背動脈の脈拍の有無"を確かめる．同時に圧迫が静脈に及んでいないかどうか，うっ血の状態についても確認する

(静脈のうっ血はその部位での血栓形成を促進し圧迫を除去した際，肺塞栓症が生じることがあるので注意)．また，造影剤を速やかに排泄させるため利尿を促し，施設によって抗生物質の点滴を行う場合もある．

8）核医学検査

■ 核医学検査とは

サイクロトロンを利用すると人工的に**放射性同位元素**（radioisotope；**RI**．元素の種類は陽子の数で決定されるが，中性子の数の違いによって同じ元素でも質量的に異なるものになり，これを同位元素とよぶ）を作ることができる．RIは不安定なため，α線，β線，γ線などを放出しながら崩壊し，エネルギー的に安定した元素へと変化する．核医学とはこのRIを結合させた物質（標識化合物）を体内に摂取させることにより，その物質の人体内での分布をRIから放出される放射線を検出することにより画像化する診断法である（このようにその動態を追跡していくことが可能な物質をトレーサーという）．同時に，その物質の移動を経時的な変化としてとら

医用画像の時間分解能

医用画像の全体的な評価を行う際の3本柱の最後が時間分解能です．これは1枚の画像を撮影するのにどのくらい速く撮影できるかという目安で，胸部単純写真では1枚の撮影に要する時間は0.1秒です．しかし，心臓の透視などでは毎秒15～30フレームの速さで透視することが可能です（30～70msec）．CTは現時点ではガントリーが1回転するのに要する時間は約0.5秒ですが，画像の再構成法の工夫により0.1～0.3秒程度の画像にすることが可能です．これにより，心臓の画像化，特に冠状動脈の病変の検出に期待がもたれています．また，電子ビームCTという方式の装置では50msecでの撮影が可能であるため，心臓の検査を中心に臨床に用いられてきました．一般に心臓の動きを画像化するためには，最低1心拍に8フレームが必要といわれており，1分間に60心拍の人であれば1秒間に8フレームということになります．MRIでは以前は心電図同期法という撮像法を用いて10分前後かけて撮影していましたが，現在では高速撮像法を用いることでこの速度が達成できます．そのため，MRIは心臓の心筋自体の形態や機能の評価に有用となってきました．超音波検査の時間分解能は非常に高く，1秒間に15～20フレームの画像が得られるため，当初から心臓の検査に用いられてきました．さらに，拍動流やシャント血などの血流を直接可視化できる点は画像診断において非常に強力な武器といえます．一方，核医学の時間分解能は数十秒から数分を要し，この点は核医学の発展の妨げとなっています．

えることにより，人体内での代謝や機能を評価することが可能となる．核医学検査ではこのようにRIを用いて画像化を行うため，しばしばRIとよばれる．

（1）放射性医薬品

上述のようにしてつくった標識化合物のうち，人体に安全に投与できるものが実際の検査に用いられる．そのための条件としては，薬としての毒性がない（ただし投与する量は微量である），有効半減期が実際の撮影に適当である，人体に害を与えるα線・β線などを放出しない，標識率が高く化合物として安定している，γ線の計数率が高い，患者の被曝線量も低い，などが要求される．そのような条件を満たして臨床に用いられるものを放射性医薬品とよぶが，その保管や廃棄などの管理は強く法律の規制を受けるため，専門家による管理と利用者に対する教育が重要である．

（2）核医学検査で必要な薬剤の量

放射線を放出するRIを用いた核医学検査において，一般臨床での画像化に必要な化合物の量はナノモル*からピコモル*の量である．前述のCTにおける造影剤ではミリモル*，MRIにおける造影剤ではマイクロモル*の量が必要なことを考えると，これは非常にわずかな量であるといえる．また，放射線を出して元素が崩壊していく際にはその元素それぞれに特有な速さがある．RIが崩壊して元の1/2の質量になるまでの時間を**半減期**（**物理学的半減期**）とよぶ（表3-20）．しかし，RIが体内に摂取された際には体内での代謝・排泄・分泌などの，それぞれの化合物のもつ体内での動態が影響する．この速さを同様に**生物学的半減期**という指数で表すことができる．実際の体内でのRIの動態を示す指数は物理学的半減期と生物学的半減期を合わせたもので，**有効半減期**とよばれる．

1/有効半減期＝1/物理学的半減期＋1/生物学的半減期

この式を変形すると次のようになる．

有効半減期＝物理学的半減期／（1＋物理学的半減期／生物学的半減期）

したがって生物学的半減期が非常に長い（ほとんど体外に排泄されない）

> モル，ミリモル，マイクロモル，ナノモル，ピコモル：モルの1/1000がミリモル，ミリモルの1/1000がマイクロモル，マイクロモルの1/1000がナノモル，ナノモルの1/1000がピコモルである．

表3-20 ● 放射性医薬品に使われるRIの半減期

^{99m}Tc	6時間	^{111}In	2.83日
^{201}Tl	73時間	^{81m}Kr	13秒
^{67}Ga	78時間	^{11}C*	20.4分
^{123}I	13時間	^{13}N*	10分
^{131}I	8.06日	^{15}O*	2分
^{133}Xe	5.25日	^{18}F*	110分

*：ポジトロン核種

ならば，その有効半減期は物理学的半減期に等しく，同じ程度の長さであれば物理学的半減期の1/2になる．

(3) 撮影の仕方

人体に投与された標識化合物のRIから放出される放射線は四方八方に放出される．これではRIの量は検出できても人体のどの部分から放出されたかわからない．したがってそれを画像化するために一定方向から放出されたγ線のみを検出する目的で，コリメーターというものを用いる．コリメーターは通常，鉛でできており非常に重い．コリメーターを通過してきたγ線を検出するにはいろいろな方法があるが，核医学ではγ線が吸収されると螢光を発する物質（シンチレーター（scintillator））を用いる．この螢光を，光電子倍増管という光を電流に増幅させる検出器をとおして，ある方向から発された放射線の量として記録するのである．こうしてできた画像を**シンチグラム**といい，この技術を**シンチグラフィー**とよぶ（したがって核医学検査はシンチともよばれる）．シンチグラムにはRI投与後，ある時点で撮影する静態画像と，RI分布の時間変化を経時的に追う動態画像の2種類がある．また，単純写真のようにある方向にシンチカメラを置いて撮影する**プラナー画像**と，シンチカメラを体軸の周りに回転させ，それぞれの位置で得たデータを用いてCTと同様の原理で断層画像を作る**SPECT**（single photon emission computed tomography）がある．

さらにγ線を放出するRIではなく，陽電子を放出するRIを用いる**ポジトロンCT**（positoron emission tomography；**PET**）という方法もある．PETでは，陽電子がすぐ近傍の電子に吸収されて消滅する際，消滅放射線というγ線を180°反対の方向に出すので，両側で同時にそれをとらえることによりSPECTよりも高い空間分解能でRIの位置を知ることができる．さらに陽電子を放出する原子は生体内に自然に存在する元素の放射線同位元素であることが多いので（^{11}C, ^{13}N, ^{15}Oなど，ほかに^{18}F），生体内で普通に代謝される化合物を標識することが可能となり，生体内の代謝をより真に近い状態でとらえることができる．

RIを用いた医学利用としては上述の生体内での分布の画像化（*in vivo* 検査）以外に，血液や尿のなかの化合物の量をRIを用いて測定したり（**ラジオイムノアッセイ**（radio-immuno-assay；**RIA**）），RIを体内に摂取させた後，血液や尿を採取し，そのRIの量を測定する *in vitro* 検査がある．

(4) 長所・短所・注意点

長所：生体内での機能や代謝の情報が得られる．検出感度が高い．動態を追跡することができる．非侵襲的である．被曝が少ない．

短所：特異性が低いことが多い．解剖学的情報に乏しい．装置・検査料とも高価である．検査に時間がかかる．撮影のできる施設が限られる．管

理が法律上厳しい．

　前処置：各検査で述べる．

　注意点：RIを用いて体内の代謝の様子や，機能，それらに関連した解剖学的異常を検出するのが核医学検査の目的であるが，その検査を正しく行い，臨床に役立つ情報を取り出すためには以下のような種々の注意が必要である．

- ・RIは注文して取り寄せるため，検査の予約が必要であり，また非常に高価なため，検査の延期や中止がやむをえないときにはRI検査室にその旨を速やかに連絡すること．
- ・RIの検査は単純写真やCTに比べると撮影に時間がかかるため，その間安静にできない患者においては鎮静させるための何らかの処置が必要である（または別の画像検査を考える）．
- ・RIは時間とともに減衰していくので注射時間，検査時間は正しく守る必要がある．
- ・検査によってはそのRIの代謝・分泌・排泄に影響を及ぼすことがあるため，食事制限（特にヨード制限），検査前の排尿・排便などの前処置に注意する．

■核医学検査の種類と検査方法

（1）骨シンチグラム（図3-27a）

　骨の代謝，特に骨新生に関係するリン酸化合物をRIで標識して（^{99m}Tc-MDP）注射すると，化合物は骨の新生が進んでいる骨折部位や腫瘍による破壊部位に多く取り込まれる．そのため，単純写真でわかりにくい骨折の検出，転移性骨腫瘍の検出や原発性骨腫瘍の周囲の観察などに用いることができる．骨髄炎や関節炎の診断にも有用である．ただし，骨破壊がゆっくり進むような骨転移の場合は検出されにくい．また，RIは腎臓から排泄されるので読影の際にはその排泄が正常かどうかもチェックする．前処置としては排尿して膀胱の描出が骨盤骨に大きく重ならないようにすることが必要である．

（2）心血管シンチグラム

① 心筋シンチグラム（図3-27b）

　心筋の血流と心筋細胞の膜のNa-Kポンプ機能に従って分布する^{201}Tlを用いる場合と，急性期の心筋梗塞部位に分布する^{99m}Tcピロリン酸を用いる場合がある．"前者では心筋梗塞の部位が陰影欠損像として，後者では陽性像として描出される"．前者では心臓に負荷を与えて撮影を行うことにより，狭心症の検出や心筋梗塞部との鑑別も可能となる．最近ではPETを用いて血流や脂肪酸の代謝を画像化することもできる．

図3-27a ● 核医学検査（^{99m}Tc-MDPによる骨シンチグラム検査）

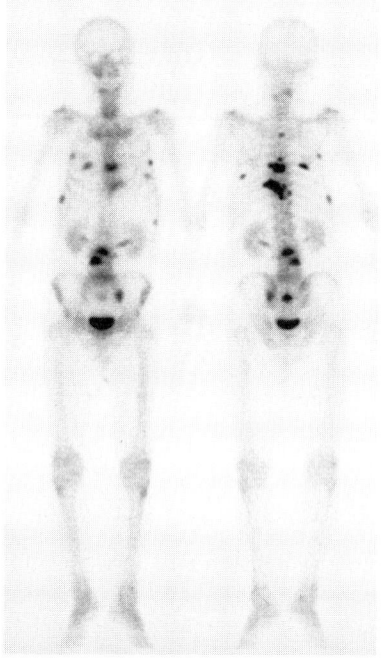

72歳男性，前立腺癌骨転移，正面像（左）・後面像（右）
椎体，胸骨，肋骨，骨盤に多発する集積増加域が見られ，骨転移を示すと考えられる．腎臓・膀胱の描出も見られる

画像提供（図3-27a～dの4点）：井上登美夫（横浜市立大学医学部放射線医学教室）

図3-27b ● 核医学検査（^{201}Tlによる心筋シンチグラム検査）

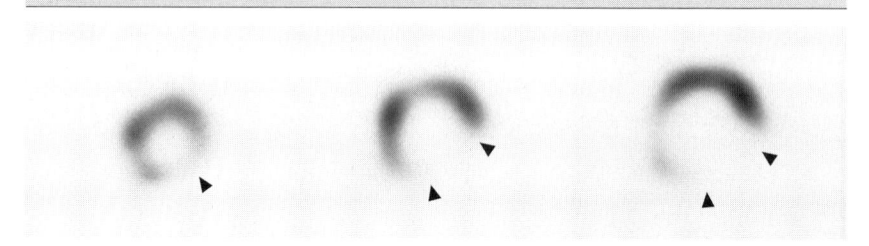

57歳男性，陳旧性心筋梗塞，SPECT短軸像
正常の心筋はSPECTの短軸像でドーナツ状の集積を示すが，本例では下壁から後側壁にかけて集積欠損が見られる（矢頭）

② 血液プールシンチグラム・駆出率測定

血管内に存在する赤血球やアルブミンを^{99m}Tcで標識することにより血液の量（プールの状態）を画像化することができる．これにより心大血管の形を描出したり，動態検査を行って心臓の駆出率を計算したりすることが可能である．

(3) 中枢神経系シンチグラム

① 脳血流シンチグラム（図3-27c）

図3-27c ● 核医学検査（¹²³I-IMPによる脳血流シンチグラム検査）

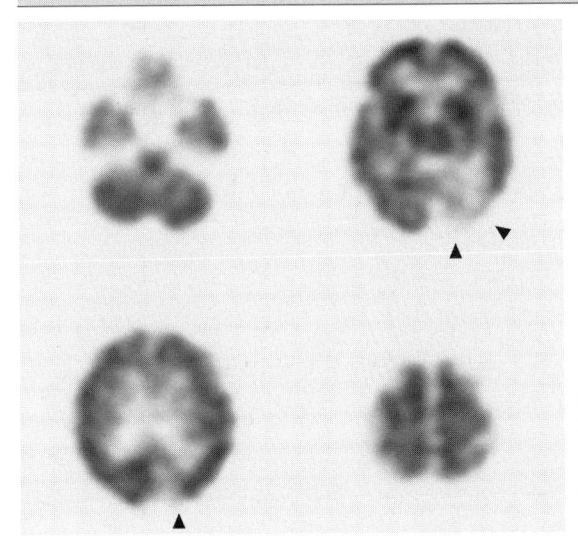

66歳男性，脳梗塞
左後頭葉に集積欠損を認める（矢頭）．後大脳動脈の灌流域に一致し，血管の閉塞により梗塞をきたしたと考えられる

図3-27d ● 核医学検査（¹⁸F-FDGによるPET検査）

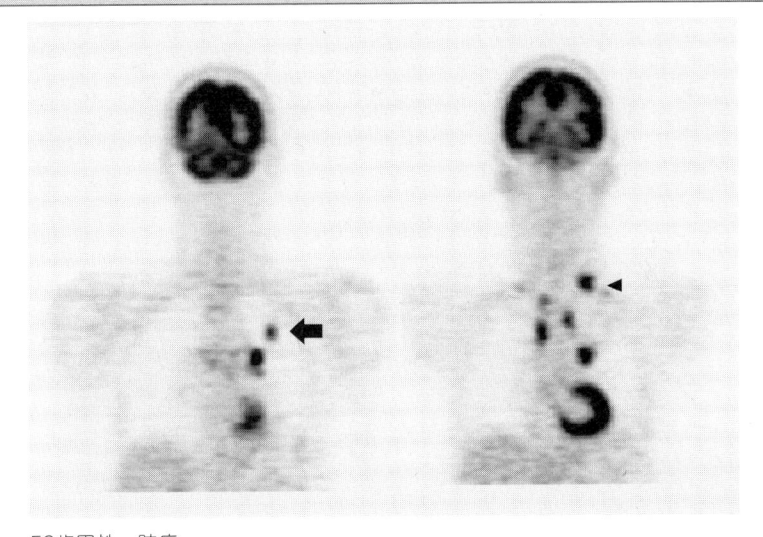

52歳男性，肺癌
左上葉の原発巣（矢印）以外に，左肺門・両側縦隔・左鎖骨上窩（矢頭）のリンパ節転移への取り込みも見られる

　従来は過テクネチウム酸 $^{99m}TcO_4^-$ を用いて，脳内の脳血液関門の破綻した部位を陽性像としてプラナー画像で描出していたが，最近では ^{123}I-IMP，^{99m}Tc-HM-PAO，^{99m}Tc-ECDを用いてSPECT画像として脳内の血流分布をより詳細に評価することができるようになった．さらに施設によっては，ポジトロン核種を用いて脳内の血流や代謝の状態，神経化学受容体の

分布を知ることも可能である．

② 脳脊髄腔シンチグラム

脊髄腔をミエログラフィーと同様の手技で穿刺し，^{111}In-DTPAを注射して脊髄腔や脳室内での脳脊髄液の流れを画像化する．しかし，CTやMRIの普及により，適応は交通性水頭症や脊髄引き抜き損傷の診断などに限られるようになってきた．

（4） 内分泌系シンチグラム

① 甲状腺シンチグラム

ヨードは甲状腺に特異的に摂取され，甲状腺ホルモンの合成に用いられる．従来，甲状腺の描出には^{131}Iが用いられていたが，近年，より半減期が短くβ線を放出しない^{123}Iが用いられるようになってきた．ヨードは経口投与によっても甲状腺に集積するため，"甲状腺の形，位置，大きさ"の評価が容易にできる．甲状腺癌にはヨードを集積するものもあり，その場合には転移の検索や治療効果の判定にも用いられる．甲状腺に効果的にヨードを集積させるためには"前処置として2週間のヨード制限"が必要である．さらに"甲状腺へのヨードの摂取率"を測定することにより，甲状腺の機能を知ることもできる．甲状腺自体の描出は^{99m}TcO$_4^-$を用いても可能である（癌などは欠損部として描出される）．また，^{201}Tl（高分化癌）や^{97}Ga（低分化癌や悪性リンパ腫）を用いて甲状腺癌の描出を行うこともある．

② 副甲状腺シンチグラム

副甲状腺の腺腫や癌の局在診断のため，^{201}Tlを用いて検査を行う．

③ 副腎シンチグラム

"副腎皮質に集積する^{131}Iアドステロール"や"副腎髄質に由来する細胞に集積する^{131}I-MIBG"などを用いる．前者はクッシング症候群や原発性アルドステロン症の原因となる副腎腺腫の診断に，後者は褐色細胞腫の診断に用いる．また，後者は神経芽腫の診断や広がり・転移の診断にも用いる．^{131}Iを用いる検査ではフリーの^{131}Iが甲状腺に取り込まれ甲状腺が被曝することを防ぐため，"ヨードカリを投与して甲状腺をブロック"しておく．

（5） 腫瘍シンチグラム

① ガリウムシンチグラム

^{97}Gaクエン酸は悪性腫瘍の病期分類をするのに長らく用いられてきたが，その感度・特異度は一般的に低く，**悪性リンパ腫**を除くとあまり有用ではない．近年ではPETの普及とともに腫瘍シンチとしての意義は薄らいできている．^{97}Gaクエン酸は炎症病巣にも集積するため，腹腔内の膿瘍の描出にも有用とされてきたが，消化管の集積などが邪魔になるため，超音

波検査やCTに置き換えられている．検査の前には下剤を服用したり，浣腸をかけて便を排泄させておくことが重要である．

② タリウムシンチグラム

^{201}Tlは副甲状腺癌，分化度の高い肺癌・甲状腺癌，骨・軟部腫瘍の描出に用いられている．しかし，MRIやPETの可能な施設では副甲状腺癌のような小さな腫瘍を除いて，その有用性は低下してきている．

③ ポジトロン検査（図3-27d）

ポジトロン核種で標識した化合物を静注し，CTと同様の原理を用いてその分布を断層像として描出する．近年注目を浴びているのは^{18}Fで標識したグルコース（^{18}F-FDG）で，これは解糖系の代謝の盛んな癌細胞や炎症の部位に集積する．PETのより高い空間分解能を利用し，かつ定量化ができるため，腫瘍の良悪性の判定や癌の治療効果判定などにも用いられている．^{18}F-FDGを用いた癌のスクリーニングも注目されている．

（6）呼吸器系シンチグラム

① 肺血流シンチグラム

^{99m}Tc-MAAという20〜50μmのアルブミンの粒子を静脈から注射すると，それらの粒子は肺の毛細血管にとらえられ，肺の毛細血管の分布が画像化できる．したがって，肺塞栓症などで肺動脈が塞栓で詰まっている場合は，MAAが肺の末梢まで到達できず欠損像となる．また，右左シャントがあるとそこを通り抜けて脳や腎臓が描出され，シャント率などの計算が可能である．しかし，肺は換気が障害されると血流にも変化が生じてくるため，欠損のすべてが必ずしも肺塞栓の部位とは限らず，後述の換気シンチや，胸部単純写真・CT画像との照合が必要である．また，肺血流は重力により影響を受けるため，薬剤の注射は臥位で行う．

② 肺換気シンチグラム

^{133}Xe，^{81m}Kr，^{99m}Tcなどのガスを吸入させて，その吸い込み，平衡時，洗い出しの状態を画像化する．気管支や細気管支の病変の評価に有用である．

③ 肺吸入シンチグラム

^{99m}Tcで標識したコロイドをエアロゾル状態にして吸入させ，換気の状態をみたり，その後，気道の粘膜輸送系によりエアロゾルが排出される状態や肺上皮を透過して血液中に吸収されていく状態を観察する．

（7）特殊検査

① 唾液腺シンチグラム

^{99m}TcO$_4^-$を静脈注射すると顎下腺や耳下腺に集積するので，その集積の程度により唾液腺の外分泌機能をみたり，腫瘍性病変の有無を調べることができる．

② 胆道シンチグラム

静注後大部分が肝細胞に取り込まれ，やがて胆道系に排泄される放射性医薬品^{99m}Tc-PMT，^{99m}Tc-HIDAを用いて，胆道系の形態と機能を評価することができる．

③ 腎シンチグラム

^{99m}Tc-DMSAは腎の尿細管上皮に貯留するため，腎臓の形や位置の評価に有用である．^{99m}Tc-DTPA，^{99m}Tc-MAG3は静注後，血流に従って腎に取り込まれ，前者は糸球体で濾過され後者は尿細管から分泌され尿に排泄されていくため，その状態を経時的に追跡していくことが可能である．左右の腎の放射能のカウントを別々に，経時的にグラフに表したものが**レノグラム**である．腎シンチグラムは閉塞性尿路疾患，腎血管性高血圧，急性尿細管壊死，移植腎の評価などに用いる．

④ 肝シンチグラム

肝臓の網内系（クッパー細胞）に取り込まれる薬剤（^{99m}Tcコロイド）を用いて肝臓の画像化ができるが，超音波検査やCTが普及した現在ではその検査頻度はきわめて減少している．

⑤ 白血球シンチグラム

患者から採血した血液から白血球を取り出し^{111}Inで標識した後，患者の体内に再び戻す．そして全身像を撮ることにより白血球の集積した部位を探し，腹腔内膿瘍の位置や骨髄炎の有無の診断に用いる．手技は煩雑であるが炎症に特異的に集積することが特徴である．

⑥ そのほか

血栓シンチ，RIを用いたアンギオグラフィー，異所性胃粘膜シンチ，消化管出血シンチ，消化管通過・逆流検査シンチ，膀胱逆流検査シンチ，睾丸シンチなど，多種多様の核医学検査がある．

核医学はその感度が格段によいため，上手に用いることにより非常に有用な検査となることもある．

以上述べてきた画像診断について，表3-21にその特徴・長所・短所をまとめたので参考とされたい．

表3-21 ● 各種画像検査の特徴・長所・短所

	単純撮影	造影検査	CT	MRI	超音波検査	血管造影	核医学検査
物理的エネルギー	X線	X線	X線	ラジオ波（電波）	超音波	X線	γ線
測定対象	透過X線の減衰の面分布	透過X線の減衰の面分布	透過X線の面分布	NMR信号の空間分布	反射波の時間的線分布	透過X線の減衰の面分布	γ線を放出するRIの空間分布
信号に及ぼす物理量	透過線上の原子の密度と原子番号	透過線上の原子・造影剤の密度と原子番号	透過線上の原子の密度と原子番号	水素原子密度、T1、T2、血流、そのほか	音響インピーダンス、粒子サイズ、密度、そのほか	透過線上の原子・造影剤の密度と原子番号	RIでラベルされた薬剤の体内動態
空間分解能	非常に高い	非常に高い	高い	やや低い〜高い	高い（深部は低い）	非常に高い	低い
コントラスト分解能	やや低い	やや高い	高い	非常に高い	高い	やや高い	低い〜非常に高い
時間分解能	非常に高い	非常に高い	高い	やや低い	非常に高い	非常に高い	低い
リアルタイム検査	可能（透視と同じ）	可能	通常不可	不可	可能	可能	可能だが有用でない
機能検査	不可	一部可能	通常不可	可能	可能	一部可能	可能
血流の画像化	不可	不可	可能（造影剤を要する）	可能	可能	可能（造影剤を要する）	動態検査で可能
検査時間	短い	やや長い	やや長い	かなり長い（30分程度）	やや長い	非常に長い	かなり長い（30分程度）
検査部位の制約	なし	造影された部位のみ	なし	肺・石灰化は劣る	骨・空気により遮られる	造影された血管のみ	適当な薬剤の選択が必要
撮像面の設定	任意	任意（頭尾方向以外）	軸位断のみ（再構成は可）	任意	かなり任意	任意（頭尾方向以外）	任意
3次元表示	一般的ではない	一般的ではない	容易に可能	容易に可能	可能	ステレオ撮影	あまり有用でない
アーチファクト	少ない	少ない	ややある	かなり多い	ややある	少ない	少ない
被曝	ある	少し多め	少し多め	ない	ない	多い	ある
費用	安い	やや高い	高い	高い	やや高い	非常に高い	高い〜非常に高い
侵襲性	ない	ややある〜高い	ない〜ややある（造影）	ない〜ややある（造影）	ない	高い	ややある（注射）

10 病理検査

病理検査の目的は，手術，生検（表3-22），細胞診（表3-23）により得られた臓器，組織，細胞について，病気を形態学的に診断することにある（図3-28）．特に**生検**は，患者の痛みを伴った（侵襲的）検査である一方，癌などの最終診断として重要であり，臨床検査のなかでも特別な意義をもっている．また，不幸にして患者が亡くなった場合，遺族の許可を得て**病理解剖**を行うが，これも最後の病理診断として，医療を反省し，点検するうえで重要な意義をもっている．

病理診断は，病理を担当する専門の医師（病理学教室・病院病理部の医師，病理医）が責任をもって行うが，標本の作製，細胞診のスクリーニング，剖検の介助などは検査技師が担っており，病理検査は病理診断のためのチーム医療ともいえる．

病理診断の結果は，報告書をとおして直接患者の治療に生かされる．また，病理解剖の結果も含め，臨床と病理の間のカンファランスを行うことにより，相互に情報を確認し合い，新しい病態の発見，治療法の工夫などにつなげていくことができる．

1）病理検査の意義；組織診断を中心に

病理検査でわかること，あるいは期待されていることは，**病変の診断**である．皮膚の肉眼的な腫瘍，発赤に始まり，単純X線，CT，MRI，エコ

表3-22 ● 生検の種類

操作	臓器
試験切除，掻爬	皮膚，リンパ節，軟部・骨，筋肉・神経，乳腺，子宮頸部・内膜，子宮内容
内視鏡	消化管（食道，胃，十二指腸，大腸），気管支・肺，膀胱
腹腔鏡	肝，腹腔，骨盤臓器
胸腔鏡	肺，縦隔腫瘍
CT，エコー，針生検，生検	軟部腫瘍，乳腺，縦隔腫瘍，心筋，肝，腎，前立腺

表3-23 ● 細胞診の種類

操作	検体
剥離	腔壁，子宮頸管擦過，子宮内膜吸引
	喀痰，気管支擦過，気管支肺胞洗浄液
	尿，胆管ドレナージ，乳腺分泌物
	体腔液（胸水，腹水）
穿刺吸引	甲状腺，乳腺など

図3-28 ● 病理検査

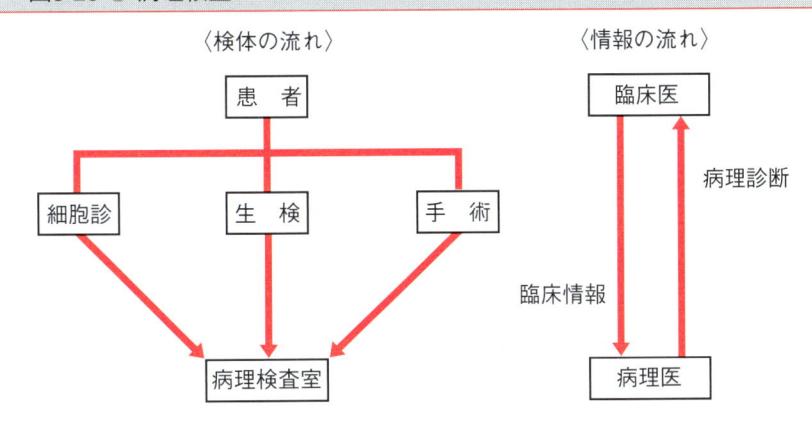

〈検体の流れ〉

患者 → 細胞診／生検／手術 → 病理検査室

〈情報の流れ〉

臨床医 ⇄ 病理医（病理診断／臨床情報）

癌取扱い規約：手術検体を病理学的に検索するときには，各学会から出されている癌取扱い規約を参照する．病理の項では，癌の肉眼型をはじめ，組織型，分化度，深達度，リンパ管・血管侵襲などについて基準が示してある．これらのデータに基づいて，癌の進行度が決められ，それに対応した予後の予測，治療法が選択される．

問題は，臓器ごとに種々の項目が統一されずに定められていることだが，癌も臓器ごとに振る舞いに特徴があるので，ある程度やむを得ない．

—などでとらえることのできる限局性，び漫性の病変で，その性格が反応性なのか，腫瘍性なのか，臓器固有の病変なのか，全身性の疾患の現れなのかについて形態学的な診断を下す．**癌の診断**を例にとると（表3-24），癌か否かの診断にとどまらず，治療の適切さ，悪性度―将来の予測，腫瘍の原因や付随疾患とその意義に関してもコメントすることになる．

診断は，癌の場合は，各臓器の**癌取扱い規約***を参照することで標準化されるが，良性悪性境界領域の病変の扱いなど，病理医の経験，見解などによって異なる場合があるため，各臓器病理の専門家のセカンドオピニオンを求めることがある．また，現在では組織学的検査，細胞診検査に加えて，組織化学，免疫組織化学，電子顕微鏡検査，さらには分子病理学的検査を併用し，より客観的で精度の高い診断を目指している．

異型性（atypia）と異形成（dysplasia）

　ある組織や細胞が形態上，正常範囲を逸脱した場合，その組織や細胞は異型あるいは異型性がある，あるいは異型を示すといいます．組織や細胞が再生する場合，その細胞に異型が出現することがあり，癌と区別しにくい場合があります．良性病変か悪性腫瘍かの区別が困難な場合は，良性悪性境界領域病変とよび，注意深く経過観察することになります．

　一方，異形成は，腫瘍学領域で使用される場合，子宮頸部，胃，大腸などの上皮に異型性があり，その異型がある程度持続する病変を指します．これは癌につながる病変ということで，前癌病変とみなされています．

表3-24 ● 癌の組織診断

操作	項目	関連事項
病変の性格	腫瘍か，反応か 良性腫瘍か，悪性腫瘍か 悪性腫瘍の原発はどこか	異型性（反応性・再生性／腫瘍性異型） 異形成，良性・悪性環境領域病変 オカルト癌
治療の適切さ	完全に切除されているか リンパ節転移の有無 腫瘍の残存，変性の有無	断端 センチネルリンパ節*，縮小手術
悪性度－将来の予測	早期癌か進行癌か 低悪性度か，高悪性度か 組織亜型 二次的な変化の有無	深達度，リンパ節転移など 分裂像，多形性，出血，壊死，分化度 小細胞癌 潰瘍，瘢痕
腫瘍の原因	遺伝的背景の有無 ウイルスの関与	遺伝性癌 HPV（ヒトヘルペスウイルス）， EBV（EBウイルス）， HTLV1（ヒトT細胞白血病ウイルス）
付随疾患，意義	偶発癌，随伴癌 高癌化病変の有無	同時性，異時性多発癌 肝硬変，肺線維症，潰瘍性大腸炎

＊ 見張り番のリンパ節：癌細胞の転移の有無は，すべてのリンパ節を調べなくても，特定の（最初に転移をきたす）リンパ節を見つけ，そこへの転移の有無をみればよい．転移がなければ，ほかのリンパ節への転移もないと考える．

2）病理組織学的検査のながれ（図3-29）

　病理組織学的検査は，生検や手術材料を**標本**にして病変を調べる．

　生検材料，特に消化管内視鏡下のものは小さく2～3mmである．この場合は，"番号が付いている濾紙に粘膜面を上にして載せ"，生乾きのうちに十分量（切除材料の容積1に対し30～50倍の割合）の10％ないし6倍希釈のホルマリンで固定する．

　手術材料の場合は，肉眼的な観察，リンパ節などのサンプリングを行った後，コルク板の上に針などを用い伸展させ，ホルマリンで固定する．肺の場合は気管支からホルマリンを注入して固定する．固定された手術材料を，さらに十分観察し，必要箇所を採取，2×3cmまでの大きさ，薄さ0.5cmに形を整える．これを切り出しという．

　生検材料，切り出された組織片から，組織標本が作られる．まず，アルコールで脱水，次いでパラフィンの中に包埋する．パラフィンは45～60℃で液体，室温で固体になるため，包埋過程で組織はパラフィンとともに硬いブロックとなる．こうなると，ミクロトームで4～6μmに薄切することができ，薄い切片をスライドガラスの上に載せて，染色する．代表的な染

図3-29 ● 病理組織診断のながれ

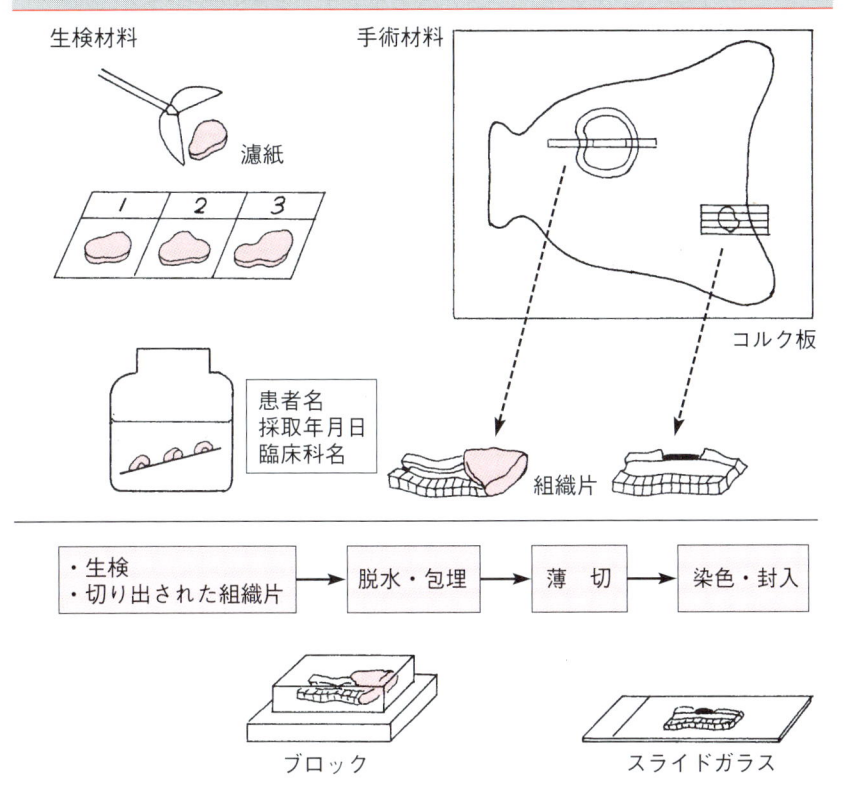

生検材料　手術材料
濾紙
患者名
採取年月日
臨床科名
コルク板
組織片

・生検
・切り出された組織片 → 脱水・包埋 → 薄切 → 染色・封入

ブロック　スライドガラス

HE：ヘマトキシリン・エオジン染色のヘマトキシリンは，中南米のベリーズ国に生えている木の芯を材料にした染料で，核が紫色に染まる．ヘマト＝血，キシリン＝木という意味で，血のように赤い木という意味の名前．一方，エオジンは化学物質であるが，きれいな深紅色を示すことから，暁の女神，エーオースにちなんで名付けられた．

色方法は，**ヘマトキシリン・エオジン（HE）*染色**である．染色された後の切片の上にカバーガラスを乗せて封入する．以上の一連の過程を経て，顕微鏡の下で組織の構造，細胞の形の異常を観察することができる．

検体の検査室への提出に際しての注意点

1. 手術切除検体および試験切除検体は10％ホルマリン液に入れるか，乾燥しないように生理食塩液を含ませたガーゼに包み，病理検査室に提出します．切除検体が小さい場合には生理食塩液を含んだガーゼまたは濾紙に包みます．
2. 患者名，採取年月日，臓器名，受持ち医師名，切除部位，検索希望目的などを書いた申込用紙を切除材料と一緒に病理検査室に提出します．
3. 検体容器の入口部が狭いものでは，検体を入れることはできても，固定後に組織が硬くなって容器から取り出せなくなるので，口の広い容器を使います．

3）細胞診検査のながれ（図3-30）

　剥離細胞診は子宮分泌液，喀痰，尿，体腔液などに剥離してきた細胞の形態から，細胞の良悪性，感染症の有無などを診断する方法である．病理組織検査に比べると，検体採取が簡単なこと，標本作製に特殊な技術を必要とせず経済的であること，そして，患者の苦痛がきわめて少なく繰り返し検査ができる利点がある．このため，集団検診にも用いられている．しかし，剥離してきた細胞を対象としているため，"病変の確定診断には生検による組織検査が必要"である．

　一方，身体の深部臓器に存在する病変に直接針を刺し細胞を採取し，検査する**穿刺吸引細胞診**が行われるようになった．X線テレビ，CTスキャン，超音波などの監視のもとで穿刺部位を確認しながら採取する．甲状腺，乳腺では生検に近い意義をもっている．

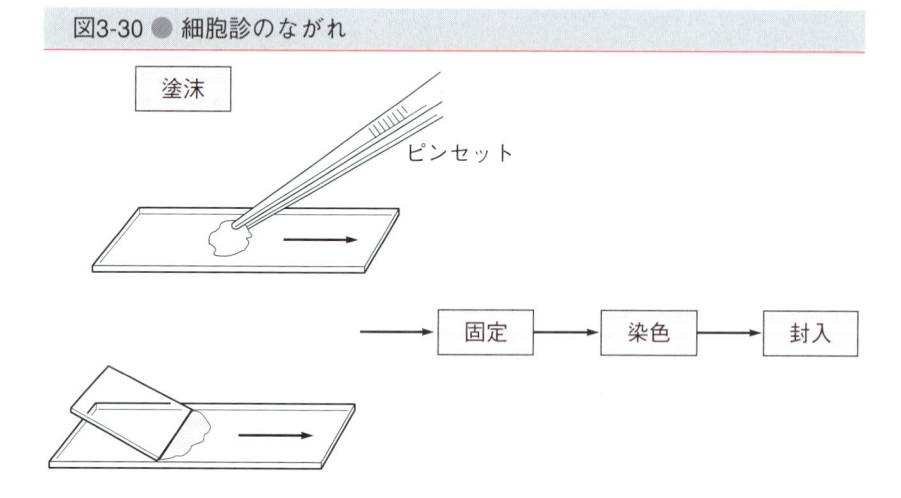

図3-30 ● 細胞診のながれ

迅速診断とは

　外科医が手術中に診断を知り，その結果によって切除範囲や手術方法を決定しなければならない場合があります．たとえば，肺末梢の病変で，術前の検査で診断がついていない場合，術中に病変部分を切除し，迅速診断を行います．仮に癌であることが確定した場合には肺葉切除となります．また，切除断端に癌があるのか否かによっては切除範囲を拡大する必要があります．このような場合に迅速診断が行われるのです．病変組織を急速に凍結させ，クリオスタットという特別な装置で薄切をします．検体採取後10分程度で診断がつきます．また，腹腔，胸腔への腫瘍の広がりをみるため，術中細胞診も行われます．

Pap：パパニコロウ染色は，細胞診の創始者，米国のPapanicolaou教授の名前を冠したものである．細胞の異型の程度を5段階に分ける分類にもその名前が用いられている（パパニコロウ分類）．

剥離細胞診検体，穿刺吸引細胞診検体は，直接あるいは遠心後スライドグラスの上に塗抹などによって貼り付けた後，固定する．代表的な染色はパパニコロウ（Pap）*染色である．細胞診は細胞検査士（サイトスクリーナー）により良性か悪性かのスクリーニングが行われ，悪性の疑いのある場合には，**病理医**あるいは細胞診の専門医である**指導医**が診断を下す．

図3-31 ● 胃癌・肝硬変症の剖検例

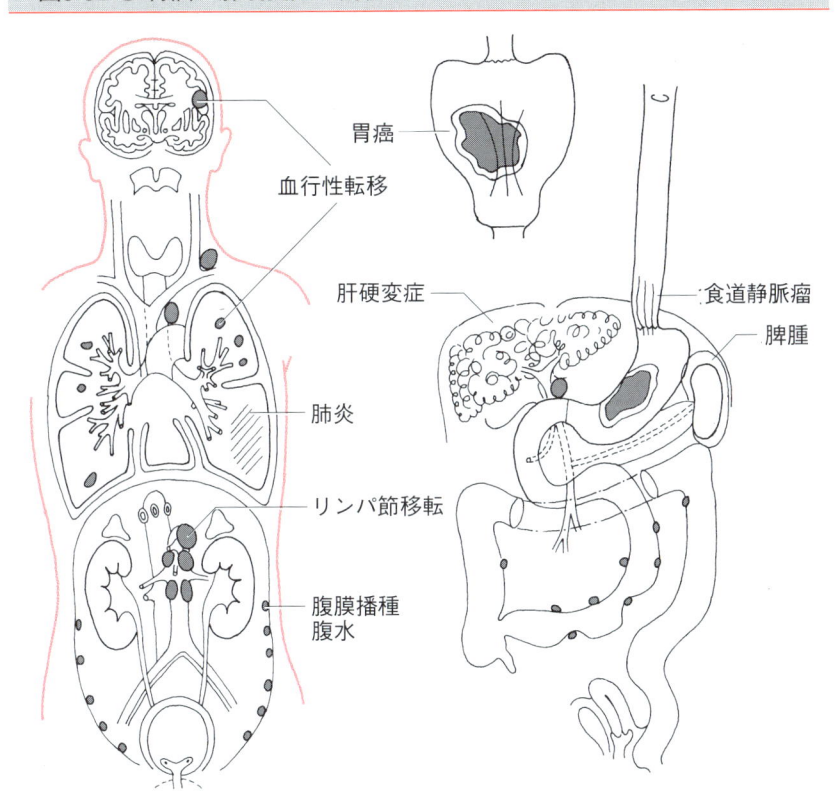

解剖の終わった後のご遺体

解剖によってご遺体が傷つくことに対して，遺族に説明が必要になる場合があるかもしれません．

通常の剖検では，首の付け根よりも下から右あるいは左の大腿にかけて，ほぼ一線メスの跡が残ることになりますが，解剖終了後，ていねいに縫われ，衣服をまとった状態では，外から見えることはありません．脳を検索する場合は，頭の皮膚を左右の耳の後ろから頭の頂点にかけ切り開きますが，解剖終了後，ていねいに縫われ，毛髪のある方の場合には外から見えることはありません．また，毛髪の乏しい方，もしくは，ない方であってもネットで頭部を覆うので，跡が外から見えることはありません．

4) 病理解剖（図3-31）

　病気で亡くなった患者の遺体を解剖して，その死因と各臓器における病変を明らかにする．病理解剖あるいは**剖検**＊と呼ばれるが，診断，治療の適切さを検証・反省し，さらに新たな病態を見出すために重要である．

　病理解剖以外に，医学生の解剖学の実習のための**系統解剖**や，異状死の場合に行われる**法医解剖**（事故死や突然死の場合の行政解剖と，死因が犯罪と関係がある場合に実施する司法解剖）がある．

　病理解剖を行う際には，**死体解剖保存法**によって，遺族の承諾書が必要となる．実際の剖検は，病理医（病理学教室・病院病理部の医師）が主治医の立会いのもとに，病理解剖室で行い，所用時間は2時間程度である．遺体から取り出され，ホルマリンで固定された臓器は，病理学教室・病院病理部で保管され，さらに詳細に検討される．顕微鏡観察のために組織標本が作成され，最終的な報告書ができ上がるのに，おおよそ2か月程度を要する．

　病理解剖の結果判明した事実は，病理解剖報告書によって主治医に報告され，ご遺族が内容を知りたい場合は，原則的に主治医から説明することとなる．主治医の立会いのもとで，病理医が直接説明することも可能である．

> 日本人における死亡者数と剖検例：2013（平成25）年の年間死亡者数は約127万人であった．ちなみに，主要死因による死亡者数は，悪性新生物36.5万人，心疾患19.7万人，肺炎12.3万人となっており，外因死については不慮の事故3.9万人，自殺2.6万人である．
> 　一方，剖検された数は，日本病理学会が集計している剖検輯報によると1万2354症例にすぎない．全死亡者数に占める剖検例の割合は欧米諸国の1/2以下である．

11 内視鏡検査

1) 目　的

　消化管の内視鏡検査は，機種の著しい進歩もあって頻繁に行われるようになってきており，日常診療上不可欠の検査手技となっている．最近では内視鏡を用いた治療も盛んに行われるようになってきた．しかしながら，いかに機種が進歩しても内視鏡検査は患者にとっては苦痛を伴う検査であり，まれに検査による合併症も起こりうる．したがって，内視鏡検査を行う目的は明確でなければならないし，患者への**十分な説明**と**検査の承諾書**が不可欠である．

■ どういう場合に内視鏡検査を行うか？

（1）上部消化管内視鏡検査

　食道や胃，十二指腸に対する内視鏡検査である上部消化管内視鏡検査（いわゆる**胃カメラ**）は，どういう場合に行うのであろうか？　近年，胃の内視鏡の機種の進歩は著しく，電子内視鏡の時代になっており，バリウムを飲んで胃を調べる胃透視の検査件数は激減し，何らかの異常が疑われ

る場合は，いきなり胃内視鏡検査を行うことが非常に多くなっている．ただ，集団検診ではいまだにバリウムによる胃のX線検査が主流（大勢の患者を短時間でかつ低コストでスクリーニングするのには適している）であり，どうしても胃内視鏡検査を受けるのが嫌な患者には，バリウムの検査を行っている．しかし，バリウムの検査の精度は内視鏡検査よりはるかに落ちる．微細な病変はわからないし，胃の前壁は造影が不十分になる領域である．胃X線検査は放射線被曝の問題もあり（1回の検査で何枚ものX線フィルムを撮るので，1年間のX線被曝許容量に達してしまう），X線で異常があれば結局胃内視鏡検査をやらざるを得ないので二度手間になり，患者にも負担だしコストがかかる．

　胃のX線写真には，胃の全体像がわかり，検査医が病変を見逃したら第三者による検証が難しい内視鏡検査と違って，撮影されたX線をチームで検討できる利点はある．また胃癌の広がりや，スキルス胃癌の場合の胃壁の硬化がX線ではわかりやすいなど，利点はいくつかあるものの，現在では圧倒的に内視鏡検査が最初から行われるようになってきている．

　内視鏡の機種の進歩は著しく，径も細く軟らかくなったので，患者もファイバーを飲みやすくなっている．画像も鮮明で微細な病変の発見がしやすくなり，テレビモニターもついているので，複数の医師で病変を検討することが容易となり，見逃しも減り，医師の技術の上達も容易になっている．また希望があれば，患者も自分の胃の中をテレビモニターで一緒に見ることができるようになり，リアルタイムで医師から説明を受けながら検査を受けることが可能となった．

　バリウムによる胃のX線検査で何らかの異常（胃炎，胃・十二指腸潰瘍，胃ポリープ，胃癌の疑いなど）が発見されたときは，胃内視鏡検査の適応となる．また外来に上腹部の症状（心窩部痛，腹痛，悪心，嘔吐など）を訴えて患者が訪れた場合，ひどい胃炎や胃・十二指腸潰瘍，胃癌などが疑われる場合は，内視鏡検査を受けるよう患者を説得する．腹部症状がなかなか改善しない場合も内視鏡検査を行うことが望ましい．内視鏡検査の承諾がなかなか得られない場合は，投薬をして様子を見ながら，時間をかけて説得していく．血を吐いたり，吐物に血が混ざる，あるいはコーヒー残渣様の吐物を認めたり，タール便などの症状がある場合は，上部消化管出血の可能性が高く，緊急内視鏡検査の適応となる．

（2）下部消化管内視鏡検査

　大腸を検査する下部内視鏡検査は，ベッドに横になっていればよいので，ある意味では上部内視鏡検査のようなファイバーを飲むときの苦痛はないが，前処置で下剤を大量に内服するわずらわしさと，肛門から内視鏡を挿入することでの精神的な抵抗がかなりある．したがって，患者も検査を受

けることをためらうことも多く，医師が検査の必要性を十分説明して，納得のうえで検査を行うことが重要である．

一般には，**便の潜血反応**が陽性の場合，下部内視鏡検査の適応となる．頻度が高いのは痔核であるが，中高年者では，**大腸のポリープ**や時に**大腸癌**が発見される場合もある．中高年者で便に血が付いたり，血便が出る場合も，大腸癌の可能性を考えて，内視鏡検査を行う必要がある．大量の血便は緊急内視鏡検査の適応である．特に，若年者で粘血便や下痢が続く場合や下腹部痛が続く場合は，**潰瘍性大腸炎**や**クローン病**などを疑って，下部消化管内視鏡検査を実施する必要がある．

胃のX線検査と同様に，腸のバリウム検査（注腸造影）も徐々に施行されなくなってきている．X線では腸の全体像がわかるという利点はあるが，微細な病変はわかりにくいし，便などの残渣とポリープの区別が難しい場合もあり，病変が見逃される場合もある．X線で異常があれば，結局，内視鏡検査を受けねばならないし，内視鏡検査ではポリープが見つかればその場で取って治療を終えてしまうことも可能であるし，病理検査により確定診断をつけることができる．

■内視鏡検査の目的

検査の目的は，最終的には胃腸の病気などの診断を確定することである．何らかの腹部症状を主訴に受診した患者の病気を診断し確定すること，X線検査で異常を指摘された場合にその異常の原因を確定すること，さらには内視鏡により病変の治療まで行ってしまうことが，最近の大きな進歩である．

上部消化管内視鏡検査では，食道から胃，十二指腸下行脚まで観察できる．食道疾患では，食道炎，食道静脈瘤，食道癌など，胃疾患では，急性胃炎，慢性胃炎，胃潰瘍，胃ポリープ，胃癌など，十二指腸では十二指腸潰瘍などが，代表的な疾患である．胃・十二指腸の病気の原因の大半は**ヘリコバクター・ピロリ菌**によるものであり，胃の組織を採取し，ウレアーゼ迅速法や病理染色により，感染の診断をつけることが可能で，ピロリ菌の除菌の適応や治療効果の判定に有用である．病理診断により，ポリープの種類（過形成性ポリープか，胃底腺ポリープか），癌の組織型や広がりを診断することができる．最近は，内視鏡による治療も盛んとなり，早期の食道癌や胃癌は，内視鏡による粘膜切除術が行われるほか，食道静脈瘤の**内視鏡治療**（硬化療法や結紮術）も確立している．消化管出血の場合は，緊急内視鏡を行って，クリップをかけたりエタノールを注入したり，レーザーによって焼いて，止血することが可能となっている．

下部消化管内視鏡検査では，直腸から全大腸，回腸末端まで観察できる．

大腸や直腸のポリープや癌，痔核，炎症性腸疾患（潰瘍性大腸炎やクローン病）などの疾患の診断が可能で，ポリープがあればその場で切除することが可能である．早期の大腸癌に対する内視鏡的粘膜切除術も盛んに行われるようになっている．内視鏡検査によって初めて診断が可能な早期大腸癌も発見されるようになった．

最近の内視鏡技術の進歩により，正確な診断のみならず治療も行う内視鏡検査へと，変貌してきている．

図3-32は内視鏡検査申込票の例である．感染症のチェック（C型肝炎，B型肝炎，梅毒，エイズ，結核，MRSA（methicillin resistant *Staphylococcus aureus*；メチシリン耐性黄色ブドウ球菌）など），抗凝固薬服用の有無，前投薬の抗コリン薬が使用できるかどうか（心疾患，緑内障，前立腺肥大，糖尿病などでは禁忌），病名，検査の目的，病歴などは必須の情報として記載する．特に，バナルジンやバッファリン，ワーファリンなどの薬剤を内服している場合は，出血の危険があるので，組織の生検やポリープの切除などは禁忌である．これらの薬は，可能なら1週間前から中止しておく必要がある．

■ インフォームドコンセント

内視鏡検査は，患者に少なからず苦痛を与える検査であり，まれに合併症なども起こりうる検査なので，事前に十分に，検査方法，検査の必要性や目的，起こりうる合併症，検査や治療に伴う費用など，患者によく説明をし，検査の承諾書を得ておく必要がある．図3-33は内視鏡検査の同意書の例である．

内視鏡検査は，病変を認めた場合，必要に応じて組織を採ったり（たとえば悪性腫瘍が疑われる場合や，ヘリコバクター・ピロリ菌の感染の有無を調べる場合など），ポリープ切除などの治療を行う場合がある．ごく稀に，麻酔薬によるトラブルや，出血や穿孔などの合併症を起こすこともある．消化管内視鏡検査に伴う**偶発症**（ショック・出血・穿孔など）の発生頻度は，内視鏡学会による過去5年間の全国集計で，胃・十二指腸0.062％，大腸0.051％で，約2000件に1件の頻度となっている．ポリープ切除や粘膜切除などの治療を行った場合は，偶発症の頻度はさらに高くなり，胃・十二指腸0.175％，大腸0.166％で，約500〜600件に1件の割合となっている．

検査だけの場合でも2万〜3万円ほどの費用がかかることもあり，さらに検査中見つかったポリープを切除すると，そのぶんの費用も加わる．さらに万が一**合併症**が起きた場合には，治療や処置が必要となり，入院や緊急の処置，手術を行う場合がある．これらは事前に十分説明を行い，その

図3-32 ● 内視鏡検査申込票の例

内視鏡検査申込票

検 査 日

| | 月 | 日 | 午前
午後 | 時 | 分 |

申込科 ＿＿＿＿ 科　外来・病棟(中・北・外　　階)

申込医師名 ＿＿＿＿＿＿＿＿＿(連絡先　　　　)

患者氏名　＿＿＿＿＿＿＿＿＿＿＿＿殿
(漢字)

病　　名	抗凝固剤	服用服用薬品名	用中	無	前投薬	抗コリン剤・グルカゴン・不使用			
						心疾患 (＋・－)	緑内障 (＋・－)	前立腺肥大 (＋・－)	糖尿病 (＋・－)

検査医名		HBV (＋・－)	HCV (＋・－)	STS (＋・－)	その他(HIV,MRSA,Tbc)

病歴, その他の連絡事項

検査項目		✓印	検査項目	✓印	同時施行項目	✓印
胃	F		十 二 指 腸　F		食 道 硬 化 療 法	
			大　　　腸　F		ポリープ切除(　)	
気管支	鏡		腹　　　腔　F			
	F		コ ル ポ ス コ ピ ー		声帯ポリープ手術	
喉　頭	鏡				下記撮影(透視も含む)は 中放の申込票が必要です.	
	F		Ｅ Ｕ Ｓ 上 部			
食　道	鏡		Ｅ Ｕ Ｓ 下 部		気 管 支 造 影 喉 頭 造 影	特殊 申込票
	F		Ｅ Ｕ Ｓ 胆 膵		逆行性膵胆管造影	
直　腸	鏡				大 腸 撮 影　単純	消化管 申込票
	F				〃 　　　造影	
小　腸	F				透　視　　単純 　　　　　造影	

図3-33 ● 内視鏡検査の説明書・同意書の例

《消化管内視鏡検査を受けられる方へ》

　消化管内視鏡検査は，口や肛門から内視鏡を入れて直接，食道・胃・十二指腸や大腸の粘膜を観察するものです．癌，ポリープ，潰瘍，炎症の有無や，病気の程度を調べ，場合によっては内視鏡を使った治療を行います．

【ご注意】
1. 　内視鏡検査の最中に組織検査のために組織をとったり，ポリープ切除などの治療を行うことがありますが，ごくまれに麻酔剤によるトラブルや，出血や穿孔などの合併症を起こすことがあります．内視鏡に伴う偶発症（ショック・出血・穿孔など）の発生頻度は内視鏡学会による過去5年間の全国集計で食道・胃・十二指腸0.062％，大腸0.051％で，約2000件に1件の割合となっています．ポリープ切除や粘膜切除などの治療を行った場合，偶発症の頻度が高くなり，食道・胃・十二指腸0.175％，大腸0.166％で，約500～600件に1件の割合となっています．万が一，合併症が起きた場合には最善の処置・治療を行います．入院や緊急の処置・手術が必要になることがありますが，その際の経費は原則として患者さんの負担になりますので，あらかじめ御承知おきください．
2. 　内視鏡検査の費用は保険の種類にもよりますが2万円から3万円ほどかかることがあります．
3. 　胃や腸の緊張をとる鎮痙剤や苦痛を和らげるための鎮静剤を注射することがあります．検査終了後まぶしくて目の焦点が合わなかったり，眠気を催すことがあります．事故を起こす恐れがありますので，自動車，バイク，自転車等の運転は絶対におやめください．

　以上，説明に納得された方は同意書にご署名の上，診療時または検査当日に内視鏡受付にご提出ください．ご承諾が得られない場合には検査は中止いたします．また，同意書を提出された後でも検査を中止することはできますので，いつでもお申し出ください．

　　　　　　　　○○○○病院　＿＿＿＿＿＿　科　　担当医師　＿＿＿＿＿＿＿＿

消化管内視鏡検査同意書

○○○○病院長　殿

　私は（食道・胃・十二指腸，大腸）内視鏡検査を受けるにあたり，　　年　　月　　日に，担当医師から検査や治療の方法，内容，必要性について説明を受けましたので実施をお願いいたします．

　　　　　　　　　　　　　　　　　　　　　　　　　　　　　年　　　月　　　日

　　　　　　　　　　　患者署名（氏名）　＿＿＿＿＿＿＿＿＿＿＿
ご本人が署名できない場合には，ご親族または代理人が署名してください．
　　　　　　　　　　　代理人署名（氏名）　＿＿＿＿＿＿＿＿＿＿＿

ような場合の経費も原則として患者負担となることなど，承諾を得ておく必要がある．

　胃や腸の緊張をとる鎮痙剤や苦痛を和らげるための鎮静薬を注射することがあるが，検査後まぶしくて目の焦点が合わなかったり，眠気を催すことがあり，事故を起こすおそれがあるので，自動車などの運転は絶対にしないよう注意しておくことも重要である．

2）種類と検査法

■ 内視鏡の種類

　ありとあらゆる"穴"が内視鏡検査の対象となる．最も多く行われるのは消化管の内視鏡検査だが，ほかにも諸種の検査がある（表3-25）．

■ 内視鏡のしくみ

　1980年代前半までは**ファイバースコープ**の時代で，グラスファイバーの束を通して画像を体外へ導き，写真に写していた．このため検査中は術者本人しか観察できなかった．その後**電子スコープ**（テレビモニターに画像が映る）が急速に普及し，現在は大部分の施設で利用されている．これは，スコープ先端に装着したCCD素子（光電素子）で画像を電気信号に変換し，これをもとに画像を再構成するものである（もちろんカラー画像）．術者のみならず介助者，そのほか多くの者が同時に観察できる．スコープの中には，このほかに吸引・鉗子チャンネル，送気・送水チャンネル，スコープ先端を曲げるためのアングル装置が入っている．吸引・鉗子チャンネルは観察の妨げとなる粘液などを吸引除去するのに使い，送気・送水チ

表3-25 ● 内視鏡の種類

消化器	上部消化管内視鏡 膵胆道系内視鏡 小腸内視鏡 大腸内視鏡 直腸鏡，肛門鏡 超音波内視鏡 腹腔鏡	泌尿器	膀胱鏡 腎盂鏡，尿管鏡 尿道鏡
		女性生殖器	腟鏡 子宮鏡 腹腔鏡
呼吸器	気管支鏡 胸腔鏡	運動器	関節鏡
		循環器	経食道エコー 血管内視鏡 心臓鏡
耳鼻咽喉科領域	喉頭鏡 耳鏡 鼻鏡	目	眼科用内視鏡 涙道内視鏡

ャンネルはボタンを軽く押すと送気，強く押すと送水されるようになっている（現在ではたいていのスコープで共通の構造となっている）．内視鏡のレンズは，かなりの広角となっている．上記のように電子機器であるため漏水に弱い．このため，特に先端可動部に傷がついたときなどは直ちに修理しないと大きな故障となってしまう．

■ 内視鏡検査時の留意点

① 内視鏡検査は苦痛を伴ううえに出血，穿孔をはじめとする合併症の危険もある．このため事前の十分な説明，了承が不可欠で，それを同意書で確認することが重要．

② 被験者は検査前には不安が強いことが多い．少しでも緊張，不安を和らげられるような接し方，心配りが重要．

③ 患者取り違えのないよう，検査前に必ず本人確認をする．また，生検の検体取り違えのないよう，採取した組織などは直ちに処理，記名する．

④ スコープを光源にセットしたら，送気・送水，吸引が正しく作動することを確認しておく．

⑤ 検査中，検査の妨げとなる粘液などを洗うために水を使うことが多いので，あらかじめ水および消泡剤入りの水を25mlくらいのシリンジに吸っておく．また，湿らせたガーゼも用意する．

⑥ 生検やポリープ切除などの処置をするときは，出血傾向のチェックが必要である．これは主に術者の仕事だが，血小板凝集抑制薬（アスピリン，チクロピジンなど）や抗凝固薬の服用中は出血のリスクが大きいので介助者としてもチェックしたい．

⑦ 使用後の内視鏡は直ちに洗浄剤および多めの水を吸引し，送水ボタンを押して水を流し，スコープ外側の汚れをガーゼでぬぐい，すぐに洗浄・消毒に回す．使用後空気中に放置すると粘液が乾いて内視鏡，特にチャンネルの内側にこびりつき，洗浄効果が低下してしまう．洗浄，消毒が不十分だと感染症を媒介してしまう危険性がある（肝炎，HIV，そのほか諸種のウイルス，ヘリコバクター・ピロリ，梅毒，結核など）．

⑧ 使用のたびに漏水テストを行う（説明書を参照する）．

⑨ 多少とも検査に慣れてくれば，モニター画面を見て，次に何が必要かがわかるようになる．それに応じて，術者に指示される前に必要な段取りを進めるのが良い介助者である．

　　例：胃の中が粘液の泡で覆われていれば消泡剤入りの水，癌が見えたら生検，大腸にポリープが見えたらホットバイオプシーないしポリ

ペクトミー，大腸内視鏡の深部挿入に難渋しているようなら腹部圧迫，など（各論参照）．

■ 内視鏡検査の実際

（1）上部消化管内視鏡
〈検査前の確認および前処置〉（表3-26）

かぜをひくなどしてのどが痛いときは，検査により痛みがひどくなる恐れがある．

また，特に前歯の悪い人ではマウスピースをかむことにより歯を破損するおそれがある．入れ歯のある人では，入れ歯が小さければ検査中に誤って嚥下してしまうおそれがあるのではずしてもらうが，入れ歯をはずすと残りの歯が少ない場合は，マウスピースにより残っている歯を破損するおそれがあるので，入れ歯のままのほうがよい（ケース・バイ・ケース）．

また，検査の受け方のコツを教える．すなわち，リラックスすること，鼻呼吸とすること，唾液を飲み込もうとしないことなどで，待ち時間を利

表3-26 ● 上部消化管内視鏡の準備

◎光源	把持鉗子
◎スコープ	ポリープトラップ
◎吸引装置	局注針
◎検査台	エタノール
酸素飽和度モニター	10％食塩水
高周波電源	生食
対極版	エピネフリン
◎水がめ	硬化剤（オレイン酸エタノールアミン，エトキシスクレロール，ヒストアクリル）
◎フィルム	○インジゴカルミン
◎マウスピース	ヨード・ヨウ化カリ溶液
○絆創膏	止血鉗子
◎ゴム手袋	
◎ガーゼ	◎局所麻酔剤（ビスカス）
	○抗コリン剤
○生検鉗子	○グルカゴン
○散布チューブ	鎮静剤，その拮抗剤
○洗浄用の水（消泡剤入り）	◎消泡剤
○濾紙	
○つまようじ	◎ディスポーザブルのシート
○ホルマリン容器	◎膿盆
ホットバイオプシー鉗子	
スネア	◆救急カート一式
◆クリップ装置	

◎：必ず使う　○：高頻度で使用するので必ず用意する　◆：使用頻度は低いが必ず使えるようにしておく

用してビデオなどを供覧するのもよい．

当日朝からの絶飲食を守っているか確認する．

内服薬の可否は場合によるので主治医の指示に従うが，制酸剤などの非吸収性の薬剤は検査の妨げとなるので避ける．

前処置として粘液溶解剤，消泡剤などを内服，局所麻酔剤で咽頭麻酔を行う．必要に応じて鎮痙薬（抗コリン薬，グルカゴン），鎮静薬を注射する．抗コリン薬では消化管運動抑制のほかに唾液，胃液の分泌抑制効果も期待できる．ただし，これら薬剤の副作用に注意する．薬剤アレルギーのほか，抗コリン薬では心疾患，緑内障，前立腺肥大，重症筋無力症，グルカゴンでは高度の糖尿病がないかを問診で確認する．

唾液や胃液で衣服が汚れるおそれがあるので，上着は脱ぎ，ディスポーザブルのシートなどで覆って予防する．検査台では左側臥位とし，膝を軽く曲げ，ベルトなど腹部を締め付けているものをゆるめる．

リラックスできるよう声をかけてあげるのが有用．

〈検査中〉

明るすぎると観察しづらいので部屋の照明をやや落とす．

内視鏡先端がのどを通るときが最も危険で苦痛のある瞬間なので，その瞬間は余計な指示を出したりしない．極力緊張が取れるような配慮が必要で，介助者が後ろに立って頭や肩に手をそえてあげるなどするとよい．

マウスピースが途中で口からはずれてしまう人もいるので，必要に応じてテープで固定する．

生検などの介助は，コツを覚えれば難しくない．検体の取り違えのないよう，採取したものは直ちに処理する．

〈検査後〉

喉から口のあたりが不快なものである．口をゆすいでもらうが，上を向いてうがいをすると誤嚥のもととなる．麻酔による喉のあたりの違和感は1～2時間で消えること，それまでは飲食ができないことを説明する．説明書の例を図3-34に示す．

〈特殊な処置〉

① 生　検

生検鉗子で粘膜組織を採取する．病理組織検査に使うことが多いが，ウレアーゼテスト（ヘリコバクター・ピロリの検査）にも使われる．介助には若干コツがあるが，数回練習すれば簡単にマスターできる．いくつか組織をとる場合は，先に採った組織が乾いてしまわないよう，早めにホルマリンに入れておく．

② ポリペクトミー

スネアという器具を使って，ポリープを基部で焼き切って切除する．被

図3-34 ● 上部消化管内視鏡検査後の説明書の例

《上部消化管内視鏡検査（胃カメラ）を受けられた方へ》

本日はお疲れさまでした．検査は終了しましたが，まだ喉の麻酔が効いています．

___時___分までは，水を飲んだり，うがいをしたりしないでください．煙草もすわないようにしてください．

時間になりましたら，水をお飲みになり支障がないようでしたら，お食事を始めてください．気分不快，腹痛などが続くようでしたら下記へご連絡ください．

　　　　　　　　　　　　　　　　　　○○○病院　内視鏡室または当直
　　　　　　　　　　　　　　　　　　Tel○○-△△△-××××

注）___部は検査後に指示．

験者に対極版（電極）を貼り付けておく．スネアを絞っていき，ポリープがしっかり把持された状態で，術者がフットスイッチで通電しながらスネアをさらに強く絞り焼き切る．スネアを絞る加減を覚える必要があるが，数回見れば習得は容易である．ただ，強すぎる締めつけは生切りになり，出血のもととなるので注意する．開始前にスネアのワイヤーが外側のシースの中に完全に入る（先端から1cm以上）ことを確認しておく．切除したポリープは把持鉗子で挟んで，あるいは小さいものなら吸引チューブにトラップをつけて吸引し，回収する．切除した後から出血するなら処置具で止血する．クリップがよく使われる（後出）．

③　**内視鏡的粘膜切除**　endoscopic mucosal resection；EMR

以前はストリップバイオプシーといわれたが，最近は**EMR**といわれる．扁平ないし陥凹した病変はそのままではポリペクトミーができないが，粘膜下層に液体を注入して隆起させたうえで切除することが可能になった．いくつかの方法が開発されており，施設，術者，症例により様々だが，出血，穿孔などの合併症が起きやすく，その対処が重要となる．

〈食道・胃静脈瘤の治療〉

肝硬変に多い**食道・胃静脈瘤**の内視鏡治療にはいくつかの方法がある．

①　**内視鏡的静脈瘤結紮術**　endoscopic variceal ligation；EVL

食道静脈瘤を小さな輪ゴムで縛ることで治療するもの．内視鏡先端に樹脂製のチューブを装着し，その中に静脈瘤を吸引して，チューブの外側につけてある輪ゴムをチューブ先端からはずして縛る．1回の内視鏡治療で何度も内視鏡の出し入れが必要な場合はチューブ（オーバーチューブ）を

内視鏡の外側に装着して行う．介助者は，術者の指示したタイミングでゴムバンドをリリースする．

② 内視鏡的静脈瘤硬化療法

静脈瘤の中に硬化剤を注入して静脈瘤をつぶしてしまうもの．穿刺針を用いる．X線透視設備で見ながら行うことが多い．内視鏡の先端付近の外側に樹脂製のバルーンを装着しておき，治療直前にこれをふくらませて治療部位付近の静脈瘤をふくらませ，同時に硬化剤が肺に流入しないように防ぐ．透視で目的の血管まで硬化剤が注入されたことを確認し，一定時間たってから抜針し，必要に応じてバルーンで穿刺部位を圧迫止血する．硬化剤の入った部分の静脈瘤は数分以内に血栓化する．硬化剤が静脈瘤に入らずその周囲に漏れた場合でも，硬化剤の刺激作用で一定の静脈瘤縮小効果がある．介助者は術者の指示に従って穿刺針の出し入れ，硬化剤の注入を行う．胃静脈瘤に対しても硬化療法が行われることがある．

〈胃・十二指腸潰瘍，マロリー-ワイス症候群，そのほかの出血の治療〉

胃・十二指腸潰瘍，マロリー-ワイス（Mallory-Weiss）症候群などで，1か所の出血点から出ている場合は，クリップ法，局注法，結紮法，APC法，止血鉗子法などが行われる．複数か所，広い範囲からのしみ出し様の出血ではAPC法が有用である．

① クリップ法

内視鏡用クリップ装置を使う．小さな洗濯バサミのような形の金属製のクリップで出血点を挟んで止血する．介助者は装置の使用に慣れておく必要がある．数回練習すればスムーズに操れるようになる．

② 局注法（局所注射法）

純エタノール，高調食塩水・エピネフリン混合液，高調ブドウ糖・エピネフリン混合液，ポリドカノールなどを局注針で出血点に注入し，血管を変性ないし収縮させて止血する．介助は容易だが，エタノールの場合は過量注入に注意する．

③ 結紮法

前述したEVLの器具を用い，出血点を含めて周囲粘膜ごと吸引・結紮する．

④ APC法（アルゴンプラズマ凝固法）

チューブ先端からアルゴンガスを流し，その中を流れるプラズマにより消化管表面を焼く．表面の，しかもまだ焼けていないところのみを焼くことができる．開始前にアルゴンガスのバルブを開け，対極版を被験者に貼り付けておく．介助は容易である．

⑤ 止血鉗子法

出血点を止血鉗子で挟み，通電・凝固する．介助は容易である．

（2） 大腸内視鏡

日本でも大腸癌が増加し，また老人検診の項目に便潜血が導入されたため大腸内視鏡検査の件数が急速に増えつつある．件数が増えているうえにポリペクトミーなどの処置も多く，比較的合併症が多い検査である．

〈前処置および準備〉（表3-27）

腸管洗浄剤を用いる方法が一般化している（図3-35）．前日は特に準備することはないが，日頃から便秘がちの人や多量の洗浄剤が飲めそうもない人では前日から食事制限や下剤投与を併用する．同じ人でも外来での前処置よりも入院しての前処置のほうが効果が落ちることが多いので注意する．当日朝から腸管洗浄剤を2～4ℓ飲む．便が透明液状になればよい．ただ，特に高齢者や体力のない人では完全な前処置は必ずしも容易でない．状況に応じて主治医と相談しつつ行うことになる．

鎮静薬の使用は施設により様々で，まったく使わないところも全員に強い鎮静を行うところもあるが，世界的には使用するのが主流になってきている．帰りに車の運転をする予定の外来患者では鎮静薬の使用は原則禁止となる．

表3-27 ● 大腸内視鏡の準備

◎光源	○ホルマリン容器
◎スコープ	○ホットバイオプシー鉗子
◎吸引装置	○スネア
◎検査台	○クリップ装置
○酸素飽和度モニター	○把持鉗子
○高周波電源	○ポリープトラップ
○対極版	○局注針
◎水がめ	エタノール
	10%食塩水
◎検査着（穴あきパンツ）	○生食
◎フィルム	エピネフリン
スライディングチューブ	硬化剤（オレイン酸エタノールアミン，エトキシスクレロール，ヒストアクリル）
絆創膏	
オリーブオイル	○インジゴカルミン
◎ゴム手袋	止血鉗子
◎ガーゼ（アルコールガーゼ）	
先端キャップ	◎ゼリー
	○鎮静剤，その拮抗剤
○生検鉗子	
○散布チューブ	◎ディスポーザブルのシート
○洗浄用の水（消泡剤入り）	
○濾紙	◆救急カート一式
○つまようじ	

◎：必ず使う　○：高頻度で使用するので必ず用意する　◆：使用頻度は低いが必ず使えるようにしておく

図3-35 ● 大腸内視鏡検査の前処置用説明書の例

《大腸内視鏡検査の前処置について》

前日 食事は朝，昼，夕ともに消化の良いものだけを選んで召し上がってください．

【食べてよいもの】
　　トーストやサンドイッチなどであまりバターやクリームを使っていないもの．うどんなどの麺類．御飯やお粥など．刺身，焼き魚，煮魚，鳥のささみや油の少ない挽き肉など．卵や豆腐．柔らかく煮た野菜類．

【食べてはいけないもの】
　　ワカメやヒジキなどの海藻や根菜，きのこ，菜葉，コンニャクなど繊維分の多いもの．硬い肉類．揚げ物や炒め物などの油っぽいもの．トウモロコシや枝豆などの硬い皮があるもの．種のある果物．
　　※夕食後，ラキソベロン1本をコップ1杯の水に入れて服用します．

当日 食事は朝，昼抜きになります．（検査が終われば食べられます）

常用薬は普段どおり飲んでいただいて結構です．
当日，車を運転しての来院は避けてください．

※<u>ニフレック液の作り方</u>：2リットル入る容器（ウーロン茶やミネラルウォーターなどの空きボトル）にニフレック1袋を入れ，半量程度の水を加えてよく溶かします．その後水をさらに加えて2リットルとします．あらかじめ作って冷やしておくと飲みやすいでしょう．

※<u>ニフレック液の飲み方</u>：ニフレック液は朝8時頃より服用を開始してください．約10分おきに，コップ1杯程度を飲みます．（ニフレック液を一気に飲むと吐いてしまう場合がありますので，少しずつ時間をかけてお飲みください．）塩味がきつくて飲みにくい場合には，飴などを舐めながら飲んでいただいても結構です．飲み終わった後，喉が渇いた場合には透明な水分（水やスポーツドリンク等）は飲んでいただいてもかまいません．

　なお，ポリープ切除を行った場合，1週間程度はお酒を飲んだり旅行や出張などの遠出ができなくなりますので，ご注意ください．

　大腸内視鏡ではポリープが見つかることが多く，多くは切除の適応となるので，事前にその場合の方針を患者本人と主治医が相談して決めておく必要があり，その結果を同意書としてカルテに入れておく．これを検査前に確認する．

　術者によりスライディングチューブや先端キャップを使うことがあるので用意する．

　検査前に検査着（穴あきパンツ）に着替え，検査台に左側臥位とする．被験者の下半身部分にディスポーザブルのシートを敷いておく．潤滑用のゼリーを用意する．

〈検査中〉

　腸が内視鏡で伸展されるため痛みを伴うことが多い（特に鎮静薬を使わ

図3-36 ● 大腸内視鏡検査後の説明書の例

《大腸の内視鏡検査を受けられた方へ》

本日はお疲れさまでした．

検査後の食事

すぐ食事を摂っても結構ですが，お腹に空気が残っていますので少量ずつお食べください．

検査後の生活

普段どおりにお過ごしください．
★便に検査で使用した薬の色（青や紫）が着くことがありますが心配いりません．
★お腹の張った感じや，便に血が混じったりすることがあります．ガスはがまんしないで出すようにしてください．症状の強いときは○○病院内視鏡検査室または救急外来へご連絡ください．
Tel. ○○-△△△-××××

ない場合）．深部挿入が困難なときに介助者が腹部を圧迫することでスコープがループを形成するのを防ぐのに有効なことがある．一定の習熟が必要だが，コツをつかめば大変有効な技となる．

途中で体位変換をすることがあり，特に鎮静薬使用時は被験者の十分な協力が得られないので介助が重要となる．くれぐれも検査台から落ちないように注意を払う．

〈検査後〉

鎮静薬を使った場合は，必要に応じて拮抗剤を使用（メペリジン-ナロキソン，ベンゾジアゼピン系-フルマゼニル）する．回復室での休養も大切である．

検査後も大腸内には空気がかなり残っているので，どんどん出すように説明する（図3-36）．ポリペクトミーなどの処置をしたときは，出血や急な腹痛が起きたときの対処方法，また出血予防の注意点（入浴，運動，飲酒，旅行などの制限）を伝える（図3-37）．

〈特殊な処置〉

上部消化管内視鏡の項参照．

（3） 膵胆道内視鏡

膵臓や胆道疾患の検査，治療のために行う．合併症の起こる率が高く，入院して行うことが多いが外来でも行われる．多いのは**内視鏡的逆行性胆管膵管造影**（endoscopic retrograde cholangio-pancreatography；**ERCP**）で，その応用として内視鏡的乳頭括約筋切開術（endoscopic sphincterotomy；EST），内視鏡的乳頭バルーン拡張術（endoscopic papillary balloon dilatation；EPBD），内視鏡的ドレナージ，ステント挿

図3-37 ● 大腸ポリープ切除後の注意書の例

《大腸ポリープ切除後の注意》

[検査後の食事]

すぐ食事を摂っても結構です．ただし繊維性のあるもの（野菜・果物・海藻類），牛乳，乳製品，脂肪の多い物（肉の脂身・油をたくさん使った物），刺激物，消化の悪い物，タバコなどは（　）日間避けてください．

★お酒は出血しやすいので（　）日間飲まないでください．

[検査後の生活]

普段の日常生活は今までどおりで結構です．しかし荷重な労働，運動，遠出の旅行などは（　）日間避けてください．

★入浴は出血しやすくなりますので（　）日間避けてください．
シャワー浴はかまいません．

[異常の場合]

★少量の出血は心配いりません．
★多量の出血，腹痛，気分不快，顔色不良などありましたらご連絡ください．

連絡先；Tel ○○-△△△-××××　　　内視鏡室または当直

注）（　）内は検査後に指示．

入などが行われる．

〈前処置〉

上部消化管内視鏡の前処置に加え，鎮静薬を用いることが多い．

〈検査中〉

造影の介助をするときは，膵管への造影剤の過度の注入を避けなくてはならないので，術者との意志の疎通が重要である．

〈検査後〉

検査後の腹痛に注意し，強いようなら担当医に知らせる．膵酵素阻害薬や抗生物質を使うこともある．鎮静薬使用に伴う留意点にも注意を払う．

（4）超音波内視鏡

上記をはじめ各領域で行われるが，その注意点は各々に準じる．

（5）肛門鏡，直腸鏡

肛門，直腸の検査に用い，外来で簡単に行える．硬性鏡を使う．

（6）腹腔鏡

硬性鏡を使う．最近は外科領域で胆嚢摘出をはじめ多くの手術に使われる．基本的に手術室で行い，内視鏡検査というより手術の一手段となって

いる．
(7) そのほか
　表3-25にみるように，上記以外でも多くの分野で多種多様の内視鏡検査が行われているが，ここでは代表的なものについてのみ述べた．

索引

あ

RI　288
RIA　290
RSウイルス　162
Rh式血液型検査　253
RNAウイルス　156
RNA系のウイルス　160
RF　255
ROC曲線　221
IRI　245
II　246
INR　231
IL-1　41
IgE　102
IgA　102
IgA欠損症　53
IgAによる局所免疫　47
IgM　101
IgG　102
IgGの構造　101
IgD　102
IVR　286
亜急性硬化性全脳炎　162
悪性腫瘍　55, 61
悪性リンパ腫　58, 212, 294
悪玉コレステロール　239
アクリノール　108
アジア型　140
アシクロビル　172
アジドチミジン　172
アスペルギルス　176
圧迫萎縮　4
アディー症候群　204
アデノウイルス　159
アナフィラキシーショック　49, 114
アナフィラキシー反応　48
アポトーシス　5, 8, 72
アポトーシスを起こす順路　9
アマンタジン　172

アミノ酸代謝異常　71
アミノ配糖体系薬　116
アミラーゼ　234
アミロイド　18
アミロイドーシス　18
アミロイド沈着症　18
アムフォテリシンB　116
アルカリホスファターゼ　233
アルコール　107
アルゴンプラズマ凝固法　315
アルツハイマー神経原線維変化　75
アルツハイマー病　76
アルデヒド基　105
アルデヒド系消毒剤　105
アルベカシン　116
アレナウイルス科　165
アレルギー　42, 48
安静狭心症　192

い

ERCP　318
EST　318
EMR　314
E型肝炎ウイルス　171
EB virus　158
EBLM　220
EPBD　318
異化作用　14
異化代謝　85
異型性　55, 299
異形成　299
移行上皮癌　57
萎縮　3
Ⅰ型アレルギー　48
1型糖尿病　15, 196, 245
逸脱酵素　232
一般検査　224
一般細菌培養検査　248, 249
一般撮影　266
遺伝子診断　124

遺伝性ムコ多糖類症Ⅱ型　71
稲葉型　140
イニシエーション　63
飲酒　200
インスリン　245
インスリンインデックス　246
インスリンの作用　15
陰性造影剤　272
インターフェロン　170, 172
院内感染　108
院内感染の感染経路　109
院内感染の予防　110
インフォームドコンセント　222, 307
インフルエンザウイルス　160
インフルエンザ菌　137

う

ウイルス　86, 110, 155
ウイルス感染症の治療　171
ウイルス性肝炎　195
ウイルスの培養　88
ウイルスの分類　156
ウィルソン病　71
ウィルヒョウのリンパ節転移　60
ウィルムス腫瘍　66
ウェルシュ菌　147
ウェルナー症候群　73
ウシ海綿状脳症　171
うっ血　27
うつ病　216
うつ病の診断　216
ウレアーゼテスト　313
運動負荷心電図　260

え

AIDS　53, 101, 168
エイズ　53
AIDSウイルス　101
栄養型　91
AAアミロイドーシス　19

ASO　129
AST　232
ALアミロイドーシス　19
ALT　232
ALP　233
A型肝炎ウイルス　169
AZT　169
ABO式血液型検査　252
APC法　315
APTT　231
液性免疫反応　47
液体培地　84, 251
エコーウイルス　167
壊死　5
壊死性炎　38
SAA　20
SLE　51
ST合剤　116
エチレンオキサイドガス滅菌法　104
X線CT検査　277
X線写真　266
X線透視　271
HIV　101, 168
HIVウイルス　53
HIVプロテアーゼ阻害薬　172
HEV　171
HAM-D　216
HAV　169
HLA　42, 44
HCV　170
HDL-コレステロール　238
HDV　170
HbA1　245
HbA1c　245
HBV　170
エドワーズ症候群　69
Na　242
NMR　283
NMR画像　283
NK細胞　65
Epstein-Barrウイルス　158
FTA-ABS試験　151
FT_3　246

FT_4　246
エボラウイルス　165
エボラ出血熱　165
MR　284
MRI画像　284
MRI装置　283
MRアンギオグラフィー　284
MRA　284
MRSA　109, 117, 127, 250
MRCP　276, 284
MRミエログラフィー　276
MHC　99
MMSE　214, 215
エルゴメーター　263
エルシニア属　136
LDH　233
LDL-コレステロール　239
エルトール型　140
LPS　94
エロモナス属　141
炎症　34, 99
塩素　243
エンテロウイルス　167
エンテロトキシン　127
エンベロープ　87

お

黄色腫　207
黄色板　207
黄色ブドウ球菌　126
黄疸　205
黄疸出血性レプトスピラ　151
黄熱ウイルス　164
黄熱病　164
オウム病　153
横紋筋肉腫　58
O1型コレラ菌　140
小川型　140
オスラー　183
オセルタミビル　172
汚染　92
おたふくかぜ　162
オルソミクソウイルス科　160
オルトトリジン法　226

か

カー　8
加圧蒸気滅菌　104
外因　3
外因性感染　109
回帰熱ボレリア　149
壊血病　28
外生胞子　91
外毒素　94, 96
外被膜　87
火炎滅菌　104
化学的消毒法　105
化学的便潜血検査　226
下顎部リンパ腫　158
化学療法　113
殻　86
核医学検査　288, 289
核医学検査の種類　291
核酸　86
核酸合成阻害薬　116
核酸代謝異常　17
核磁気共鳴　283
拡大撮影　270
獲得免疫　111
獲得免疫系　99
隔壁　90
核膜　90
角膜ヘルペス　157
過形成　10
過酸化水素　108
ガス壊疽菌　84
ガス塞栓症　30
ガストログラフィン　273
かぜ　164
化生　12
仮性菌糸　91
画像診断　265
家族性アトピー　70
家族性アミロイドーシス　20
家族性高コレステロール血症　197
家族歴　196
カタル性炎　37

活性化部分トロンボプラスチン時間 231
活性酸素ラジカル 73
カットオフ値 221, 258
神奈川現象 141
化膿性炎 37
化膿レンサ球菌 128
ガフキー号数 144, 248
カプシド 86
下部消化管検査 274
下部消化管内視鏡検査 305, 306
芽胞染色 120
カポジ肉腫 158, 169
カラードップラー法 264, 281
カリウム 243
ガリウムシンチグラム 294
カルシウム 243
カルバペネム 114
加齢 73
ガレヌス 34
癌 57
簡易精神機能評価尺度 214
癌遺伝子 63
肝炎 194
肝炎ウイルス 110, 169
肝炎ウイルスマーカー 252
肝外胆汁うっ滞 205
肝芽腫 66
肝癌 194
桿菌 82
癌原遺伝子 63
肝硬変 194
韓国型出血熱 166
肝細胞癌 57
感作リンパ球 100
ガンシクロビル 172
カンジダ・アルビカンス 175
癌腫 57
感受性ディスク法 250
肝シンチグラム 296
乾性壊疽 8
癌性胸膜炎 61
癌性腹膜炎 61
関節炎 50

間接感染 93, 109
間接蛍光抗体法 256
間接撮影 271
間接ビリルビン 240
感染 92
感染経路 93, 109
感染源 109
完全再生 11
感染症 34, 92
感染症検査 117, 247
感染症法 80
感染症法における感染症の分類 81
感染性医療廃棄物 110
感染性心内膜炎 250
感染の予防 103
感染防御 46
感度 221, 260
感度の概念 221
癌取扱い規約 299
乾熱滅菌 104
癌の組織診断 300
カンピロバクター属 148
γ-グルタミルトランスペプチダーゼ 233
γ-GTP 233
間葉性混合腫瘍 65
癌抑制遺伝子 64
乾酪壊死 6

き

偽陰性 221
既往歴 197
飢餓萎縮 4
気管支造影 276
奇形 67, 72
奇形腫 66
奇形を生じる物質 71
器質化 8
希釈法 122, 250
基準値 219, 258
基準範囲 220, 221
気道感染症 248
機能障害 34

機能的撮影 269
キノロン系薬 116
基本小体 85
偽膜性炎 37
逆位 68
逆性石けん 108
逆転写酵素 168
逆転写酵素阻害薬 172
逆行性腎盂造影 276
逆行性尿道造影 276
キャノン 2
球菌 82
急性炎症 35, 36
急性灰白髄炎 166
急性肝炎 252
急性上気道感染症 161
急性腹症 194
Q熱コクシエラ 155
狂牛病 171
狂犬病ウイルス 163
凝固壊死 6
凝固出血能の検査 231
凝固能 29
凝集反応 122
狭心症 192
胸水 33
偽陽性 221
行政解剖 304
胸腺 74
胸痛 191
胸部単純撮影 267
莢膜 84
胸膜由来の胸痛 192
局所注射法 315
局注法 315
虚血 27
虚血性心疾患 192
虚血性大腸炎 77
巨視的磁気モーメント 284
キラーT細胞 102
緊急内視鏡検査 306
菌糸 90
菌糸体 90
緊張型頭痛 189

く

グアヤック法　226
空気感染　93, 109
空気塞栓症　30
腔水症　33
偶発症　307
空腹時痛　193
クールボアジェ徴候　205
駆出率測定　292
クッシング症候群　16
クラインフェルター症候群　69
クラベ病　17
クラミジア　85, 152
クラミジア感染症　154
クラミジア・シッタシ　153
クラミジア・トラコーマチス　152
クラミジア・ニューモニエ　153
グラム陰性桿菌　132
グラム陰性球菌　142
グラム陰性菌　82
グラム陰性嫌気性桿菌　145
グラム陰性短桿菌　136
グラム染色　82, 118
グラム陽性桿菌　130
グラム陽性球菌　125
グラム陽性菌　82
グリコペプチド系薬　115
クリップ　315
クリプトコッカス・ネオフォルマンス　175
クリプトスポリジウム　179
グルコース　244
グルコース負荷試験　245
グルコン酸クロルヘキシジン　108
グルタールアルデヒド　105
クレアチンキナーゼ　234
クレアチンホスホキナーゼ　234
クレゾール石けん　107
クレブシエラ属　135
クロイツフェルト-ヤコブ病　171
クロストリジウム属　84, 146
クロモミコーシス　174
群発頭痛　190

け

経気道感染　93
経胸壁心臓超音波検査法　264
経口感染　93, 109
蛍光抗体法　123
経口弱毒生ワクチン　167
経口胆嚢造影　276
軽鎖　45
形質細胞　44, 99
経静脈性胆道造影　276
経食道心臓超音波検査法　264
形成不全　4
痙性麻痺　71
系統解剖　304
経皮感染　93
経皮経肝胆管造影　276
K　243
外科的黄疸　205
血液ガス　241
血液型検査　252, 254
血液検査　227
血液循環　22
血液循環障害による萎縮　4
血液の性状変化　29
血液プールシンチグラム　292
結核菌　110, 143
結核菌検査　251
結果の解釈　220
血管造影検査　286
血管内皮の傷害　28
血管肉腫　58
血行性転移　60
結紮法　315
欠失　68
血漿HCO_3^-濃度　242
血小板減少　231
血小板数の検査　230
血清アミラーゼ　234
血清アルブミン　235
血清学的診断　123
血清総たんぱく　234
血清たんぱく分画　235
血清鉄　239
血清尿酸　237
血清病　112
血清療法　112
血栓症　28
血栓塞栓症　30
血栓の器質化　29
血中クレアチニン　236
血中尿素窒素　236
血糖　244
血友病　71
血流の変化　29
下痢原性大腸菌　133
検疫感染症　141
原核細胞　83
嫌気性菌　84, 145
健康　182
健康の定義　182
健康保菌者　92
検査計画　218
検査結果の表示　219
検査結果の報告　219
検査の進め方　217
検査の説明　219
現症　203
健常値　220
原生微生物の大きさ　81
検体検査　217
検体の運搬　219
検体の採取　219
検体の保存　219
原虫　91, 177
顕微鏡観察　117
現病歴　186

こ

コアグラーゼ陰性ブドウ球菌　128
高圧蒸気滅菌　104
抗インフルエンザ薬　172
抗ウイルス薬　171
抗HIV薬　172
抗核抗体　255

好気性菌　84
抗菌スペクトラム　114
抗菌薬　113
口腔内鵞口瘡　175
高血圧症　24
高血糖　244
抗原　42, 99, 100
抗原提示細胞　44
抗原レセプター　100
交差適合試験　253
抗酸菌　143
抗酸菌遺伝子検査　251
抗酸菌同定　251
抗酸菌培養検査　251
抗酸染色　119
高脂血症　16, 197
恒常性　217
甲状腺（腫）の触診　210
甲状腺機能低下症　207
甲状腺刺激ホルモン　246
甲状腺シンチグラム　294
甲状腺ホルモン分泌亢進症　207
抗真菌薬　113, 116
口唇ヘルペス　157
抗生物質　113, 114
抗生物質の抗菌スペクトラム　115
梗塞　31
酵素抗体法　123
抗体　45, 99
好中球　7, 230
後天性梅毒　151
後天性免疫不全　53
後天性免疫不全症候群　53, 101, 168
高尿酸血症　21
抗ヘルペス薬　172
酵母　90
酵母様真菌　91
硬膜下血腫　199
肛門鏡　319
高齢者精神機能　214
高齢者の癌　64
高齢者抑うつ評価尺度　216

ゴーシェ病　17
呼吸　85
呼吸音　208
呼吸器系シンチグラム　295
呼吸機能検査　265
国際感染症　165
国際動植物命名規約　125
コクサッキーウイルス　167
コクシジオイデス・イミティス　176
黒色真菌　174
固形培地　84, 251
コケイン症候群　73
鼓腸　208
骨・関節撮影　268
骨シンチグラム　291
骨粗鬆症　77
骨肉腫　58
コミュニケーション　224
コリネバクテリウム属　130
コリメーター　290
コレラ菌　140
コロナウイルス科　164
混合血栓　29
混合腫瘍　65
根足虫類　177
コンポーネントワクチン　112

さ

細菌　82, 109, 117, 125
細菌の培養検査　121
細菌の命名　126
再現性　218
在郷軍人病菌　139
最小発育阻止濃度　121
再生　11, 12
再生能　12
再疎通　29
サイトカイン　41, 44, 99
サイトメガロウイルス　158
細胞壊死　9
細胞検査士　303
細胞傷害型反応　49
細胞障害性Tリンパ球　43

細胞診検査　302
細胞診の種類　298
細胞性免疫　101
細胞性免疫反応　47
細胞内顆粒　83
細胞の分化　55
細胞培養　89
細胞変性効果　89
作業肥大　10
殺菌効果　105
殺菌的効果　113
ザナミビル　172
Sabinワクチン　167
サプレッサーTリンパ球　44
ザルシタビン　172
サルモネラ属　134
Ⅲ型アレルギー　49

し

次亜塩素酸ナトリウム　107
ジアルジア症　178
Cr　236
Cl　243
Ca　243
GOT　232
C型肝炎ウイルス　164, 170
CK　234
CTA　286
GDS　216
CT画像　277
CDC　111
GTT　245
CD_4陽性Tリンパ球　43
CD_8陽性Tリンパ球　43
CPK　234
GPT　232
ジェンナー　42
紫外線による殺菌　105
自覚症状　182, 183
志賀毒素　134
磁気共鳴CT検査　283
子宮頸癌　159
糸球体腎炎　50
子宮卵管造影　276

索引　325

死菌ワクチン 112	主訴 186	職業病 202
止血鉗子法 315	腫脹 34	触診 209
嗜好品 200	出芽 90	触診法 210
自己抗体 255	出血 27	食中毒 127
自己免疫疾患 51	出血時間 231	食道静脈瘤 25
四肢血圧の自動測定 263	出血性炎 38	所見 183
脂質異常症 16, 197	出血性梗塞 32	ショック 26
脂質代謝 237	シュニッツラーの転移 61	ショック腎 26
脂質代謝異常 16, 71	種名 125	真陰性 221
糸状菌 91	腫瘍 53, 54	心音 208
視診 206	腫瘍シンチグラム 294	真核細胞 82
シスト 91	腫瘍塞栓症 30	真核生物 90
自然気胸 192	主要組織適合性複合体 99	腎芽腫 66
自然免疫系 99	腫瘍マーカー 257	腎機能 236
死体解剖保存法 304	循環障害 21	真菌 90, 120, 173
ジダノシン 172	上咽頭癌 158	心筋梗塞 192
シック試験 131	漿液性炎 36	真菌症 173
実質 58	焼却 104	真菌症の分類 173
湿性壊疽 8	症候 183	心筋シンチグラム 291
疾病 2, 182	症候群 183	真菌の培養検査 122
疾病の診断 183	常在菌 96	神経性萎縮 4
指導医 303	常在菌叢 96	心血管シンチグラム 291
ジフテリア菌 130	常在菌による感染 96	進行性多巣性白質脳症 159
司法解剖 304	小循環 22	深在性真菌症 173
脂肪変性 5	症状 183	診察の要領 204
社会歴 202	常染色体 67	人獣共通感染症 131
灼熱 34	常染色体異常による疾患 68	滲出液 33
充血 27	常染色体優性遺伝の疾患 70	滲出性炎 36
自由行動下血圧測定 263	常染色体優性口蓋裂症 70	腎症候性出血熱 166
重鎮 45	常染色体劣性遺伝の疾患 70	腎症候性出血熱ウイルス 166
重症不安定狭心症 193	消毒 103	腎シンチグラム 296
重層扁平上皮化生 12	消毒法 105	心臓超音波断層法 264
愁訴の性状 188	消毒薬 105	迅速検査 122
終動脈 31	消毒用イソプロパノール 107	迅速診断 302
シュードモナス属 138	消毒用エタノール 107	身体検査技法 259
十二指腸潰瘍 193	小児の腫瘍 65	身体的所見 203
12誘導心電図 260	小児麻痺 166	診断 182, 213
修復 11	上皮細胞 99	診断の進め方 182
重複 68	上部消化管検査 273	シンチグラフィー 290
重複免疫不全症 53	上部消化管内視鏡 312	シンチグラム 290
宿主寄生体相関 92	上部消化管内視鏡検査 304, 306	シンチレーター 290
粥状硬化 16, 192	小胞子菌属 174	心電図モニター 260
主作用 201	小胞体 90	真度 218
受信者動作特性曲線 221	常用薬剤 200	侵入因子 94

腎の触診法 212
塵肺症 203
深部皮膚真菌症 173
新変異型クロイツフェルト-ヤコブ病 171
真陽性 221
森林型狂犬病 163

す

水腫 33
水腫性変性 5
膵胆道内視鏡 318
垂直感染 93
水痘 158
水痘-帯状疱疹ウイルス 158
水平感染 93
髄膜炎菌 142
水溶性造影剤 272
水溶性ヨード造影剤 273
膵ランゲルハンス島 14
頭痛 188
頭痛の分類 188
ステレオ撮影 270
ステント挿入 318
ストレプトコッカス・アガラクチアエ 129
スネア 313
スピリルム属 149
スピロヘータ 82, 149
SPECT 290
スポロスリックス・シェンキイ 174
スポロゾイト 179
スポロトリコーシス 174

せ

生化学検査 232
正確さ 218
正確度 218
性感染症 93, 153
精管造影 277
性器ヘルペス 157
静菌的効果 113
生検 298, 313

生検の種類 298
成熟奇形腫 66
正常値 220
正常範囲 220
正常フローラ 96
生殖器炎 153
成人性嚢胞腎症 70
性染色体 67
性染色体の数の異常による疾患 69
生体情報 217
精度保証 222
精嚢腺造影 277
性病性リンパ肉芽腫症 153
生物学的半減期 289
成分ワクチン 112
精密度 218
生理学的検査 259
生理機能検査 217
生理的萎縮 4
生理的な細胞死 6, 8
赤色血栓 29
脊髄腔造影 276
赤痢アメーバ 177
赤痢菌属 135
赤血球凝集抑制試験 124
赤血球指数 228
赤血球の検査 227
接触感染 93
セパシア菌 139
セフェム系薬 114
セラチア菌 109, 135
セラチア属 135
セルジンガー法 286
ゼロラジオグラフィー 270
線維素性炎 37
線維肉腫 58
腺癌 57
尖圭コンジローマ 159
穿刺吸引細胞診 302
染色体 67
染色体DNA 83
染色体の異常 67
染色体の構造異常 68

全身性エリテマトーデス 51
選択毒性 113
選択平板 121
善玉コレステロール 238
先天異常 67
先天異常を起こす環境因子 71
先天性巨細胞封入体症 158
先天性脂質蓄積症 16
先天性代謝異常 67
先天性梅毒 151
先天性風疹症候群 163
先天性無γグロブリン血症 53
先天性免疫不全 53
腺ペスト 136
せん妄 214
線毛 84
繊毛虫類 177
せん妄の診断 214
線溶能 29

そ

造影検査 271
造影剤 272
造影剤による副作用 272
双球菌 82
造血幹細胞 43
総コレステロール 237
創傷感染 93
創傷治癒過程の炎症 40
創傷の治癒 12
増殖性炎 38
増殖性網膜症 204
総鉄結合能 240
相同染色体 67
総ビリルビン 240
早老症 73
塞栓症 30
続発性高血圧症 24
側副血行路 25
属名 125
鼠咬症スピリルム 149
組織液 23
組織適合抗原 42, 44
組織培養 89

た

ターナー症候群　69
第一度近親者　196
体液循環の種類　22
体液性免疫　101
退行性病変　3
体質　71
代謝異常　14
体循環　22
大循環　22
代償性肥大　10
帯状疱疹　158, 191
耐性菌　117
大腸菌　133
大腸菌属　132
大腸内視鏡　316
ダウン症候群　68
唾液腺シンチグラム　295
唾液腺造影　277
多核巨細胞　39
他覚症状　182, 183
他覚所見の掌握　206
他覚的症候　203
他覚的症状　203
他覚的所見　203
他覚的徴候　203
多軌道断層撮影　270
多剤耐性緑膿菌　109
打診　207
打診音　208
打診法　207
多数遺伝子による疾患　71
正しさ　218
脱水症　235
多内分泌腫瘍症　70
タリウムシンチグラム　295
単一遺伝子の異常　69
胆管癌　57
単極胸部誘導　260
単極肢誘導　260
単純撮影　266
単純ヘルペスウイルス　157
断層撮影　270

炭疽菌　84, 131
胆道炎　194
胆道シンチグラム　296
胆囊炎　194
胆囊の炎症　194
胆囊の結石　194
たんぱく　234
たんぱく合成阻害薬　116

ち

遅延型アレルギー反応　125
遅延型反応　51
腟トリコモナス　177
腟の自浄作用　98
チフス菌　134
中心静脈カテーテル関連敗血症　250
中枢神経系シンチグラム　292
中性脂肪　238
腸アメーバ症　177
腸炎エルシニア　136
腸炎ビブリオ　141
超音波ガイド下穿刺　283
超音波画像　280
超音波検査の種類　282
超音波検査法　280
超音波内視鏡　319
腸外アメーバ症　177
腸管出血性大腸菌　133
腸管侵入性大腸菌　134
腸管洗浄剤　316
腸球菌属　130
徴候　183
腸上皮化生　12, 77
聴診　208
腸内細菌群　132
直接感染　93, 109
直接ビリルビン　240
直腸鏡　319

つ

通過菌　96
通性嫌気性菌　84
痛風　21

痛風腎　21
ツェルズス　34
ツツガムシ病　155
ツツガムシ病リケッチア　155
ツベルクリン反応　51, 125, 144
爪のカレンダー　204

て

DIC　276
TIBC　240
T1強調像　284
DSA　287
TSS　127
TSH　246
DNAウイルス　156
DNA系のウイルス　156
DNAハイブリダイゼーション法　125
TNF　41
D型肝炎ウイルス　170
T細胞レセプター　43
TG　238
TCR　43
T2強調像　284
TP　234
TPHA試験　151
Tリンパ球　43, 99
低形成　4
低血圧症　26
低血糖　244
テイコプラニン　115
ティ-サックス病　17
ディジョージ症候群　53
低浸透圧造影剤　272
ディスク法　122, 250
低たんぱく血症　17
ディフェンシン　99
鉄代謝　239
テトラサイクリン系薬　116
デフィシール菌　147
デュシャンヌ型筋ジストロフィー　71
テロメアDNA　73
転移　60

電解質　241
デングウイルス　164
デング熱　164
転座　68
電子スコープ　310
伝染性紅斑　159
伝染性単核球症　158
天然痘　157

と

同化作用　14
同化代謝　85
糖原病　16
透析アミロイドーシス　20
痘瘡　157
痘瘡ウイルス　156
糖代謝　244
糖代謝異常　14
疼痛　34, 188, 213
糖尿病　14, 195, 196
糖尿病の合併症　15
糖尿病網膜症　204
動脈血O_2分圧　241
動脈血ガス分析　241
動脈血CO_2分圧　241
トガウイルス科　163
トキソイド　96, 112
トキソプラズマ・ゴンディイ　180
トキソプラズマ症　180
特異性肉芽腫　39
特異度　221, 260
特異度の概念　221
特殊撮影　270
毒素原性大腸菌　133
毒素産生　94
毒素性ショック症候群　127
毒素の中和　46
特発性肥大　10
毒力　93
突発性発疹症　158
ドップラー現象　281
ドップラー法　264
塗抹検査　247

トラコーマ　153
トリグリセリド　238
トリソミー　67
トルゴール　207
トレッドミル　263
トレポネーマ属　150
貪食　99

な

内因　3
内因性感染　109
内視鏡検査　304, 306, 311
内視鏡的逆行性胆管膵管造影　276, 318
内視鏡的静脈瘤結紮術　314
内視鏡的静脈瘤硬化療法　315
内視鏡的ドレナージ　318
内視鏡的乳頭括約筋切開術　318
内視鏡的乳頭バルーン拡張術　318
内視鏡的粘膜切除　314
内視鏡のしくみ　310
内視鏡の種類　310
内生胞子　91
内臓アスペルギルス症　176
内毒素　94
内分泌系シンチグラム　294
内分泌検査　244
NAGビブリオ　140
ナトリウム　242
軟性下疳菌　138
軟線撮影　270

に

ニーマン-ピック病　17
II型アレルギー　49
2型糖尿病　15, 196, 245
肉芽腫性炎　39
肉芽組織　8, 12, 13, 14
肉腫　57
二形性真菌　91
2次性高血圧症　24
二重造影（法）　272, 273
24時間携帯血圧計　263

日本紅斑熱　155
日本紅斑熱リケッチア　155
日本脳炎ウイルス　164
乳管造影　277
乳酸脱水素酵素　233
乳腺の画像診断　270
乳房の触診　210
ニューモシスチス・イロベチイ　177
尿ウロビリノゲン　225
尿酸　21, 237
尿潜血　225
尿たんぱく　224
尿沈渣　226
尿糖　225
尿道炎　153
尿道造影　276
尿ビリルビン　225
尿路感染症　98
尿路造影　274
認知症　214
認知症の診断　214
認知症のスクリーニングテスト　214

ね

猫鳴き症候群　69
熱帯熱マラリア原虫　178
熱による消毒　105
熱による滅菌　104
ネフローゼ症候群　33
粘膜免疫　47

の

ノイラミニダーゼ阻害薬　172
膿　37
脳血流シンチグラム　292
囊子　91
脳脊髄腔シンチグラム　294
脳卒中　187
囊胞腎　212
囊胞性線維症　71
膿瘍　38

は

バーキットリンパ腫　158
肺アスペルギルス症　176
肺炎　249
肺炎桿菌　135
肺炎球菌　109, 129
媒介動物　93
媒介動物感染　93
媒介物感染　93
肺化膿症　249
肺換気シンチグラム　295
肺気腫　76
肺吸入シンチグラム　295
肺血流シンチグラム　295
肺高血圧症　24
肺循環　22
排泄性尿路造影　274
排泄性膀胱造影　275
培地　84
梅毒血清反応　255
梅毒トレポネーマ　150
背腹方向撮影　267
肺ペスト　136
培養　88
廃用萎縮　4
培養検査　120, 248
白色血栓　29
白癬菌属　174
バクテリオファージ　89
バクテロイデス　145
剝離細胞診　302
はしか　162
播種　61
播種性転移　61
破傷風菌　84, 146
長谷川式認知症スケール　214
バセドウ病　246
破綻性出血　27
バチルス属　84, 131
発癌物質　61, 200
白血球シンチグラム　296
白血球数　229
白血球数減少　229
白血球数増加　229
白血球像　230
白血球の検査　229
白血球分類　230
白血病　58
白血病解析検査　257
発酵　85
発症時の状況　187
発症の時期　187
発疹チフス　154
発疹チフスリケッチア　154
発疹熱リケッチア　154
発病　92
パトウ症候群　69
パニック値　220
パパニコロウ染色　303
バビンスキー徴候　205
パポバウイルス科　159
ハミルトン抑うつ評価尺度　216
パラインフルエンザウイルス　161
パラチフス菌　134
パラミクソウイルス科　161
バリア　99
バリウム　272
針刺し事故　110
バルクホルデリア属　139
パルボウイルス科　159
ハロゲン系消毒薬　107
パワードップラー法　281
バンコマイシン　115
バンコマイシン耐性腸球菌　109, 116
瘢痕化　8, 11, 12, 13
伴性劣性遺伝の疾患　71
ハンターンウイルス　166
ハンタウイルス肺症候群　166
ハンチントン病　70
パントモグラフィー　270

ひ

PET　290
PaO₂　241
PaCO₂　241
PA像　267
BSE　171
非イオン性造影剤　272
B型肝炎ウイルス　110, 170
B細胞　14
B細胞レセプター　44
BCR　44
PCR法　125, 251
BCG　144
PT　231
PTC　276
BUN　236
Bリンパ球　44, 99
非O1型コレラ菌　140
皮下真菌症　173
彦島型　140
ピコルナウイルス科　166
非自己　42
脾腫　212
非選択平板　121
鼻疽菌　139
肥大　10
秘匿保持　185
ヒトコロナウイルス　164
ヒトT細胞白血病ウイルス　168
ヒト乳頭腫ウイルス　159
ヒトヘルペスウイルス　157
ヒトヘルペスウイルス-7　158
ヒトヘルペスウイルス-8　158
ヒトヘルペスウイルス-6　158
ヒトポリオーマウイルス　159
ヒト免疫不全ウイルス　168
脾の触診法　212
皮膚アスペルギルス症　176
皮膚糸状菌　174
皮膚真菌症　173
皮膚線条　207
ビブリオ　82
ビブリオ属　140
微胞子虫類　177
飛沫感染　93
肥満症　16
百日咳菌　137
病因　3

病原原虫の種類　177
病原細菌の種類　125
病原真菌の種類　174
病原性　93
病原微生物　34, 125
病原微生物研究の流れ　80
病後保菌者　92
表在性真菌症　173
標準肢誘導　260
標準予防策　111
病的状態　183
表皮菌属　174
表皮の再生　11
表皮剥脱性皮膚炎　127
標本　300
病理医　303, 304
病理解剖　298, 304
病理解剖報告書　304
病理検査　298
病理診断　298
病理組織学的検査　300
病歴聴取　183
日和見感染　135
ビリルビン代謝　239
非淋菌性尿道炎　153
鼻涙管造影　277
貧血　228
貧血性萎縮　4
貧血性梗塞　32

ふ

ファイバースコープ　310
ファブリ病　17
VRE　116, 117, 130
VDRL法　151
フィブリン血栓　29
フィロウイルス科　165
風疹　163
風疹ウイルス　163
封入体結膜炎　153
フェノール化合物　107
フォンギールケ病　16
負荷心電図　260
不活化ワクチン　112, 167

不完全再生　12
腹腔鏡　319
副甲状腺シンチグラム　294
副作用　201
副腎シンチグラム　294
腹水　33
腹水の貯留　208
腹痛　193
腹部単純撮影　268
腹部超音波検査　264
腹部の触診　210
不顕性感染　92
浮腫　33
フソバクテリウム　145
物理学的半減期　289
物理的消毒法　105
ブドウ球菌　82
ブドウ球菌属　125
ブドウ糖　244
ブニヤウイルス科　165
不飽和鉄結合能　240
プラスミドDNA　83
プラナー画像　290
フラビウイルス科　163
フランシセラ属　139
ブランハメラ菌　143
フリードライヒ失調症　71
プリオン　171
プリオン病　171
フルコナゾール　116
フルシトシン　116
ブルセラ属　136
プレジオモナス属　142
不連続遺伝形質　71
プログレッション　55, 63
プロテウス属　136
プロトロンビン時間　231
プロトロンビン比　231
プロトン密度強調像　284
プロモーション　63
分化　12
分析　219

へ

平滑筋肉腫　58
βシート構造　18
ベクター　93, 154
ペスト菌　136
PET　290
ヘテロ接合体　69
ペニシリン系薬　114
ペニシリン耐性肺炎球菌　129
ペプトコッカス属　146
ペプトストレプトコッカス属　146
ヘマトキシリン・エオジン染色　301
ヘモグロビンA1　245
ヘモグロビンA1c　245
ヘモフィルス属　137
ヘリカルスキャン　277
ヘリコバクター属　148
ヘリコバクター・ピロリ（菌）　148, 306
ヘルパーT細胞　100
ヘルパーTリンパ球　43, 53
ヘルペスウイルス　88
ヘルペスウイルス科　157
ベロ毒素　134
片頭痛　189
変性　5
偏性細胞寄生性細菌　85
便潜血　226
扁平上皮癌　57
片麻痺の検査　206
鞭毛　83
鞭毛虫類　177

ほ

法医解剖　304
剖検　304
胞子　91
胞子虫類　177
放射性医薬品　289
放射性同位元素　288
放射線滅菌　104

蜂巣炎　38
ポータブル撮影　270
母系遺伝　72
ポジトロン検査　295
ポジトロンCT　290
補体　47, 99, 256
母体因子　72
ポックスウイルス科　156
発赤　34
ボツリヌス菌　84, 147
ポビドンヨード　107
ホメオスターシス　2, 14, 217
ホモ接合体　69
ポリオウイルス　166
ポリペクトミー　313
ホルター心電図　263
ボルデテラ属　137
ホルマリン　105
ホルムアルデヒド　105
ホルモン　246
ホルモン性肥大　10
ボレリア属　149
本態性高血圧症　24
本態性低血圧症　26

ま

マールブルグウイルス　165
マールブルグ病　165
マイコバクテリウム属　143
マイコプラズマ　152
マクロファージ　7, 13, 44, 99
マクロファージ貪食能　46
マクロライド系薬　116
麻疹　162
麻疹ウイルス　162
マスター負荷試験　260
マラリア原虫　178
マルファン症候群　70
慢性炎症　35, 38
慢性疾患　187
慢性増殖性炎　38

み

ミエログラフィー　276

右季肋部痛　193
未熟奇形腫　66
三日熱マラリア原虫　178
三日はしか　163
ミトコンドリア　90
ミトコンドリア遺伝子の異常による疾患　72
ミトコンドリア脳筋症　72
水俣病　202
未分化癌　57
脈波伝播速度　263

む

無為萎縮　4
無γグロブリン血症　71
無性胞子　91
無毒化毒素　96, 112
ムンプスウイルス　162

め

滅菌　103
滅菌法　103
メドゥサの頭　26
メトラゾンデ　276
免疫　42, 98
免疫記憶　102
免疫グロブリン　44, 45, 99, 101, 256
免疫的検査　252
免疫反応　42
免疫複合体病　49
免疫不全　52
免疫不全症候群　52
免疫抑制療法　53
メンデルの法則　69

も

毛細血管網　23
毛細リンパ管　23
網様体　85
モノソミー　67
モラクセラ菌　143
モルガーニ　2
モロニー反応　131

問診　183
問診の内容　186
門脈　23
門脈圧亢進症　24
門脈高血圧症　24
門脈循環　22

や

夜間せん妄　214
薬剤感受性検査　250
薬剤感受性試験　122
野兎病菌　139
山極勝三郎　61

ゆ

UIBC　240
UA　237
融解壊死　7
有効半減期　289
優性遺伝　70
有性胞子　91
有病率　221
遊離サイロキシン　246
遊離トリヨードサイロニン　246
油性造影剤　272
輸入マラリア　178
ゆらぎ　217

よ

溶血　49
葉酸代謝系阻害薬　116
陽性造影剤　272
ヨード化合物　107
ヨード造影剤　272, 273
ヨードチンキ　107
抑制T細胞　102
四日熱マラリア原虫　178
予防接種　102, 111
IV型アレルギー　51

ら

らい菌　145
ライノウイルス　167
ライム病ボレリア　150

ラクトフェリン　99
ラジオイムノアッセイ　290
ラセン菌　148
ラッサウイルス　165
ラッサ熱　165
ラテックス凝集反応　123
ラブドウイルス科　162
卵形マラリア原虫　178
ランスフィールドの分類　128
卵巣膿腫　208
ランブル鞭毛虫　177

り

リウマチ因子　255
理学的所見　203
リケッチア　85, 154
リケッチア感染症　155
リステリア菌　131
リステリア属　131
リゾチーム　99
立体撮影　270
リネゾリド　116
リファジン　116
リファンピシン　116
リボゾーム　83
リポ多糖　94
流行性耳下腺炎　162
両性界面活性剤　108
良性腫瘍　55
良性腫瘍と悪性腫瘍の比較　55

緑色レンサ球菌群　130
緑膿菌　138
淋菌　142
りんご病　160
臨床検査　182, 217
臨床検査データ　220
臨床的意義　203
臨床判断決定値　220
リンパ液　23
リンパ管　23
リンパ管造影　276
リンパ球　43, 99
リンパ球サブセット　257
リンパ行性転移　60
リンパ腫解析検査　257
リンパ循環　21, 23
リンパ循環の障害　33
リンパ節　23
リンパ節の触診　212
リンパ肉腫　58
リンフォカイン　100

る

類上皮細胞　39
類上皮肉芽腫　39
類臓器性混合腫瘍　66
類鼻疽菌　139

れ

レオウイルス科　167

レジオネラ菌　110
レジオネラ属　139
レジオネラ・ニューモフィラ　139
レックリングハウゼン病　70
劣性遺伝　70
レトロウイルス科　168
レノグラム　296
レプトスピラ属　151
レンサ球菌　82
レンサ球菌属　128

ろ

老化　72
老化の原因　73
瘻孔造影　277
労作狭心症　192
漏出性出血　27
老人性萎縮　4
老人肺　76
老人斑　75
濾過滅菌　105
濾出液　33
ロタウイルス　167

わ

ワイル-フェリックス反応　123
ワクチン　102, 111
ワクチンによる感染予防　111

索　引　333

新体系 看護学全書　別巻
病態と診療の基礎

2003年3月14日　第1版第1刷発行
2022年2月4日　第1版第26刷発行

定価（本体3,600円＋税）

編　集　　小坂　樹徳Ⓒ

＜検印省略＞

発行者　　小倉　啓史

発行所　　株式会社メヂカルフレンド社

https://www.medical-friend.co.jp
〒102-0073　東京都千代田区九段北3丁目2番4号　麹町郵便局私書箱48号　電話(03) 3264-6611　振替00100-0-114708
Printed in Japan　落丁・乱丁本はお取り替えいたします　　　印刷／大盛印刷（株）　製本／(有)井上製本所
ISBN978-4-8392-3257-3　C3347　　　　　　　　　　　　　　　　　　　　　　　　　　　　　　　　000657-053

本書の無断複写は，著作権法上での例外を除き，禁じられています．
本書の複写に関する許諾権は，㈱メヂカルフレンド社が保有していますので，複写される場合はそのつど
事前に小社（編集部直通 TEL 03-3264-6615）の許諾を得てください．

新体系看護学全書

専門基礎分野

- 人体の構造と機能❶ 解剖生理学
- 人体の構造と機能❷ 栄養生化学
- 人体の構造と機能❸ 形態機能学
- 疾病の成り立ちと回復の促進❶ 病理学
- 疾病の成り立ちと回復の促進❷ 微生物学・感染制御学
- 疾病の成り立ちと回復の促進❸ 薬理学
- 疾病の成り立ちと回復の促進❹ 疾病と治療1 呼吸器
- 疾病の成り立ちと回復の促進❺ 疾病と治療2 循環器
- 疾病の成り立ちと回復の促進❻ 疾病と治療3 消化器
- 疾病の成り立ちと回復の促進❼ 疾病と治療4 脳・神経
- 疾病の成り立ちと回復の促進❽ 疾病と治療5 血液・造血器
- 疾病の成り立ちと回復の促進❾ 疾病と治療6 内分泌／栄養・代謝
- 疾病の成り立ちと回復の促進❿ 疾病と治療7 感染症／アレルギー・免疫／膠原病
- 疾病の成り立ちと回復の促進⓫ 疾病と治療8 運動器
- 疾病の成り立ちと回復の促進⓬ 疾病と治療9 腎・泌尿器／女性生殖器
- 疾病の成り立ちと回復の促進⓭ 疾病と治療10 皮膚／眼／耳鼻咽喉／歯・口腔
- 健康支援と社会保障制度❶ 医療学総論
- 健康支援と社会保障制度❷ 公衆衛生学
- 健康支援と社会保障制度❸ 社会福祉
- 健康支援と社会保障制度❹ 関係法規

専門分野

- 基礎看護学❶ 看護学概論
- 基礎看護学❷ 基礎看護技術Ⅰ
- 基礎看護学❸ 基礎看護技術Ⅱ
- 基礎看護学❹ 臨床看護総論
- 地域・在宅看護論 地域・在宅看護論
- 成人看護学❶ 成人看護学概論／成人保健
- 成人看護学❷ 呼吸器
- 成人看護学❸ 循環器
- 成人看護学❹ 血液・造血器
- 成人看護学❺ 消化器
- 成人看護学❻ 脳・神経
- 成人看護学❼ 腎・泌尿器
- 成人看護学❽ 内分泌／栄養・代謝
- 成人看護学❾ 感染症／アレルギー・免疫／膠原病
- 成人看護学❿ 女性生殖器
- 成人看護学⓫ 運動器
- 成人看護学⓬ 皮膚／眼
- 成人看護学⓭ 耳鼻咽喉／歯・口腔
- 経過別成人看護学❶ 急性期看護：クリティカルケア
- 経過別成人看護学❷ 周術期看護
- 経過別成人看護学❸ 慢性期看護
- 経過別成人看護学❹ 終末期看護：エンド・オブ・ライフ・ケア
- 老年看護学❶ 老年看護学概論／老年保健
- 老年看護学❷ 健康障害をもつ高齢者の看護
- 小児看護学❶ 小児看護学概論／小児保健
- 小児看護学❷ 健康障害をもつ小児の看護
- 母性看護学❶ 母性看護学概論／ウィメンズヘルスと看護
- 母性看護学❷ マタニティサイクルにおける母子の健康と看護
- 精神看護学❶ 精神看護学概論／精神保健
- 精神看護学❷ 精神障害をもつ人の看護
- 看護の統合と実践❶ 看護実践マネジメント／医療安全
- 看護の統合と実践❷ 災害看護学
- 看護の統合と実践❸ 国際看護学

別巻

- 臨床外科看護学Ⅰ
- 臨床外科看護学Ⅱ
- 放射線診療と看護
- 臨床検査
- 生と死の看護論
- リハビリテーション看護
- 病態と診療の基礎
- 治療法概説
- 看護管理／看護研究／看護制度
- 看護技術の患者への適用
- ヘルスプロモーション
- 現代医療論
- 機能障害からみた成人看護学❶ 呼吸機能障害／循環機能障害
- 機能障害からみた成人看護学❷ 消化・吸収機能障害／栄養代謝機能障害
- 機能障害からみた成人看護学❸ 内部環境調節機能障害／身体防御機能障害
- 機能障害からみた成人看護学❹ 脳・神経機能障害／感覚機能障害
- 機能障害からみた成人看護学❺ 運動機能障害／性・生殖機能障害

基礎分野

- 基礎科目 物理学
- 基礎科目 生物学
- 基礎科目 社会学
- 基礎科目 心理学
- 基礎科目 教育学